国家卫生健康委员会"十四五"规划教材

全国高等学校配套教材

供本科护理学类专业用

U0304171

医学微生物学与寄生虫学
学习指导

主　编　廖　力　吴松泉

副主编　王海河　钟民涛　伦永志　刘　彦　秦　茜

编　者　（以姓氏笔画为序）

王海河　（哈尔滨医科大学大庆校区）　　　钟民涛　（大连医科大学）

石学魁　（牡丹江医学院）　　　　　　　　饶朗毓　（海南医学院）

伦永志　（莆田学院药学与医学技术学院）　姚　红　（山西医科大学）

刘　彦　（南华大学衡阳医学院）（兼编写秘书）　姚淑娟　（齐齐哈尔医学院）

杜娈英　（承德医学院）　　　　　　　　　秦　茜　（丽水学院医学院）

李波清　（滨州医学院）　　　　　　　　　揣　侠　（河北医科大学）

吴松泉　（丽水学院医学院）　　　　　　　程喻力　（首都医科大学）

张　静　（重庆医科大学）　　　　　　　　强　华　（福建医科大学）

赵英会　（山东第一医科大学）　　　　　　廖　力　（南华大学护理学院）

编写秘书　刘　彦（兼）

人民卫生出版社

·北　京·

图书在版编目（CIP）数据

医学微生物学与寄生虫学学习指导 / 廖力，吴松泉
主编 . —北京：人民卫生出版社，2023.3
ISBN 978-7-117-34548-4

Ⅰ.①医… Ⅱ.①廖… ②吴… Ⅲ.①医学微生物学
– 医学院校 – 教材②医学–寄生虫学–医学院校–教材
Ⅳ.①R37②R38

中国国家版本馆 CIP 数据核字（2023）第 040622 号

人卫智网	www.ipmph.com	医学教育、学术、考试、健康， 购书智慧智能综合服务平台
人卫官网	www.pmph.com	人卫官方资讯发布平台

医学微生物学与寄生虫学学习指导
Yixue Weishengwuxue yu Jishengchongxue Xuexizhidao

主　　编：廖　力　吴松泉
出版发行：人民卫生出版社（中继线 010-59780011）
地　　址：北京市朝阳区潘家园南里 19 号
邮　　编：100021
E - mail：pmph @ pmph.com
购书热线：010-59787592　010-59787584　010-65264830
印　　刷：三河市国英印务有限公司
经　　销：新华书店
开　　本：850×1168　1/16　印张：17
字　　数：526 千字
版　　次：2023 年 3 月第 1 版
印　　次：2023 年 4 月第 1 次印刷
标准书号：ISBN 978-7-117-34548-4
定　　价：52.00 元
打击盗版举报电话：010-59787491　E-mail：WQ @ pmph.com
质量问题联系电话：010-59787234　E-mail：zhiliang @ pmph.com
数字融合服务电话：4001118166　E-mail：zengzhi @ pmph.com

前　言

　　《医学微生物学与寄生虫学学习指导》是全国高等教育护理学专业本科第七轮国家卫健委"十四五"规划教材《医学微生物学与寄生虫学》(第5版,吴松泉、廖力主编)的配套辅助教材。本书与主教材各章节对应,分为32章。每章分知识要点、练习题及参考答案三个部分。紧扣本课程大纲,帮助学生梳理知识的重点难点,提供理论学习的同步练习,及时检测学习效果。

　　练习题是本教材的主要内容,编写时参照国家护士执业资格考试大纲及护理专业职称资格考试大纲的规范题型进行设计,注重临床性、实用性、综合性及前沿性,以培养、训练学生的临床思维和综合分析能力。

　　练习题类型包括选择题、名词解释、填空题、简答题、论述题及案例分析题,其中选择题包括 A 型题、B1 型题和 X 型题。A 型题又分为 A1 型题、A2 型题、A3 型题和 A4 型题。回答问题时,A 型题要求在 5 个备选答案中选择一个最佳答案。B1 型题先列出 5 个备选答案,每个选项可使用 1 次或多次,也可不使用,每道题选择一个最适答案。X 型题为多项选择题,每道题有 2~5 个正确答案;案例分析题要求根据所给的案例(病例)描述,回答 1~5 个相关问题。

　　本书主要供护理学类专业本科学生使用,也可供临床医学、口腔医学、预防医学等其他专业本、专科学生使用,还可供临床医护工作者参考。

　　在本书编写过程中,得到了各编委及其所在院校的大力支持,在此致以衷心的感谢。由于我们的学术水平和编写能力所限,书中难免存在缺点、错误或不当之处,恳请各位同行和读者给予批评指正,我们在此表示诚挚的谢意。

廖力　吴松泉

2022 年 8 月

目 录

绪论 ·· 1

第一章　细菌的基本性状 ·· 6

第二章　细菌的分布与消毒灭菌 ·· 17

第三章　细菌的感染 ··· 23

第四章　细菌感染的检查方法与防治原则 ··· 31

第五章　球菌 ·· 37

第六章　肠杆菌科 ·· 49

第七章　弧菌属与螺杆菌属 ··· 60

第八章　厌氧性细菌 ··· 67

第九章　分枝杆菌属 ··· 75

第十章　动物源性细菌 ·· 83

第十一章　其他细菌 ··· 90

第十二章　其他原核细胞型微生物 ·· 97

第十三章　病毒的基本性状 ··· 108

第十四章　病毒的感染和免疫 ·· 117

第十五章　病毒感染的检查方法和防治原则 ·· 125

第十六章　呼吸道病毒 ··· 130

第十七章　消化道病毒 ··· 136

第十八章　虫媒病毒和出血热病毒 ··· 142

第十九章　肝炎病毒 ·· 148

第二十章　疱疹病毒 ·· 156

第二十一章　逆转录病毒 ·· 162

第二十二章　其他病毒 ··· 167

第二十三章　真菌学总论 ·· 172

第二十四章　主要致病性真菌 ·· 176

第二十五章　医院感染 ··· 182

第二十六章　病原微生物实验室生物安全 ······································ 189

第二十七章　寄生虫学总论 ·· 194

第二十八章　医学线虫学 ·· 202

第二十九章　医学吸虫学 ·· 218

第三十章　医学绦虫学 ··· 231

第三十一章　医学原虫学 ·· 239

第三十二章　医学节肢动物学 ·· 253

参考文献 ··· 266

绪 论

知 识 要 点

第一节 医学微生物学概述

一、微生物和病原微生物

微生物是存在于自然界的一群体积微小、结构简单,必须借助光学显微镜或电子显微镜才能观察到的微小生物的总称。少数微生物具有致病性,能引起人类、动物和植物的病害,这些具有致病性的微生物称为病原微生物。

(一) 微生物的分类

微生物按其结构、组成可分为三大类。

1. 原核细胞型微生物 仅有原始核质,无核膜和核仁;细胞器只有核糖体。包括细菌、放线菌、支原体、立克次体、衣原体和螺旋体。

2. 真核细胞型微生物 细胞核分化程度高,有核膜和核仁;细胞质内细胞器完整。真菌属此类。

3. 非细胞型微生物 没有典型的细胞结构。病毒是这类微生物的典型代表,还有比病毒更简单的类病毒和朊粒。

(二) 微生物与人类的关系

绝大多数微生物对人类、动物和植物是有益的且有些是必需的。自然界中的 N、C、S 的合成、农业、工业、环保、生命科学研究等都离不开微生物。能引起人类、动物和植物病害的微生物只是少数,这些具有致病性的微生物称为病原微生物。有些微生物在正常情况下不致病,但在特定条件下可导致疾病的产生,这类微生物称为机会性病原微生物。

二、微生物学和医学微生物学

1. 微生物学 是研究微生物的种类、分布、形态、结构、代谢、生长繁殖、遗传和变异及其与人类、动物、植物及自然界相互关系的一门学科。微生物学是生命科学领域的一门重要学科。

2. 医学微生物学 主要研究与医学有关的病原微生物的生物学性状、感染与免疫、微生物学检查方法和防治原则等,以控制和消灭包括传染病在内的感染性疾病,达到保障和提高人类健康水平的目的一门学科。

三、医学微生物学发展简史

(一) 微生物学经验时期

中国古人运用微生物做酒、做酱。中国古代医生首先用人痘预防天花。

(二) 微生物学实验时期

1. 发现细菌 1676年,荷兰人列文虎克用自制的显微镜,首先在污水、牙垢等观察到微生物的存在。

2. 发现病毒 1892年俄国学者伊凡诺夫斯基首先发现烟草花叶病毒。

3. 发酵的原因 19世纪60年代,法国科学家巴斯德以著名的曲颈瓶实验证明发酵是由于细菌和酵母菌的生长,创立了沿用至今的巴氏消毒法。

4. 郭霍法则 德国学者郭霍发明了细菌的涂片染色法,创用了固体培养基,使细菌的观察和分离纯培养成为可能。他根据对炭疽病原菌的研究提出了证明微生物致病的著名"郭霍法则"。①特殊的病原菌应在同一种疾病中查见,在健康人中不存在;②该特殊病原菌能被分离培养得到纯种;③该纯培养物接种至易感动物,能产生同样病症;④自人工感染的实验动物体内能重新分离得到该病原菌纯培养。

5. 免疫学兴起 英国医生琴纳运用牛痘苗预防天花,成为近代免疫学的开端。

6. 发现抗生素 1910年德国学者艾利希首先合成了治疗梅毒的化学药剂606。1929年英国细菌学家弗莱明发现青霉菌产生的青霉素能抑制金黄色葡萄球菌的生长。

(三) 微生物学现代时期

随人类基因组计划启动之后,1994年微生物基因组研究计划成为生命体基因组研究的重要分支。近年来,新病原体的出现,如COVID-19新冠病毒、SARS冠状病毒、人类免疫缺陷病毒(HIV)、禽流感病毒、"新型超级细菌"、埃博拉病毒、肠出血性大肠杆菌(EHEC)及寨卡病毒等引起的全球性重大公共卫生事件。

四、医学微生物学研究展望

医学微生物学未来一段时间的研究领域将包括新现和再现病原微生物的研究、病原微生物的致病物质和致病机制研究、抗感染免疫的基础理论及其应用研究、建立精准高效的微生物学诊断方法和技术,以及人体微生物群与健康的研究等。

第二节 医学寄生虫学概述

一、寄生虫与医学寄生虫学

(一) 寄生虫

寄生虫是指长期或短暂地依附于另外一种生物的体内或体表,营寄生生活的多细胞、无脊椎低等动物或单细胞的原生生物,主要分为原虫、蠕虫和节肢动物。

(二) 医学寄生虫学

医学寄生虫学又称人体寄生虫学,包括医学原虫学、医学蠕虫学和医学节肢动物学三部分内容。

1. 医学原虫 致病的原虫主要有刚地弓形虫、疟原虫、溶组织内阿米巴、鞭毛虫等。

2. 医学蠕虫 包括吸虫、绦虫和线虫。多数蠕虫为粪-口途径传播的食源性寄生虫,少数蠕虫直接感染,如日本血吸虫、十二指肠钩口线虫等。

3. 医学节肢动物 又称医学昆虫,分为昆虫纲和蛛形纲,主要有昆虫纲的蚊、蝇等,蛛形纲的蜱、螨等。

二、寄生虫病及防治现状

疟疾、日本血吸虫病、利什曼原虫病、钩虫病、丝虫病曾经被列为我国的五大寄生虫病,到目前为止已经基本得到控制和消除。

三、医学寄生虫学研究概况

20世纪20年代中期,治疗寄生虫病的药物相继研发成功。如治疗疟疾的药物奎宁及其衍生物、治疗热带痢疾的药物依米丁、治疗锥虫病的药物Bayer205等,进一步推动了寄生虫病的防治。

第三节 感染性疾病及其护理特点

一、感染性疾病

1. **感染性疾病** 又称感染病,是指由致病性病原生物,包括细菌、病毒、支原体、衣原体、立克次体、螺旋体、真菌、朊粒及寄生虫等,通过不同方式引起人体发生感染并出现临床症状的疾病。感染性疾病分为传染性感染性疾病和非传染性感染性疾病两大类。

2. **传染性感染性疾病** 即传染病,是由病原体感染人体后引起的具有传染性,在一定条件下可造成流行的感染性疾病,如流行性脑脊髓膜炎、肺结核、新型冠状病毒肺炎(COVID-19)等,属于特殊类型的感染性疾病。传染病的流行应有传染源、传播途径和易感人群三个环节。

3. **非传染性感染性疾病** 是指由病原体感染引起的、不具有传染性、不会导致流行的疾病,如感染性心内膜炎、呼吸机相关性肺炎、副溶血弧菌引起的胃肠炎等。

二、感染性疾病患者的护理要点

1. **熟练掌握专业知识和技能** 护理工作者要熟练掌握感染性疾病尤其是传染病患者护理的专业理论知识和实践操作技术,增强职业防护意识和标准预防意识,做到严密、细致地观察病情,及时发现病情变化,迅速、准确地配合治疗、抢救工作。

2. **严格执行消毒隔离和报告制度** 对患者、家属及其护理人员必须实施严格的隔离制度和消毒灭菌制度。根据疾病传播途径采取不同的隔离措施,严格执行无菌操作,通过综合措施隔离传染源,切断传播途径,保护易感人群。

3. **加强心理护理和健康教育** 做好心理护理,消除患者紧张、恐惧、自卑、孤独的心理和情绪,减轻患者家属的焦虑情绪和心理负担。对患者及家属耐心细致做好健康教育,加强感染性疾病的预防、治疗的知识宣传。

练 习 题

一、选择题

A1 型题

1. 属于真核细胞型的微生物是
   - A. 螺旋体
   - B. 细菌
   - C. 放线菌
   - D. 真菌
   - E. 病毒

2. 属于原核细胞型的微生物是
   - A. 流感病毒
   - B. 志贺菌
   - C. 白念珠菌
   - D. 柯萨奇病毒
   - E. 新生隐球菌

3. 属于非细胞型的微生物是
   - A. 噬菌体
   - B. 新生隐球菌
   - C. 肺炎支原体
   - D. 百日咳鲍特菌
   - E. 梅毒螺旋体

4. 下列**不属于**原核细胞型的微生物是
   - A. 放线菌
   - B. 细菌
   - C. 真菌
   - D. 螺旋体
   - E. 立克次体

5. 下列**不符合**原核细胞型微生物特点的是
   - A. 有核糖体
   - B. 无核膜
   - C. 无核仁
   - D. 无线粒体
   - E. 无核质

6. 下列**不属于**原核细胞型的微生物是

  A. 支原体   B. 衣原体   C. 噬菌体

  D. 螺旋体   E. 立克次体

A2 型题

1. 男，30 岁，一个月前感到疲劳，食欲减少，体重减轻，发热咳嗽，咯痰带血丝。取标本涂片用抗酸染色法染色，镜下见到染成红色细长弯曲有分枝的杆菌。谁最先发现了该种细菌

  A. 巴斯德   B. 郭霍   C. 李斯特

  D. 伊万诺夫斯基   E. 汉斯

B1 型题

（1~5 题共用备选答案）

  A. 流感   B. 伤寒   C. 鹅口疮

  D. 梅毒   E. 沙眼

1. 由非细胞型的微生物引起的疾病是

2. 由真核细胞型的微生物引起的疾病是

3. 由原核细胞型微生物中细菌引起的疾病是

4. 由原核细胞型微生物中衣原体引起的疾病是

5. 由原核细胞型微生物中螺旋体引起的疾病是

（6~9 题共用备选答案）

  A. 细长、柔软、弯曲成螺旋状，且运动活泼

  B. 大多行严格细胞内寄生，与节肢动物关系密切

  C. 能通过滤菌器，严格细胞内寄生，并有独特的由原体到网状体的发育周期

  D. 无细胞壁，细胞膜含胆固醇，可通过滤菌器，可在无生命培养基中繁殖

  E. 能形成长丝、产生分枝，且多以断裂方式繁殖

6. 立克次体

7. 衣原体

8. 支原体

9. 放线菌

X 型题

1. 下列哪些微生物属于原核细胞型微生物

  A. 细菌   B. 放线菌   C. 支原体

  D. 衣原体   E. 螺旋体

2. 下列哪些微生物属于真核细胞型微生物

  A. 新型隐球菌   B. 白念珠菌   C. 真菌

  D. 放线菌   E. 立克次体

二、名词解释

1. 微生物：   2. 原核细胞型微生物：   3. 真核细胞型微生物：

4. 医学微生物学：   5. 医学寄生虫学：

三、填空题

1. 微生物按其结构，组成等可分为三大类，它们是_____、_____和_____。

2. 有些微生物在正常情况下不致病，但在特定条件下可导致疾病的产生，这类微生物称为_____。

3. 医学寄生虫学主要讲述_____、_____和_____三部分内容。

4. 感染性疾病又分为_____和_____疾病两大类。

四、简答题

1. 真核细胞型微生物和原核细胞型微生物的主要差别是什么?

2. 微生物的主要特点有哪些?

3. 微生物与人类的关系如何?

4. 简述感染性疾病护理要点?

参 考 答 案

一、选择题

A1 型题

1. D;　　2. B;　　3. A;　　4. C;　　5. E;　　6. C

A2 型题

1. B

B1 型题

1. A;　　2. C;　　3. B;　　4. E;　　5. D;　　6. B;　　7. C;　　8. D;　　9. E

X 型题

1. ABCDE;　　　　2. ABCD

二、名词解释

1. 微生物:微生物是存在于自然界的一群体积微小、结构简单、肉眼看不见,必须借助光学显微镜或电子显微镜才能观察到的微小生物。

2. 原核细胞型微生物:原核细胞型微生物仅有原始核质,无核膜和核仁;细胞器只有核糖体。包括细菌、放线菌、支原体、立克次体、衣原体和螺旋体。

3. 真核细胞型微生物:真核细胞型微生物细胞核分化程度高,有核膜和核仁;细胞质内细胞器完整。真菌属此类。

4. 医学微生物学:主要研究与医学有关的病原微生物的生物学性状、感染与免疫、微生物学检查方法和防治原则等,以控制和消灭包括传染病在内的感染性疾病,达到保障和提高人类健康水平的目的。

5. 医学寄生虫学:又称人体寄生虫学,是研究与人体健康相关的寄生虫的形态结构、生长发育和繁殖规律,阐明寄生虫与人体及外界因素的相互关系的学科,也是一门医学及医学相关专业的基础课程。

三、填空题

1. 原核细胞型微生物;真核细胞型微生物;非细胞型的微生物

2. 机会性病原微生物

3. 医学原虫;医学蠕虫;医学节肢动物

4. 传染性;非传染性

四、简答题

1. 原核细胞型微生物仅有原始核质,无核膜和核仁;细胞器只有核糖体;真核细胞型微生物细胞核分化程度高,有核膜和核仁;细胞质内细胞器完整。

2. 体积微小、结构简单、种类繁多、繁殖快、易变异、分布广等。

3. 绝大多数微生物对人类、动物和植物是有益的,而且有些是必需的。能引起人类、动物和植物病害的微生物只是少数。此外,有些微生物还具有破坏性,表现在能使工、农业产品和生活用品腐蚀和霉烂等。

4. 熟练掌握专业知识和技能;严格执行消毒隔离和报告制度;加强心理护理和健康教育。

(吴松泉)

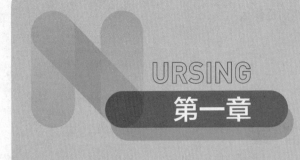

第一章

细菌的基本性状

知 识 要 点

第一节　细菌的形态与结构

一、细菌的大小与形态
1. 细菌的大小　细菌大小测量单位是微米（μm）。
2. 细菌的形态　细菌根据形态不同，分为球菌、杆菌和螺形菌。

二、细菌的结构
基本结构包括细胞壁、细胞膜、细胞质和核质；特殊结构包括荚膜、鞭毛、菌毛和芽孢。

（一）基本结构

1. 细胞壁

（1）共同组分：为肽聚糖由聚糖骨架；四肽侧链；五肽交联桥（革兰氏阴性菌无五肽交联桥）组成。青霉素能干扰五肽交联桥与四肽侧链之间的联结，溶菌酶能打断 β-1,4 糖苷键。

（2）特殊组分：①革兰氏阳性菌：壁磷壁酸和脂（膜）磷壁酸；②革兰氏阴性菌：外膜［脂蛋白,脂质双层,脂多糖（脂质 A、核心多糖、特异多糖）]。

（3）细胞壁的功能：①维持菌体固有的形态；②保护细菌能承受菌体内的高渗透压（5~25 个大气压）；③参与菌体内外物质交换；④带有许多抗原表位，决定了菌体抗原的特异性；⑤胞壁上的某些成分与细菌的致病性有关。

（4）细菌 L 型：细胞壁缺陷，但在高渗环境中仍可存活的细菌称为细菌 L 型，仍有一定的致病力，通常引起慢性感染。

2. 细菌膜　不含胆固醇，中介体是细胞膜内陷、折叠、卷曲而形成的细菌特有的囊状结构。它与细菌细胞的分裂、呼吸及生物合成功能有关。

3. 细胞质

（1）质粒：是细菌染色体外的遗传物质，为闭合环状双股 DNA，携带有遗传信息，能自行复制，并随细菌的分裂而转移到子代细菌中。

（2）核糖体：沉降系数是 70S，由 50S 大亚基和 30S 小亚基组成。链霉素能与 30S 小亚基结合，红霉素能与 50S 大亚基结合，从而干扰细菌蛋白质合成，导致细菌死亡。

（3）异染颗粒:其内容物是 RNA 和多偏磷酸盐,用特殊染色方法可染成和菌体不同的颜色,有助于鉴别细菌。异染颗粒多见于白喉棒状杆菌等。

4. 核质　即细菌染色体。为单一密闭环状 DNA 分子,呈松散网状团块结构存在于胞质中,无核膜包绕,又称原核或核质。

（二）特殊结构

1. 荚膜　某些细菌在胞壁外形成的光镜下可见(厚度≥0.2μm)、边界清晰的黏液黏液性物质。荚膜不易着色,大多数为多糖。功能:抗吞噬作用;粘附作用;抗有害物质的损伤作用。

2. 鞭毛　细菌菌体上附着的细长弯曲的丝状物,是细菌的运动器官。由鞭毛蛋白组成,具有抗原性。功能:运动器官;有些与致病性相关;鉴定细菌的 H 抗原。

3. 菌毛　①普通菌毛:具有粘附易感细胞的能力;②性菌毛:中空管状,由致育因子 F 质粒编码,通过接合能将遗传物质传递。

4. 芽孢　某些革兰氏阳性菌在一定环境条件下,胞质脱水浓缩形成的一个圆形或卵圆形小体。芽孢保存全部生命物质,但处于休眠状态。芽孢抵抗力强大。杀死芽孢最可靠的方法是高压蒸汽灭菌法;医学上手术器械、敷料等的灭菌,应以杀死芽孢为准;致病菌形成的芽孢侵入机体后可引起疾病。

第二节　细菌的生长繁殖与代谢

一、细菌的营养与生长繁殖

1. 营养物质　细菌生长繁殖必需各种营养成分,包括水、无机盐、碳源、氮源和生长因子等。

2. 细菌的生长繁殖的条件　营养物质充足;多数细菌生长最适宜的 pH 为 7.2~7.6;多数病原菌生长的最适宜温度为 37℃;对氧气的需求不同细菌可分为专性需氧菌,微需氧菌,兼性厌氧菌,专性厌氧菌。

3. 细菌的生长方式与速度　二分裂繁殖,无性繁殖;细菌繁殖一代所需要的时间大多数为 20~30 分钟。

4. 生长曲线　①迟缓期:细菌的适应阶段;②对数期:是研究细菌的最佳时期;③稳定期:生成芽孢、外毒素、抗生素等代谢产物;④衰退期:死菌数 > 活菌数,细菌形态显著改变,生理代谢活动趋于停滞。

二、细菌的新陈代谢

1. 细菌的能量代谢　一般细菌可进行发酵或需氧呼吸,可产生能量为 30~32ATP。专性厌氧菌只能进行发酵,可产生能量为 2ATP。

2. 细菌的生化反应　包括糖发酵试验、VP 试验、甲基红试验、枸橼酸盐利用试验、吲哚试验、硫化氢试验、尿素酶试验等有助于鉴别细菌。

三、细菌合成代谢产物及其医学意义

1. 毒素和侵袭性酶　毒素可分为内毒素和外毒素两类:内毒素是革兰氏阴性菌细胞壁的脂多糖;外毒素是革兰氏阳性菌及少数革兰氏阴性菌合成并分泌到菌体外发挥作用的蛋白质。

侵袭性酶是细菌合成的,能损伤机体组织,促使细菌在机体内生存和扩散的一类酶,与细菌致病性有重要关系。

2. 热原　细菌合成的一种注入人体或动物体内能引起发热反应的物质,也称致热原。产生热原的细菌大多是革兰氏阴性菌。

3. 色素　水溶性色素:菌落带有颜色,同时弥散到培养基或周围组织,如铜绿假单胞菌产生的绿色色素。脂溶性色素:由于色素不溶于水,故仅菌落显色,如金黄色葡萄球菌产生的金黄色色素。

4. 抗生素　某些微生物代谢过程中产生的一类能杀死其他微生物或肿瘤细胞的物质。大多数抗生素由放线菌和真菌产生,少数抗生素由细菌产生。

5. 细菌素　某些细菌产生的一类抗菌蛋白,但抗菌范围狭窄,仅对近缘关系密切的细菌有杀伤作用。主要用于细菌分型和流行病学调查。

6. 维生素　有些细菌自身能合成维生素。如人肠道的大肠埃希菌,合成维生素 B 和维生素 K,能供人

体吸收利用。

第三节　细菌与噬菌体

一、噬菌体的生物学性状

1. 噬菌体　一类感染细菌、真菌、放线菌或螺旋体等微生物的病毒。

2. 基本性状　噬菌体能通过滤菌器,无细胞结构,只含一种类型核酸,专性活细胞内寄生。

3. 结构组成　噬菌体主要由核酸和蛋白质组成。核酸为 DNA 或 RNA,是噬菌体的遗传物质。蛋白质构成噬菌体头部的衣壳和尾部。

二、噬菌体与宿主菌的相互关系

噬菌体分为毒性噬菌体和温和噬菌体。

1. 毒性噬菌体　该噬菌体能在宿主菌体内复制增殖,产生许多子代噬菌体,并最终裂解细菌。毒性噬菌体在宿主菌体内增殖使细菌裂解,称为溶菌或噬菌。

2. 温和噬菌体　该噬菌体侵入细菌后,将其基因组与宿主菌的基因组整合,随宿主菌的核酸复制而复制,并能随宿主菌的分裂而传代至子代细菌,亦称溶原性噬菌体。

整合在宿主菌基因组中的噬菌体基因组,称为前噬菌体。带有前噬体基因组的细菌称为溶原性细菌。温和噬菌体既有溶原性周期,也有溶菌性周期,而毒性噬菌体只有一个溶菌性周期。

第四节　细菌的遗传与变异

细菌的变异现象有两种类型:遗传性变异(基因型变异)和非遗传性变异(表型变异)。

一、细菌的变异现象

形态结构变异如细菌 L 型、H-O 变异。

1. 毒力变异　细菌的毒力变异表现为毒力的增强或减弱。白喉棒状杆菌由无毒菌株变异成有毒菌株并能引起白喉。卡-介二氏将有毒力的牛型分枝杆菌接种在含有甘油、胆汁、马铃薯的培养基上,连续传 230 代,经过 13 年,获得了一株毒力减弱但仍保持抗原性的变异株,即卡介苗(BCG)。

2. 耐药性变异　细菌对某种抗生素由敏感变成不敏感或具有耐受性的变异,称为耐药性变异。

3. 菌落变异　菌落由光滑型(S 型)变为粗糙型(R 型),称为 S-R 变异。常见于肠道杆菌。

二、细菌遗传变异的物质基础

遗传物质是 DNA,包括细菌染色体(核质)、致病性岛、质粒和转位因子等。

1. 细菌染色体　细菌染色体为单一环状双股 DNA 长链,缺乏组蛋白,高度卷曲盘绕成丝团状。

2. 致病性岛　致病染色体上编码与毒力相关基因的 DNA 片段(通常 20~100kbp)的基因群,可在细菌的种内和种间发生遗传物质的交换,使其他细菌获得新的致病性。

3. 质粒　重要的质粒有:致育质粒或 F 质粒、耐药质粒或 R 质粒、毒力质粒或 Vi 质粒、细菌素质粒、代谢质粒。

质粒的重要特征有:①质粒能自我复制;②质粒能自行丢失与消除;③质粒能在细菌间转移;④质粒相容性与不相容性;⑤质粒控制细菌特定性状。

4. 转位因子　存在于细菌染色体或质粒 DNA 上的一段特异性核苷酸序列片段,能在 DNA 分子中移动,不断改变它们在基因组中的位置。转位因子主要有三类:插入序列、转座子、转座噬菌体或前噬菌体。

三、细菌变异的机制

细菌遗传性变异机制:基因突变、基因的转移和重组。

(一) 突变

根据突变范围可分:小突变或点突变、大突变或染色体畸变;根据突变诱因分:自然突变或自发突变、诱发突变;根据突变的方式分:碱基置换、移码突变。

（二）基因的转移与重组

1. 基因转移　遗传物质由一个细菌（供体菌）转入另一细菌（受体菌）体内的过程。

2. 重组　转移的基因与受体菌基因组整合在一起，并使受体菌获得新的性状。

基因转移与重组方式有：

（1）转化：供体菌裂解后游离出的 DNA 片段被受体菌直接摄取，并获得新的性状。

（2）接合：是细菌通过性菌毛相互连接沟通，将遗传物质（主要是质粒）从供体菌转移给受体菌，从而使受体菌获得新的性状。

1）F 质粒的接合：带有 F 质粒的细菌（F+）有性菌毛，为雄性菌，能提供质粒，为供体菌。无 F 质粒的细菌（F-）无性菌毛，为雌性菌，能接受质粒，为受体菌。两菌之间通过性菌毛完成接合，F 质粒进入受体菌，则受体菌长出性菌毛，成为 F+ 菌。

2）R 质粒的接合：R 质粒由耐药传递因子（RTF）和耐药（r）决定因子两部分组成，RTF 的功能与 F 质粒相似，可编码性菌毛，r 决定因子能编码针对抗菌药物的耐药性。

R 质粒决定耐药的机制是：①使细菌产生能灭活抗生素的酶类；②使细菌改变药物作用的靶部位；③使细菌改变对药物的通透性。

（3）转导：以温和噬菌体为载体，将供体菌的一段 DNA 转移到受体菌内，使受体菌获得新的性状。细菌转导又分为普遍性转导和局限性转导。

1）普遍性转导：由噬菌体将供体菌任何一部分的基因组转移给受体菌称为普遍性转导。若转移的基因组与受体菌基因组整合，并随细菌分裂而复制传代，称完全转导。若未能与受体菌基因组整合，也不能自身复制，称为流产转导。

2）局限性转导：由噬菌体将供体菌特定的基因组转移给受体菌，称局限性转导。

（4）溶原性转换：当噬菌体感染细菌时，噬菌体 DNA 整合于宿主菌 DNA 上，使宿主菌成为溶原状态并获得新的性状。

第五节　细菌的耐药性

耐药性是指细菌对抗菌药物所具有的相对抵抗性，其耐药性的程度以最小抑菌浓度（MIC）表示。

一、细菌耐药性的遗传机制

细菌耐药性可分为固有耐药性和获得性耐药性。

1. 固有耐药性　固有耐药性是由细菌染色体基因决定而代代相传的耐药性。

2. 获得耐药性　获得耐药性是细菌 DNA 的改变导致其获得了耐药性表型，即与抗菌药物反复接触后对药物的敏感性降低或消失，可发生于染色体、质粒、转座子等结构基因，也可发生于某些调节基因。

二、细菌耐药性的产生机制

1. 钝化酶的产生　细菌可通过产生灭活酶来破坏抗菌药物，使抗菌药物在作用于靶位之前失去抗菌活性。

2. 药物作用靶位改变　机制包括：①通过改变靶蛋白结构使药物不能与靶蛋白结合；②增加靶蛋白的表达；③生成新的对抗生素亲和力低的耐药靶蛋白。

3. 细菌细胞膜通透性改变　细菌细胞壁或细胞膜通透性降低，可使进入细菌细胞内的抗菌药物减少而导致耐药。

4. 主动药物外排机制　主动药物外排系统，能将进入细胞内的多种抗菌药物主动泵出细胞外，导致细菌获得耐药性。

5. 细菌生物被膜的形成　与浮游细菌相比，脆弱类杆菌（Bacterooides fragilis，Bf 细菌）抗药性显著增强提高许多倍。其耐药机制是：①抗菌药物不能透过整个菌膜；②抗菌药物往往对处于代谢旺盛期的细菌敏感；③具有多糖分子屏障和电荷屏障，阻止或延缓药物的渗透；④生物被膜内部一些较高浓度水解酶使进入的抗生素失活。

三、细菌耐药性的防治策略

合理使用抗菌药物;严格执行消毒隔离制度;加强药政管理;研制新抗菌药物;破坏耐药基因。

练 习 题

一、选择题

A1 型题

1. 细菌属于原核细胞型微生物的主要依据是

    A. 形态微小,结构简单　　　　B. 原始核、细胞器不完善　　　　C. 二分裂方式繁殖

    D. 有细胞壁　　　　　　　　　E. 对抗生素敏感

2. 细菌的测量单位是

    A. nm　　　　　B. μm　　　　　C. mm　　　　　D. cm　　　　　E. m

3. 细菌在适宜的生长条件培养后形态比较典型的所需时间是

    A. 1~4 小时　　　　　B. 4~8 小时　　　　　C. 8~18 小时

    D. 18~24 小时　　　　E. 24~36 小时

4. 下列关于噬菌体的叙述正确的是

    A. 具有严格的宿主特异性　　　　　　　B. 可用细菌滤器除去

    C. 含 DNA 和 RNA　　　　　　　　　　D. 对理化因素的抵抗力比一般细菌弱

    E. 能在无生命的人工培养基上生长

5. 细菌的基本结构**不包括**

    A. 细胞膜　　　　　B. 细胞质　　　　　C. 核质

    D. 细胞壁　　　　　E. 菌毛

6. 革兰氏阳性菌细胞壁的特点是

    A. 较疏松　　　　　B. 肽聚糖含量多　　　　　C. 无磷壁酸

    D. 有脂多糖　　　　E. 脂类含量多

7. G^+ 菌与 G^- 菌的细胞壁肽聚糖成分的主要区别在于

    A. 聚糖骨架　　　　　B. 四肽侧链　　　　　C. 五肽交联桥

    D. β-1,4 糖苷键　　　E. N-乙酰胞壁酸

8. 溶菌酶溶菌作用的机制是

    A. 切断肽聚糖的聚糖支架　　　　　　　B. 抑制四肽侧链与五肽交联桥的联结

    C. 干扰细菌 DNA 的分裂　　　　　　　 D. 干扰细菌蛋白质的合成

    E. 损害细胞膜

9. 能与宿主菌染色体整合的噬菌体基因组称

    A. 毒性噬菌体　　　　　B. 溶原性噬菌体　　　　　C. 温和噬菌体

    D. 前噬菌体　　　　　　E. 转导噬菌体

10. 关于细菌 L 型的叙述,**不正确**的是

    A. 细菌细胞壁缺陷　　　　　　　　　　B. 能通过滤菌器

    C. 只在实验室培养过程中诱导形成　　　D. 高渗环境下可存活

    E. 高度多形性

11. 细菌的细胞膜成分**不包括**

    A. 胆固醇　　　　　B. 磷脂　　　　　C. 蛋白质

    D. 脂蛋白　　　　　E. 脂类

12. 类似于真核细胞线粒体的细菌结构是
    A. 质粒　　　　　　　　B. 中介体　　　　　　　　C. 穿孔蛋白
    D. 脂多糖　　　　　　　E. 异染颗粒

13. 下列变异属于有毒牛型分枝杆菌经过变异形成 BCG 的是
    A. 形态变异　　　　　　B. 毒力变异　　　　　　　C. 抗原变异
    D. 耐药性变异　　　　　E. 菌落变异

14. 具有物质转运与生物合成和分泌等作用的细菌结构是
    A. 细胞壁　　　　　　　B. 细胞质　　　　　　　　C. 核质
    D. 异染颗粒　　　　　　E. 细胞膜

15. 普遍性转导转移的基因包括
    A. 染色体及质粒上的基因　　　　　　B. 质粒上的基因
    C. 染色体上特定部位的基因　　　　　D. 染色体上任何部位的基因
    E. 噬菌体基因

16. 含有异染颗粒的细菌是
    A. 结核分枝杆菌　　　　B. 伤寒沙门菌　　　　　　C. 白喉棒状杆菌
    D. 炭疽杆菌　　　　　　E. 霍乱弧菌

17. 下列结构与细菌 L 型的形成有关的是
    A. 中介体　　　　　　　B. 细胞膜　　　　　　　　C. 细胞壁
    D. 细胞质　　　　　　　E. 核质

18. 必须用电子显微镜观察的细菌结构是
    A. 芽孢　　　　　　　　B. 鞭毛　　　　　　　　　C. 菌毛
    D. 荚膜　　　　　　　　E. 异染颗粒

19. 杀灭芽孢最可靠的方法是
    A. 煮沸　　　　　　　　B. 紫外线杀菌　　　　　　C. 化学消毒剂
    D. 滤过除菌　　　　　　E. 高压蒸汽灭菌

20. 繁殖速度较慢的细菌为
    A. 大肠埃希菌　　　　　B. 结核分枝杆菌　　　　　C. 脑膜炎奈瑟菌
    D. 霍乱弧菌　　　　　　E. 幽门螺杆菌

21. 对人体无害的细菌代谢产物是
    A. 内毒素　　　　　　　B. 外毒素　　　　　　　　C. 热原
    D. 侵袭性酶　　　　　　E. 维生素

22. 具有拮抗有亲缘关系细菌的细菌代谢产物是
    A. 外毒素　　　　　　　B. 内毒素　　　　　　　　C. 热原
    D. 抗生素　　　　　　　E. 细菌素

23. 细菌的 H-O 变异属于
    A. 形态变异　　　　　　B. 毒力变异　　　　　　　C. 鞭毛变异
    D. 菌落变异　　　　　　E. 耐药性变异

24. 质粒在细菌间的转移方式主要是
    A. 转化　　　　　　　　B. 接合　　　　　　　　　C. 转导
    D. 溶原性转换　　　　　E. 转染

25. 转化过程中受体菌获得供体菌遗传物质的方式是
    A. 通过鞭毛　　　　　　B. 通过性菌毛　　　　　　C. 通过噬菌体
    D. 直接摄取　　　　　　E. 细胞融合

26. 白喉棒状杆菌染色体上整合 β-棒状噬菌体基因后,获得产生白喉毒素的能力,这种基因转移方式属于

A. 转化   B. 接合   C. 转导

D. 溶原性转换   E. 细胞融合

27. 溶原性转换与转导的区别是

A. 前者参与的是温和噬菌体,后者参与的是毒性噬菌体

B. 前者转移的是噬菌体基因,后者转移的是供体菌基因

C. 前者可引起受体菌耐药性改变,而后者不能

D. 前者需供菌与受菌直接接触,后者以噬菌体为载体进行基因转移

E. 前者进行基因转移需受菌处于感受态,后者则否

28. 编码细菌对抗菌药物耐药性的质粒是

A. F 质粒   B. R 质粒   C. Vi 质粒

D. Col 质粒   E. K 质粒

29. 青霉素对细菌的作用机制是

A. 裂解肽聚糖中 β-1,4 糖苷键   B. 抑制四肽侧链与五肽交联桥的联结

C. 与细菌核蛋白体结合,干扰蛋白质合成   D. 大剂量可作用于革兰氏阴性菌细胞壁

E. 干扰细菌的二分裂

30. 流产转导是指噬菌体携带的供体菌 DNA 片段

A. 能进入受体菌

B. 进入受体菌后被降解

C. 进入受体菌后能自身复制,但不能与染色体整合

D. 进入受体菌后既不能自身复制,也不能与染色体整合

E. 与受体菌染色体整合后不能表达相应的性状

31. R 质粒在哪类细菌中最常见

A. 芽孢杆菌   B. 奈瑟菌   C. 肠杆菌科菌

D. 葡萄球菌   E. 厌氧菌

32. 用高温的方法来人工消除 R 质粒时,温度一般为

A. 37℃   B. 42℃   C. 61℃

D. 72℃   E. 100℃

33. 耐药菌株可以通过合成某种钝化酶作用于抗菌药物,使其失去抗菌活性,下列**不属于**钝化酶的是

A. β-内酰胺酶   B. 氨基糖苷类钝化酶   C. 氯霉素乙酰转移酶

D. 甲基化酶   E. 转肽酶

34. 有计划地将抗菌药物分期分批交替使用的目的是

A. 考虑到厂商的利益分配

B. 使新出现的耐药基因不被药物选择而增多或让它们发生回复突变

C. 处方如此设计能达到更好的治疗效果

D. 有利于生产和节约抗菌药物

E. 利于杀灭各种病原菌

35. 常常有些细菌对氨基糖苷类抗生素产生明显的交叉耐药现象的原因是

A. 该类抗生素使用历史很久   B. 耐药性质粒的传播很快

C. 它们发生药物作用的结合靶点相同   D. 它们的结构相似

E. 它们比较容易被主动外排

B1 型题

(1~3 题共用备选答案)

A. 细胞膜　　　　　B. 磷壁酸　　　　　C. 外膜

D. 中介体　　　　　E. 核糖体

1. 仅革兰氏阳性菌细胞壁的组分是

2. 仅革兰氏阴性菌细胞壁的组分是

3. 其功能类似真核细胞线粒体的是

(4~6 题共用备选答案)

A. 迟缓期　　　　　B. 对数期　　　　　C. 稳定期

D. 衰亡期　　　　　E. 潜伏期

4. 研究细菌的生物学性状应选用

5. 细菌的代谢产物的产生多在

6. 细菌的形态发生显著改变多在

(7~9 题共用备选答案)

A. 形态结构变异　　B. 抗原性变异　　　C. 菌落变异

D. 毒力变异　　　　E. 耐药性变异

7. S-R 变异属于

8. BCG 的成功属于

9. L 型细菌属于

X 型题

1. 革兰氏阳性菌细胞壁的主要化学组成为

A. 脂蛋白　　　　　B. 肽聚糖　　　　　C. 脂多糖

D. 磷壁酸　　　　　E. 核心多糖

2. 荚膜的功能是

A. 抗吞噬作用　　　B. 抗干燥作用　　　C. 抗有害物质的损伤作用

D. 与细菌鉴别有关　E. 与某些细菌的分型有关

3. 细菌可通过那些机制产生耐药性

A. 产生钝化酶　　　B. 改变药物作用的靶位点　　C. 改变细胞壁的通透性

D. 主动外排机制　　E. 合成耐药性质粒

二、名词解释

1. LPS:　　　　　　2. 细菌 L 型:　　　　　3. 中介体:

4. 芽孢:　　　　　　5. 外毒素:　　　　　　6. 热原:

7. 异染颗粒:　　　　8. 卡介苗(BCG):　　　9. 致病性岛:

10. 噬菌体:　　　　　11. 质粒:　　　　　　12. 多重耐药性:

三、填空题

1. 革兰氏阳性菌细胞壁的肽聚糖由_____、_____和_____三部分组成。

2. 革兰氏阴性菌细胞壁脂多糖包括_____、_____及_____三种成分。

3. 细菌群体的生长繁殖可分为_____、_____、_____及_____期。

4. 细菌毒素分为_____与_____两类。

5. 热原大多由革兰氏_____菌产生,注入人体或动物体内能引起_____反应。

6. 转位因子主要有_____、_____和_____三类。

7. R 质粒由_____和_____两部分组成,分别编码_____和_____。

8. 普遍性转导根据供体菌 DNA 进入受体菌后是否与受体菌染色体整合而分为_____和_____。

9. 以大肠埃希菌 T4 噬菌体为例,其结构可分为_____和_____两个部分,化学组成主要是_____和_____。

10. 常见的细菌性状变异有_____、_____、_____和_____。

11. 从遗传学的角度,细菌耐药性可分为_____和_____。

四、简答题

1. 试比较革兰氏阳性菌与革兰氏阴性菌细胞壁结构。

2. 简述细菌的特殊结构及其功能。

3. 简述质粒的概念及主要特征。

4. 简述细菌的合成代谢产物及其意义。

5. 简述细菌的生长曲线及其意义。

6. 简述普遍性转导与局限性转导的区别。

7. 简述 R 耐药性质粒及其耐药的机制。

五、案例分析题

患者,男,42 岁。三年前右足跟烫伤,伤口不愈,并逐渐向深部软组织发展,有脓性分泌物。半年前,全身发热,右足红肿,到某医院应用青霉素静脉输液 20 天,创面间断换药,并从中取出一小块死骨,住院 2 个月后出院,伤口未愈,有脓性分泌物,多家医院治疗效果均欠佳。现以右踝骨骨髓炎收住院治疗。取脓液分别接种于普通血平板和 L 型培养基,仅 L 型培养基中有金黄色葡萄球菌生长。

思考题:

1. 细菌 L 型的形成条件是什么?

2. 细菌 L 型有何特点?

参 考 答 案

一、选择题

A1 型题

1. B; 2. B; 3. C; 4. A; 5. E; 6. B; 7. C; 8. A; 9. D; 10. C;
11. A; 12. B; 13. B; 14. E; 15. A; 16. C; 17. C; 18. C; 19. E; 20. B;
21. E; 22. E; 23. C; 24. B; 25. D; 26. D; 27. B; 28. B; 29. B; 30. D;
31. C; 32. B; 33. E; 34. B; 35. D

B1 型题

1. B; 2. C; 3. D; 4. B; 5. C; 6. D; 7. C; 8. D; 9. A

X 型题

1. BD; 2. ABCDE; 3. ABCD

二、名词解释

1. LPS:即脂多糖,是革兰氏阴性菌细胞壁外膜的组成成分之一,为革兰氏阴性菌内毒素。LPS 由脂质 A、核心多糖和特异多糖三部分组成,与细菌致病性有关。

2. 细菌 L 型:又称细菌细胞壁缺陷型,是指细菌细胞壁的肽聚糖结构受到理化或生物因素的直接破坏或合成被抑制后,造成细胞壁部分或完全缺失,在普通的环境中胀裂死亡,但在高渗的条件下,可存活的细菌。

3. 中介体:细菌部分细胞膜内陷、折叠、卷曲形成的囊状结构,多见于革兰氏阳性细菌。中介体参与细菌细胞的分裂、呼吸及生物合成功能有关。

4. 芽孢:革兰氏阳性细菌在一定的环境条件下,能在菌体内部形成一个圆形或卵圆形小体,是细菌的休眠形式,即为芽孢。其抵抗力强,衡量灭菌效果时,常以杀死芽孢作为判断指标。芽孢的大小、形态、位置等随菌种而异,有助于细菌鉴别。

5. 外毒素:是多数革兰氏阳性菌和少数革兰氏阴性菌在生长繁殖过程中释放到菌体外的蛋白质,其毒性强,为细菌重要的致病物质。

6. 热原:又称致热原,是细菌合成的一种注入人体或动物体内能引起发热反应的物质。

7. 异染颗粒:是细菌胞质颗粒中的一种,其主要成分是 RNA 和多偏磷酸盐的颗粒,用特殊染色时可染成与菌体不同的颜色,故称为异染颗粒,多见于白喉棒状杆菌。

8. 卡介苗(BCG):卡-介二氏将有毒力的牛型分枝杆菌在含胆汁、甘油和马铃薯的培养基上,经过13年,连续传230代,获得的一株毒力减弱但仍保留免疫原性的变异株,用于预防结核病。

9. 致病性岛:致病菌染色体上编码与毒力相关基因的 DNA 片段(通常 20~100kbp)的基因群,称致病性岛。该片段可在细菌的种内和种间发生遗传物质的交换,使其他细菌获得新的致病性。

10. 噬菌体:一类侵袭细菌、真菌或其他微生物的病毒。根据噬菌体侵入菌细胞后,是否增殖并裂解细菌,可以分为毒性噬菌体和温和噬菌体。

11. 质粒:染色体外的遗传物质,为闭合环状的双链 DNA,带有遗传信息,控制细菌某些特定的遗传性状。

12. 多重耐药性:有些菌株能同时耐受多种抗菌药物的现象。

三、填空题

1. 聚糖骨架;四肽侧链;五肽交联桥

2. 脂质 A;核心多糖;特异多糖

3. 迟缓期;对数期;稳定期;衰亡期

4. 内毒素;外毒素

5. 阴性;发热

6. 插入序列;转座子;转座噬菌体或前噬菌体

7. 耐药性传递因子/RTF;耐药(r)决定子;性菌毛;对抗菌药物的耐药性

8. 完全转导;流产转导

9. 头部;尾部;核酸;蛋白质

10. 形态结构的变异;毒力变异;耐药性变异;菌落变异

11. 固有性耐药;获得性耐药

四、简答题

1. 革兰氏阳性菌与革兰氏阴性菌细胞壁结构比较如下:

细胞壁	革兰氏阳性菌	革兰氏阴性菌
厚度	20~80nm	10~50nm
强度	较坚韧	较疏松
肽聚糖层数	可达 50 层	仅有 1~2 层
肽聚糖含量占细胞壁干重	50%~80%	5%~20%
磷壁酸	+	−
外膜	−	+

2. 细菌的特殊结构及其功能如下。①荚膜:具有抗吞噬作用,粘附作用,抗有害物质的损伤作用。②鞭毛:是细菌的运动器官,某些与细菌的致病性有关。鞭毛有免疫原性。③菌毛:分为普通菌毛和性菌毛两类。普通菌毛与细菌粘附有关,是细菌的致病因素之一,性菌毛可传递遗传物质。④芽孢:对热、干燥、化学消毒剂和辐射等都有很强的抵抗力。因此,临床以杀死芽孢作为衡量灭菌效果的指标。芽孢的大小、形状、位置

因菌种而异,以此可作为细菌的鉴定。

3. 质粒是细菌染色体以外的遗传物质,为环状闭合的双链 DNA。其主要特征有:①具有自我复制的能力,可不依赖细菌染色体而独立进行复制;②赋予细菌某些性状特征;③能自行丢失或消除;④质粒能在细菌间转移;⑤质粒相容性与不相容性。

4. 细菌通过新陈代谢不断合成菌体成分,在医学上具有重要意义的合成代谢产物有:

(1) 热原:在制备生物制品和注射用水等制剂中,必须使用无热原水。

(2) 毒素与侵袭性酶:细菌可产生内毒素与外毒素及侵袭性酶,与细菌的致病性密切相关。

(3) 色素:有些细菌产生色素,对细菌的鉴别具有一定的意义。

(4) 抗生素:有些微生物代谢过程中可产生一些能抑制或杀死某些其他微生物或癌细胞的物质,为抗生素。

(5) 细菌素:是由某些细菌产生的一种仅作用于有近缘关系的细菌的抗生素类物质。

(6) 维生素:有些细菌自身能合成维生素,如人类肠道中的大肠埃希菌,合成维生素 B 和维生素 K,也能供人体吸收利用。

5. 细菌群体的生长曲线可分为四期:①迟缓期;②对数期:是研究细菌的最佳时期;③稳定期:外毒素、内毒素、抗生素大多在稳定期产生;④衰亡期:此期细菌难以辨认。

6. 转导可分为两类:①普遍性转导:发生于温和噬菌体的裂解期,噬菌体作为载体,可转导供体菌染色体 DNA 的任何部位或者质粒,供体 DNA 进入受体菌后可产生完全转导和流产转导两种结果;②局限性转导:发生于温和噬菌体的溶原期,可转导噬菌体及供体菌 DNA 的特定部位,从而使受体菌获得供体菌 DNA 特定部位的遗传特性。

7. R 质粒由耐药传递因子(RTF)和耐药(r)决定因子两部分组成,RTF 的功能与 F 质粒相似,可编码性菌毛,r 决定因子能编码针对抗菌药物的耐药性,可由 1 个或几个耐药转座子相邻连接,后者可导致细菌的多重耐药性。R 质粒决定耐药的机制是:①使细菌产生能灭活抗生素的酶类;②使细菌改变药物作用的靶部位;③使细菌改变对药物的通透性。

五、案例分析题

1. 细菌 L 型的形成条件是当细菌细胞壁的肽聚糖受到理化或生物因素影响被破坏或合成障碍时,在高渗环境中仍可存活的细菌,形成细菌 L 型。

2. 细菌 L 型有的特点是呈高度多形性,大小不一,革兰氏染色多为阴性;需在高渗低琼脂含血清的培养基中生长,生长繁殖缓慢,形成荷包蛋样细小菌落;某些 L 型细菌仍有致病力,常引起慢性感染,如尿路感染、骨髓炎、心内膜炎等。

(吴松泉)

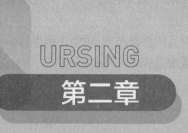

第二章

细菌的分布与消毒灭菌

知 识 要 点

第一节　细菌的分布

(一) 土壤

土壤中主要存在一些自养菌和腐物寄生菌,在自然界物质循环中起重要作用。土壤中也有一些随着人及动物的分泌物、排泄物及尸体、残骸进入土壤的致病菌,但只有能形成芽孢的致病菌,如破伤风梭菌、肉毒梭菌、产气荚膜梭菌、炭疽杆菌等,其形成的芽孢在土壤中才能存活。

(二) 水

伤寒沙门氏菌、痢疾志贺菌、霍乱弧菌、致病性大肠埃希氏菌、钩端螺旋体等在水中可存活较久,通过水源易引起各种感染,特别是消化道传染病。

(三) 空气

空气中的细菌常吸附在尘埃微粒上,常见的病原菌有结核分枝杆菌、金黄色葡萄球菌、化脓性链球菌、脑膜炎奈瑟菌、军团菌等,可引起呼吸道传染病或伤口感染。

(四) 有生命物体的表面和与外界相通的腔道中

这些部位存在着复杂的细菌群及其他微生物,包括病原菌和非病原菌,也能为细菌生长繁殖提供条件。

(五) 无生命物体的表面和与外界相通的内表面

其细菌来源于土壤、水、空气以及人和动物的污染。

第二节　消毒与灭菌

消毒与灭菌是指利用物理学或化学方法来抑制或杀死外环境中及机体体表的微生物,以防止微生物污染或病原微生物传播的方法。以下术语常用来表示物理学或化学方法对微生物的杀灭程度。

1. 消毒　指杀死物体上病原微生物的方法,并不一定能杀灭芽孢或某些非病原微生物。用以消毒的药品称为消毒剂。

2. 灭菌　指杀灭物体上所有微生物的方法。包括杀灭细菌芽孢在内的全部病原微生物和非病原微生物。灭菌可包括消毒,而消毒却不能代替灭菌。

3. 抑菌　抑制人体内部或者外部细菌生长繁殖的方法。常用的抑菌剂为各种抗生素。

4. 防腐　防止或抑制体外细菌生长繁殖的方法。细菌一般不死亡。同一种化学药品在高浓度使用时为消毒剂,低浓度使用时常为防腐剂。

5. 无菌　不存在活菌。防止细菌进入人体或其他物品的操作技术,称为无菌操作。

6. 清洁　指除去尘埃和一切污秽以减少微生物数量的过程。

一、物理学消毒灭菌法

(一) 热力灭菌法

1. 干热灭菌法

(1) 焚烧:直接点燃或在焚烧炉内焚烧。适用于废弃物品或动物尸体等。

(2) 烧灼:直接用火焰灭菌,适用于微生物学实验室的接种环、试管口等的灭菌。

(3) 干烤:利用干烤箱灭菌加温灭菌,一般加热至160~170℃持续2小时。适用于高温下不变质、不损坏、不蒸发的物品。

(4) 红外线:红外线是一种0.77~1 000μm波长的电磁波,但热效应只能在照射到的表面产生,因此不能使物体均匀加热。此法多用于医疗器械和家庭食具消毒灭菌。

2. 湿热灭菌法

(1) 巴氏消毒法:用较低温度杀灭液体中的病原菌或特定微生物,以保持食物中不耐热成分不被破坏的消毒方法。现广泛采用71.7℃ 15~30秒。

(2) 煮沸法:此法常用于消毒食具、刀剪、注射器等。

(3) 间歇蒸汽灭菌法:利用反复多次的流动蒸汽间歇加热以达到灭菌目的的操作。此法适用于一些不耐高热的含糖、牛奶等培养基。

(4) 高压蒸汽灭菌法:是一种最有效的灭菌方法。当高压蒸汽灭菌器的蒸汽压力达到103.4kPa(1.05kg/cm²),温度为121.3℃,维持15~20分钟,可杀灭包括细菌芽孢在内的所有微生物。此法常用于培养基、生理盐水、手术器械和敷料等耐高温、耐湿热物品的灭菌,是医院使用最广的灭菌方法。

(二) 辐射灭菌法

1. 紫外线　波长240~300nm的紫外线具有杀菌作用,其中以265~266nm最强。紫外线主要作用于DNA,使一条DNA链上相邻的两个胸腺嘧啶共价结合而形成二聚体,干扰DNA的复制与转录,导致细菌的变异或死亡。紫外线穿透力较弱,故只能用于手术室、传染病房、细菌实验室的空气消毒,或用于不耐热物品的表面消毒。

2. 电离辐射　电离辐射主要包括β射线和γ射线等。β射线穿透性差,但作用时间短,安全性好;γ射线多用⁶⁰Co为放射源,其穿透性强,但作用时间慢,安全措施要求高。电离辐射是一次性医用塑料制品消毒灭菌的首选方法;亦可用于食品、药品和生物制品的消毒灭菌,不会破坏其营养成分。

3. 微波　微波是一种波长为1mm~1m的电磁波。微波不能穿透金属表面;可穿透玻璃、塑料薄膜与陶瓷等物质,但热效应极低。微波的热效应消毒必须在有一定含水量的条件下才能显示出来。此法主要应用于食品、非金属器械、实验室用品、食品用具等的消毒。

(三) 滤过除菌法

利用物理阻留的方法将液体或空气中的细菌除去,以达到无菌目的。所用器具是滤菌器,滤菌器含有细微小孔,只允许液体或气体通过,而包括细菌在内的大于孔径的颗粒则不能通过。

液体滤过法主要用于一些不耐高温灭菌的血清、毒素、抗生素等的除菌。目前常用的是薄膜(孔径为0.25μm)滤菌器。空气除菌采用生物洁净技术,通过初、中、高三级过滤器,除掉空气中0.5~5μm的尘埃微粒,并采用合理的气流方式来达到空气洁净的目的。细菌通常附着在尘埃上,在一定意义上讲,滤过了空气中的尘埃,也就清除了细菌。凡在送风系统上装有高效或亚高效过滤系统的房间,一般统称为生物洁净室。生物洁净室在医院里可用作无菌护理室和无菌手术室。

(四) 超声波杀菌法

超声波是不被人耳感受的、频率高于 20kHz 的高频声波,其对微生物具有一定的杀灭作用。目前超声波主要用于清洁器具物品和粉碎细胞。超声波最主要的用途是破碎细胞,以分离提取细胞内的各种亚细胞结构和组分,而不是杀灭病原微生物。

(五) 干燥法与低温抑菌法

干燥法常用于保存食物,浓盐或糖渍食品可使细菌体内水分逸出,造成生理性干燥,使细菌的生命活动停止,从而防止食物变质。

低温可减慢细菌的新陈代谢,故常用于保存细菌菌种,当温度回升至适宜范围时,又能恢复生长繁殖。为避免解冻时对细菌的损伤,可在低温状态下真空抽去水分,此法称为冷冻真空干燥法。该法是目前保存菌种的最好方法,一般可保存微生物数年至数十年。

二、化学消毒灭菌法

化学消毒剂一般对人体组织都有害,只能外用或用于环境消毒。

(一) 消毒剂的主要种类

1. 高效消毒剂　可杀灭包括细菌、芽孢在内的所有微生物。

(1) 含氯消毒剂:常用的有次氯酸钠、二氯异氰酸尿酸钠(优氯净、消杀威)和漂白粉等。可用于物品表面、饮用水、皮肤、地面、排泄物和污水等消毒。

(2) 过氧化物消毒剂:常用的有过氧化氢和过氧乙酸。可用于物品表面和皮肤消毒,过氧化氢熏蒸可用于空气消毒。

(3) 醛类消毒剂:常用的有戊二醛和甲醛,适用于精密仪器、内窥镜的消毒,但对皮肤黏膜有刺激性。由于甲醛对人有潜在毒性作用,医院已开始禁用。

(4) 环氧乙烷:多用为气体消毒剂。

2. 中效消毒剂　不能杀灭细菌芽孢,但能杀灭细菌繁殖体(包括结核分枝杆菌)、真菌和大多数病毒。

(1) 含碘消毒剂:常用的有碘酊和碘伏。多用于皮肤黏膜、体温计以及其他物品表面的消毒。

(2) 醇类消毒剂:常用的有乙醇或异丙醇。乙醇浓度在 70%~75% 时杀菌力最强。一般多用于医疗护理器材、皮肤的消毒和浸泡体温计。

3. 低效消毒剂　可杀灭多数细菌繁殖体,但不能杀灭细菌芽孢、结核分枝杆菌及某些抵抗力较强的真菌和病毒。

(1) 季铵盐类消毒剂:最普遍使用的是苯扎溴铵(新洁尔灭),属阳离子表面活性剂。可用于皮肤、黏膜、物品表面及地面消毒。

(2) 氯己定:为双胍类化合物。可用于皮肤、黏膜、物品表面及地面消毒。

(3) 高锰酸钾:具有氧化杀菌作用。多用于皮肤、黏膜冲洗、浸泡消毒以及食(饮)具、蔬菜、水果的消毒。

4. 某些低浓度的消毒剂可作为防腐剂　在生物制品中如菌苗、疫苗、抗血清、类毒素和某些药物制剂常需加入防腐剂,以防止杂菌生长。

(二) 影响消毒灭菌效果的因素

1. 消毒剂的性质、浓度与作用时间　消毒剂的理化性质不同,对微生物的作用大小也有差异。绝大多数消毒剂在高浓度时杀菌作用大,但醇类例外。消毒剂在一定浓度下,对细菌的作用时间愈长,消毒效果也愈好。

2. 微生物的种类与数量　同一消毒剂对不同微生物的杀菌效果不同。微生物的数量越大,所需消毒的时间就越长。

3. 温度　消毒剂的灭菌效果可随温度提高而增强,缩短所需时间。

4. 酸碱度　消毒剂的杀菌作用受酸碱度的影响。

5. 有机物　阻碍消毒剂与病原菌的接触,并消耗药品,因而减弱消毒效果。

练 习 题

一、选择题

A1 型题

1. 杀灭所有微生物的方法是
    A. 灭菌   B. 消毒   C. 抑菌
    D. 防腐   E. 无菌

2. 关于高压蒸汽灭菌法,**不正确**的描述是
    A. 灭菌效果最可靠   B. 适用于耐高温和耐湿物品的灭菌
    C. 可杀灭包括细菌芽孢在内的所有微生物   D. 通常灭菌时间为 1 小时
    E. 通常灭菌温度为 121.3℃

3. 普通培养基最适宜的灭菌方法是
    A. 巴氏消毒法   B. 煮沸法   C. 高压蒸汽灭菌法
    D. 流通蒸汽灭菌法   E. 间歇灭菌法

4. 医学上主要用于空气灭菌的电磁辐射是
    A. 紫外线   B. 红外线   C. γ 射线
    D. 可视线   E. 微波辐射

B1 型题

(1~5 题共用备选答案)
    A. 干烤法   B. 紫外线照射   C. 高压蒸汽灭菌法
    D. 巴氏消毒法   E. 过滤除菌法

1. 手术器械消毒常用
2. 无菌室空气消毒常用
3. 普通琼脂培养基的除菌常用
4. 血清的除菌常用
5. 玻璃器材除去热原的灭菌常用

(6~9 题共用备选答案)
    A. 干烤   B. 高压蒸汽灭菌   C. 烧灼
    D. 过滤除菌   E. 紫外线照射

6. 接种环除菌常用
7. 滑石粉除菌常用
8. 普通琼脂培养基除菌常用
9. 无菌血清除菌常用

X 型题

1. 影响化学消毒剂消毒效果的因素
    A. 微生物的种类、状态和数量   B. 消毒剂的性质、浓度消毒时间
    C. 消毒物中的有机物   D. 消毒剂的温度
    E. 消毒剂的酸碱度

2. 化学消毒剂的杀菌机制是
    A. 使细菌的酶失去活性   B. 损伤细菌细胞膜   C. 使菌体蛋白质凝固
    D. 使菌体蛋白质变性   E. 破坏细菌的代谢途径

二、名词解释

1. 消毒：　　　　　　　　2. 灭菌：　　　　　　　　3. 无菌：

4. 抑菌：　　　　　　　　5. 无菌操作：　　　　　　6. 巴氏消毒法：

三、填空题

1. 高压蒸汽灭菌的效果以杀灭＿＿＿＿＿＿＿为标准。

2. 医院使用最广的灭菌方法是＿＿＿＿＿＿＿。

3. 土壤中只有能形成＿＿＿＿＿＿＿的病原菌可长时间存活。

4. 经过灭菌的物品称＿＿＿＿＿＿＿物品。需进入人体内部的医用器材要求绝对＿＿＿＿＿＿＿。

5. 影响消毒剂消毒灭菌效果的因素有＿＿＿＿＿＿＿、＿＿＿＿＿＿＿、＿＿＿＿＿＿＿、＿＿＿＿＿＿＿、＿＿＿＿＿＿＿、＿＿＿＿＿＿＿。

6. 巴氏消毒法常用于＿＿＿＿＿＿＿和＿＿＿＿＿＿＿的消毒。

四、简答题

1. 消毒剂的种类及影响消毒效果的因素有哪些？

2. 简述高压蒸汽灭菌法的工作原理和应用。

3. 简述紫外线的杀菌原理、应用和注意事项。

参 考 答 案

一、选择题

A1 型题

1. A；　　2. D；　　3. C；　　4. A

B1 型题

1. C；　　2. B；　　3. C；　　4. E；　　5. A；　　6. A；　　7. D；　　8. C；　　9. A

X 型题

1. ABCDE；　　　　2. ABCDE

二、名词解释

1. 消毒：杀死物体上病原微生物的方法，并不一定能杀灭芽孢或某些非病原微生物。

2. 灭菌：杀灭物体上所有微生物的方法。包括杀灭细菌芽孢在内的全部病原微生物和非病原微生物。

3. 无菌：不存在活菌。

4. 抑菌：抑制细菌和真菌的生长繁殖的方法。常用的抑菌剂是一些抗生素，能可逆性抑制细菌的繁殖，但不直接杀死细菌。

5. 无菌操作：防止细菌进入人体或其他物品的操作技术。

6. 巴氏消毒法：用较低温度杀灭液体中的病原菌或特定微生物，以保持食物中不耐热成分不被破坏的消毒方法。现广泛采用 71.7℃ 15~30 秒。

三、填空题

1. 所有微生物

2. 高压蒸汽灭菌法

3. 芽孢

4. 无菌；无菌

5. 消毒剂的性质；浓度和作用时间；微生物的种类和数量；温度；酸碱度；有机物的影响

6. 牛奶；酒类

四、简答题

1. 消毒剂的种类有重金属盐类、氧化剂、烷化剂、醇类、酚类、表面活性剂、染料、酸碱类等。影响消毒剂灭菌效果的因素:①消毒剂的性质、浓度与作用时间,消毒剂的理化性质不同,对微生物的作用大小也有差异。绝大多数消毒剂在高浓度时杀菌作用大,但醇类例外。消毒剂在一定浓度下,对细菌的作用时间愈长,消毒效果也愈好。②微生物的种类与数量,同一消毒剂对不同微生物的杀菌效果不同。微生物的数量越大,所需消毒的时间就越长。③温度,温度升高可提高消毒效果。④酸碱度,消毒剂的杀菌作用受酸碱度的影响。⑤有机物,阻碍消毒剂与病原菌的接触,并消耗药品,因而减弱消毒效果。

2. 高压蒸汽灭菌法是一种最有效的灭菌方法。当高压蒸汽灭菌器的蒸汽压力达到 103.4kPa（1.05kg/cm^2）,温度为 121.3℃,维持 15~20 分钟,可杀灭包括细菌芽孢在内的所有微生物。此法常用于培养基、生理盐水、手术器械和敷料等耐高温、耐湿热物品的灭菌,是医院使用最广的灭菌方法。

3. 紫外线主要作用于 DNA,使一条 DNA 链上相邻的两个胸腺嘧啶共价结合而形成二聚体,干扰 DNA 的复制与转录,导致细菌的变异或死亡。在使用紫外线杀菌时应注意:①紫外线的穿透力较弱,不能透过玻璃或纸张等,因此只适用于空气和物体表面的消毒;②紫外线对人体的皮肤和眼角膜有一定的损伤作用,使用紫外线灯照射时应注意防护。

(伦永志)

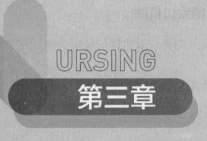

第三章

细菌的感染

知 识 要 点

第一节　正常菌群与机会致病菌

一、正常菌群与机会致病菌

1. 正常菌群　正常人体的体表及其与外界相通的各类腔道中存在着一定数量的不同种类微生物,在正常情况下对机体有益无害,称为正常菌群。正常菌群对维持机体局部微生态平衡起重要作用,其生理作用主要有生物拮抗作用、营养作用、免疫作用、抗衰老作用和抗肿瘤作用。

2. 机会致病菌　机体正常菌群与宿主间的平衡状态及正常菌群内各种群之间的平衡,在某些特定条件下可被打破,原本不致病的正常菌群就有可能成为机会致病菌或条件致病菌。机会致病的特定条件包括寄居部位改变、宿主免疫功能低下、菌群失调。菌群失调是指宿主某部位正常菌群中各种微生物的数量与比例发生较大幅度变化而超出正常范围的状态。菌群失调多见于抗生素大量使用及慢性消耗性疾病等,往往可引起二重感染。

二、微生态失调

微生态失调是指正常菌群与其宿主之间的平衡在各种环境因素的影响下可被破坏,从生理性组合转变为病理性组合,即由微生态平衡转变为微生态失调。人体微生态防治措施应考虑环境、宿主和正常菌群等三方面因素的相互关系。

1. 保护环境　①保护宏观环境:在微生态失调的防治中首先应考虑改善宏观环境,以去除导致微生态失调的外界环境因素。②保护微观环境:任何微生态失调都有微观环境因素的参与。宿主的任何病理变化都可作为微生态失调的微观环境因素。

2. 增强机体免疫力　某些正常菌群具有间接免疫赋活作用,主要是菌体或其细胞壁成分刺激宿主免疫细胞,从而提高机体免疫力。

3. 合理应用抗生素　随着抗生素的广泛应用,抗生素的弊端越来越明显,一是由于抗生素的筛选作用,杀死了大量的敏感菌,使耐药性菌株不断增加并泛滥成灾;二是抗生素破坏了微生态平衡,引起微生态失调导致二重感染。现实中应有目的、合理、科学地应用抗生素。

4. 应用微生态调节剂　微生态调节剂是指在微生态学理论指导下,具有调整微生态失调,保持微生态平衡,提高宿主健康水平或健康状态的制品。微生态调节剂对调整肠道微生态平衡、提高机体免疫功能以及改善微观生态环境,具有良好的预防及治疗作用。包括活菌制剂、死菌制剂及活菌代谢产物。

第二节 细菌的致病机制

病原菌的致病性与其毒力强弱、侵入机体的数量、侵入的部位及机体的免疫力密切相关。

一、细菌的毒力

毒力是指病原菌致病能力的强弱程度,常用半数致死量(LD_{50})或半数感染量(ID_{50})表示。构成细菌毒力的物质基础是侵袭力和毒素。

(一)侵袭力

病原菌突破宿主防御系统,侵入机体,在体内定植、繁殖和扩散的能力。主要包括:

1. 荚膜、微荚膜等抗吞噬结构

2. 粘附素 粘附素是细菌表面结构中与粘附相关的分子,根据其来源分为菌毛粘附素和非菌毛粘附素。

3. 侵袭性物质 由病原菌产生协助细菌定植、繁殖和扩散的一类物质,主要包括侵袭性酶类和菌体效应蛋白。其中细菌Ⅲ型分泌系统是接触依赖性分泌,需较多的蛋白质参与,所分泌的效应蛋白不在胞周间停留,也不被切割,直接从胞质输送到细胞表面或将这些蛋白注入宿主细胞而发挥致病作用。

4. 细菌生物被膜 是细菌的一种保护性生长方式,由细菌和它所分泌的胞外多聚物组成,使细菌附着在有生命或无生命物体表面,形成的高度组织化的多细胞结构。

(二)毒素

毒素是细菌合成的对机体组织细胞有损害作用的物质。毒素按其来源、性质和功能作用可分内毒素和外毒素两大类,见表3-1。

表3-1 外毒素与内毒素的主要区别

性状	外毒素	内毒素
来源	革兰氏阳性菌与部分革兰氏阴性菌	革兰氏阴性菌
存在部分	从活菌分泌出,少数为细菌崩解后释出	细胞壁组分,细菌裂解后释出
化学成分	蛋白质	脂多糖
稳定性	60~80℃,30min 被破坏	160℃,2~4h 被破坏
毒性作用	强,对组织器官有选择性毒害效应,引起特殊临床表现	较弱,各菌的毒性效应大致相同,引起发热、白细胞变化、微循环障碍、休克、弥散性血管内凝血(disseminated intravascular coagulation,DIC)等
抗原性	强,刺激机体产生抗毒素;甲醛液处理脱毒形成类毒素	弱,刺激机体产生的抗体中和作用弱;甲醛液处理不形成类毒素

二、细菌侵入的数量

致病所需细菌数量的多少取决于病原菌毒力的强弱和宿主免疫力的高低。细菌毒力越强,引起感染所需数量越少,反之则需菌量越大。

三、细菌侵入的部位

病原菌的致病作用,还需要侵入机体合适的部位才能造成感染。适当的侵入部位是构成感染的重要环节。

第三节 宿主的抗菌免疫

机体的免疫防御机制包括非特异性的固有免疫和特异性的适应性免疫,两者互相协调,密切配合,共同完成复杂的免疫防御功能。

一、固有免疫

也称为天然免疫,固有免疫抵抗病原菌的作用范围广,对特定病原菌没有针对性和记忆性,故也称为非特异性免疫。构成机体天然免疫的组织结构及分子物质有屏障结构、吞噬细胞和体液中的抗菌物质。

(一)屏障结构

1. 皮肤黏膜屏障　机体防御病原菌感染的第一道防线,防御机制有:①机械阻挡与排除作用;②分泌杀菌物质;③正常菌群的拮抗作用。

2. 血脑屏障　是机体血液循环和中枢神经系统之间的一道屏障,可阻挡血液中病原微生物及毒性产物从血液侵入脑组织和脑脊液,保护中枢神经系统。

3. 胎盘屏障　是母亲血液循环和胎儿之间的一道屏障,能阻挡母体血液循环中的病原微生物及毒性产物侵入胎儿。

(二)吞噬细胞

1. 来源、种类及分布　小吞噬细胞(中性粒细胞)和大吞噬细胞(单核细胞和巨噬细胞)。

2. 吞噬过程　趋化与识别→吞入→杀灭与消化。Toll 样受体(TLRs)主要表达在感染早期直接接触微生物的免疫细胞膜上,能特异性地识别病原体的特殊成分,并向胞内传递信号,诱导炎症和免疫反应,以清除病原微生物。TLRs 不仅能激活天然免疫,而且也为活化获得性免疫提供刺激信号。其基因表达与信号转导通路的改变可导致各种免疫缺陷或异常免疫应答,从分子、细胞和机体水平研究 TLRs 与病原体的作用机制,可为感染性疾病的防治提供新途径。触发吞噬细胞天然免疫的关键是 Toll 样受体 4(TLR4)。

3. 吞噬作用后果　①完全吞噬:指病原菌不仅被吞噬,而且被杀死消化;②不完全吞噬:指病原菌虽被吞噬,但未被杀死;③组织损伤:吞噬细胞在吞噬过程中,溶酶体释放出多种水解酶也能破坏临近的正常组织细胞,造成组织损伤和炎症反应。

(三)体液中抗菌物质

体液中的抗菌物质主要有补体、溶菌酶、防御素和乙型溶素。

二、适应性免疫

适应性免疫是机体出生后在病原菌或其代谢产物刺激下建立的,针对特定病原菌或其代谢产物有严格的免疫防御功能针对性和记忆性,故又称特异性免疫,包括体液免疫和细胞免疫。

(一)体液免疫

体液免疫是胞外菌感染的主要获得性免疫,抗菌机制如下。

1. 中和细菌外毒素　针对外毒素的抗体又称为抗毒素,抗毒素与外毒素特异性结合形成复合物,则不能表现毒性,称为中和作用。

2. 调理吞噬　分为依赖抗体的调理吞噬和依赖补体的调理吞噬。

3. 阻止吸附　sIgA 等抗体与病原菌结合,可以阻止病原菌在黏膜表面粘附定植,避免发生感染。

4. 激活补体　抗体与病原菌等形成的免疫复合物可激活补体,形成的攻膜复合体有破坏革兰氏阴性菌细胞膜成分的作用,随之产生的 C3A、C5A 等产物能引起炎症反应。

(二)细胞免疫

细胞免疫是抗胞内菌感染的主要获得性免疫机制,作用方式如下。

1. CD4$^+$Th1 细胞释放淋巴因子　吸引、激活巨噬细胞,增强杀伤寄生有病原菌的靶细胞的能力;转化淋巴细胞,进一步扩大和增强免疫效应;引起局部炎症反应。

2. CD8$^+$ CTL 细胞的细胞毒作用　能识别病原菌寄生的靶细胞,分泌穿孔素和颗粒酶进入靶细胞,直接破坏靶细胞使胞内菌失去寄生环境。

第四节　感染的发生与发展

一、感染的来源

1. 外源性感染　感染的病原菌来自于宿主体外的称外源性感染,其传染源为患者,带菌者,病畜和带菌动物。

2. 内源性感染　感染来源于正常菌群或体内潜伏的病原菌。在某特定条件或因素的影响下,正常菌群可转变为机会致病菌,或使潜伏的病原菌活化而致病。

二、传播方式与途径

呼吸道感染,消化道感染,皮肤感染,接触感染,节肢动物叮咬感染和多途径感染。

三、感染的类型

1. 隐性感染　机体损害较轻,不出现或仅出现不明显的临床症状,称为隐性感染或亚临床感染。

2. 显性感染　指机体抗感染免疫力较弱,或侵入病原菌毒力较强,数量较多,感染后机体损害明显,导致一系列临床症状的出现。

(1) 根据病情缓急不同分类:急性感染、慢性感染和亚急性感染。

(2) 按感染部位不同分类:

1) 局部感染:致病菌引起的感染仅局限于一定部位,引起局部病变。

2) 全身感染:感染后病原菌或其毒性代谢产物通过血流播散至全身,引起全身急性症状。临床常见类型有:

毒血症:病原菌侵入机体后只在局部生长繁殖,不进入血循环,但其产生的外毒素入血,经血液扩散并侵害易感的组织细胞,引起特殊的中毒症状。

内毒素血症:革兰氏阴性菌感染时,由于细菌在血液中或在感染病灶中大量崩解死亡,释放的内毒素进入血液循环,引起全身相应症状。

菌血症:病原菌由局部侵入血流,但未在血流中生长繁殖,只是一过性地经血流到达适宜部位后繁殖致病。

败血症:病原菌侵入血流,在其中大量繁殖并产生毒性产物,引起全身严重症状。

脓毒血症:化脓性病原菌在引起败血症同时,又在其他组织或器官中产生新的化脓性病灶。

(3) 带菌状态:病原菌在隐性或显性感染后,并未完全清除,而继续在体内存留一段时间,与机体免疫力形成相对平衡状态,称为带菌状态。宿主即为带菌者,是重要的传染源。

练　习　题

一、选择题

A1 型题

1. 关于病原菌的致病因素,**错误**的是

　　A. 病原菌有黏附因子　　　　　　　　　　B. 病原菌有荚膜、微荚膜

　　C. 与病原菌的胞外酶有关　　　　　　　　D. 与病原菌的内、外毒素有关

　　E. 与病原菌侵入的数量并无密切关系

2. 与细菌侵袭力**无关**的致病因素是

　　A. 黏附素　　　　　　B. 荚膜　　　　　　C. 细菌生物被膜

　　D. 外毒素　　　　　　E. 透明质酸酶

3. 细菌内毒素主要成分是

　　A. 肽聚糖　　　　　　B. 蛋白质　　　　　　C. 脂蛋白

　　D. 核酸　　　　　　　E. 脂多糖

4. 细菌内毒素的特征是

　　A. 只有革兰氏阴性菌产生　　　　　　　　B. 少数革兰氏阳性菌产生

　　C. 细菌在生活状态下释放　　　　　　　　D. 抗原性强

　　E. 不耐热

5. 关于内毒素性质的**错误**叙述是

    A. 来源于革兰氏阴性菌　　　　　　　　B. 用甲醛脱毒可制成类毒素

    C. 其化学成分是脂多糖　　　　　　　　D. 性质稳定,耐热

    E. 菌体死亡裂解后释放

6. 对于细菌内毒素作用的**错误**描述是

    A. 发热　　　　　　　　　　　　　　　B. 白细胞升高

    C. 微循环障碍　　　　　　　　　　　　D. DIC

    E. 对组织器官有选择性毒害作用

7. 关于内毒素的描述,**不正确**的是

    A. 由革兰氏阴性菌裂解产生　　　　　　B. 化学成分为脂多糖

    C. 毒性较弱且无特异性　　　　　　　　D. 耐热,160℃,2~4 小时才能被破坏

    E. 抗原性强,经甲醛处理可制成类毒素

8. 关于内毒素描述,**错误**的是

    A. 来源于革兰氏阴性细菌　　　　　　　B. 化学成分为蛋白质

    C. 死亡裂解释放　　　　　　　　　　　D. 毒性作用较弱,引起发热等

    E. 耐热,160℃,2~4 小时才能被破坏

9. 病原体的侵袭力是指

    A. 病原体的繁殖力

    B. 病原体产生毒素的能力

    C. 病原体的数量

    D. 病原体的毒力

    E. 病原体侵入机体并在机体内生长、繁殖的能力

10. 可以引起菌血症的细菌是

    A. 霍乱弧菌　　　　　　B. 肉毒梭菌　　　　　　C. 白喉棒状杆菌

    D. 破伤风梭菌　　　　　E. 伤寒沙门菌

11. 化脓性细菌侵入血流引起的症状伴有多发性脓肿称为

    A. 败血症　　　　　　　B. 毒血症　　　　　　　C. 菌血症

    D. 脓毒血症　　　　　　E. 病毒血症

B1 型题

(1~4 题共用备选答案)

    A. 菌血症　　　　　　　B. 毒血症　　　　　　　C. 脓毒血症

    D. 败血症　　　　　　　E. 内毒素血症

1. 病原菌侵入机体后只在局部生长繁殖,不进入血循环,但其产生的外毒素入血,经血液扩散并侵害易感的组织细胞,引起特殊的中毒症状,称为

2. 病原菌由局部侵入血流,但未在血流中生长繁殖,只是一过性地经血流到达适宜部位后繁殖致病,称为

3. 病原菌侵入血流,并大量繁殖并产生毒性产物,引起全身严重症状,称为

4. 化脓性病原菌在引起败血症同时,又在其他组织或器官中产生新的化脓性病灶,称为

X 型题

1. 细菌侵袭力由下列哪些因素构成

    A. 粘附因子或粘附素　　　　　　　　　B. 菌毛和膜磷壁酸

    C. 细菌的内、外毒素　　　　　　　　　D. 细菌的侵袭性酶

    E. 细菌的表面结构

2. 关于外毒素的叙述,下列哪些是正确的

    A. 均由活菌分泌释放   B. 性质稳定,但可被甲醛灭活   C. 毒性强且组织特异性高

    D. 抗原性强,可被抗毒素中和   E. 均由革兰氏阳性菌产生

3. 关于细菌感染的叙述,下列哪些是正确的

    A. 感染源系指患者、病畜和带菌物品   B. 内源性感染菌多属体内正常菌群

    C. 隐性感染者无临床表现,亦无传染性   D. 感染源来自体内和体表的称内源性感染

    E. 只要细菌有侵袭力即可引起机体感染

二、名词解释

1. 侵袭力: 2. 内毒素: 3. 菌群失调:

4. 微生物超抗原: 5. 带菌者: 6. 菌血症:

7. 脓毒血症: 8. Toll 样受体(TLRs):   9. 细菌Ⅲ型分泌系统:

三、填空题

1. 抗毒素是由＿＿＿＿＿或＿＿＿＿＿刺激机体产生。

2. 细菌引起感染能力的强弱程度称＿＿＿＿＿,常用＿＿＿＿＿和＿＿＿＿＿作为衡量指标。

3. 病原菌的致病机制与病原菌本身的＿＿＿＿＿、侵入的＿＿＿＿＿和＿＿＿＿＿密切相关。

4. 细菌的毒力由＿＿＿＿＿和＿＿＿＿＿构成。

5. 内毒素主要是＿＿＿＿＿菌细胞壁中的＿＿＿＿＿成分。

6. 因为外毒素的化学成分是＿＿＿＿＿,所以可用＿＿＿＿＿处理制备成＿＿＿＿＿用于预防疾病。

7. 构成非特异性免疫的因素有＿＿＿＿＿、＿＿＿＿＿和＿＿＿＿＿。

8. 全身感染常见的全身表现有＿＿＿＿＿、＿＿＿＿＿、＿＿＿＿＿、＿＿＿＿＿和＿＿＿＿＿。

9. 内毒素对机体的毒性效应主要表现有＿＿＿＿＿、＿＿＿＿＿、＿＿＿＿＿和＿＿＿＿＿。

四、简答题

1. 构成细菌侵袭力的物质基础有哪些? 其作用是什么?

2. 细菌内毒素与外毒素的主要区别是什么?

3. 简述正常菌群对机体的有益作用?

4. 简述致病菌引起人体全身性感染后,临床常见的几种情况?

5. 简述抗体在抗胞外菌感染中的作用?

参 考 答 案

一、选择题

A1 型题

1. E;   2. D;   3. E;   4. A;   5. B;   6. E;   7. E;   8. B;   9. E;   10. E;

11. D

B1 型题

1. B;   2. A;   3. D;   4. C

X 型题

1. ABDE;   2. CD;   3. BD

二、名词解释

1. 侵袭力:致病菌能突破宿主的皮肤、黏膜生理屏障,进入机体并在体内定植、繁殖和扩散的能力。

2. 内毒素:革兰氏阴性菌细胞壁中的脂多糖(LPS)成分,只有当细胞死亡裂解才释放出来。内毒素耐热,不能用甲醛脱毒为类毒素,内毒素刺激机体产生的抗体,中和作用相当微弱。

3. 菌群失调症指机体某部位正常菌群中各菌种间的比例发生较大幅度变化而超出正常范围从而导致机体产生的疾病。

4. 许多细菌、某些病毒及关节炎支原体等微生物能产生不同于常规抗原的蛋白质,是一类高活性蛋白分子,能激发过量的以大量 T 细胞核细胞因子为特征的免疫反应,主要表现为致病作用,这种毒素蛋白称为微生物超抗原。

5. 带菌者:病原菌在隐性或显性感染后,并未被完全消除,而继续在体内存留一段时间,并不断被排出体外,称为带菌状态。处于带菌状态的人称为带菌者。

6. 菌血症是病原菌由局部侵入血流,但未在血流中生长繁殖,只是一过性地经血流到达适宜部位后繁殖致病。

7. 脓毒血症:指化脓性病原菌在引起败血症同时,又在其他组织或器官中产生新的化脓性病灶。

8. Toll 样受体(TLRs):是细胞表面天然免疫的一类细胞通道受体及病原模式识别受体,能特异性地识别病原体的特殊成分,并向胞内传递信号,诱导炎症和免疫反应,以清除病原微生物。

9. 细菌Ⅲ型分泌系统:是接触依赖性分泌,需较多的蛋白质参与,所分泌的效应蛋白不在胞周间停留,也不被切割,直接从胞质输送到细胞表面或将这些蛋白注入宿主细胞而发挥致病作用。

三、填空题

1. 类毒素;外毒素
2. 毒力;ID_{50};LD_{50}
3. 毒力;数目;侵入部位
4. 侵袭力;毒素
5. 革兰氏阴性;脂多糖(LPS)
6. 蛋白质;甲醛;类毒素
7. 屏障结构;吞噬细胞;体液中的抗菌物质
8. 菌血症;毒血症;内毒素血症;败血症;脓毒血症
9. 发热反应;白细胞反应;内毒素血症和内毒素休克;弥漫性血管内凝血

四、简答题

1. 构成细菌侵袭力的物质基础及其作用:

(1) 荚膜、微荚膜等抗吞噬结构。

(2) 粘附素:粘附素是细菌表面结构中与粘附相关的分子,根据其来源分为菌毛粘附素和非菌毛粘附素。

(3) 侵袭性物质:由病原菌产生协助细菌定植、繁殖和扩散的一类物质,主要包括侵袭性酶类和菌体效应蛋白。其中细菌Ⅲ型分泌系统是接触依赖性分泌,需较多的蛋白质参与,所分泌的效应蛋白不在胞周间停留,也不被切割,直接从胞质输送到细胞表面或将这些蛋白注入宿主细胞而发挥致病作用。

(4) 细菌生物被膜:是细菌的一种保护性生长方式,由细菌和它所分泌的胞外多聚物组成,使细菌附着在有生命或无生命物体表面,形成的高度组织化的多细胞结构。

2. 细菌内毒素与外毒素的主要区别

性状	外毒素	内毒素
来源	革兰氏阳性菌与部分革兰氏阴性菌	革兰氏阴性菌
存在部分	从活菌分泌出,少数为细菌崩解后释出	细胞壁组分,细菌裂解后释出
化学成分	蛋白质	脂多糖
稳定性	60~80℃,30min 被破坏	160℃,2~4h 才被破坏
毒性作用	强,对组织器官有选择性毒害效应,引起特殊临床表现	较弱,各菌的毒性效应大致相同,引起发热、白细胞变化、微循环障碍、休克、DIC 等
抗原性	强,刺激机体产生抗毒素;甲醛液处理脱毒形成类毒素	弱,刺激机体产生的抗体中和作用弱;甲醛液处理不形成类毒素

3. 存在于正常人体,但对人体无害的微生物群称为正常菌群。其生理作用有:①生物拮抗作用,能抵抗外来致病菌,使之不能定植或被杀死;②营养作用,如肠道中的大肠埃希菌能合成维生素 B 和 K,可供机体吸收利用;③免疫作用:能促进宿主免疫系统的正常发育产生一定保护作用;④抗衰老作用,肠道正常菌群中双歧杆菌有抗衰老作用;⑤抗肿瘤作用,正常菌群具有一定的抗肿瘤作用,但其作用机制尚未完全阐明。双歧杆菌和乳杆菌均可抑制肿瘤。

4. 全身感染常见的表现有以下几点:①毒血症,病原菌侵入机体后只在局部生长繁殖,不进入血循环,但其产生的外毒素入血,经血液扩散并侵害易感的组织细胞,引起特殊的中毒症状;②内毒素血症,革兰氏阴性菌感染时,由于细菌在血液中或在感染病灶中大量崩解死亡,释放的内毒素进入血液循环,引起全身相应症状;③菌血症,病原菌由局部侵入血流,但未在血流中生长繁殖,只是一过性地经血流到达适宜部位后繁殖致病;④败血症,病原菌侵入血流,在其中大量繁殖并产生毒性产物,引起全身严重症状;⑤脓毒血症,化脓性病原菌在引起败血症同时,又在其他组织或器官中产生新的化脓性病灶。

5. 特异性抗体是抗胞外菌感染的主要保护性免疫机制,属于获得性免疫,其抗菌机制是:

(1) 中和细菌外毒素:针对外毒素的抗体又称为抗毒素,抗毒素与外毒素特异性结合形成复合物,则不能表现毒性,称为中和作用。

(2) 调理吞噬:分为依赖抗体的调理吞噬和依赖补体的调理吞噬。

(3) 阻止吸附:sIgA 等抗体与病原菌结合,可以阻止病原菌在黏膜表面粘附定植,避免发生感染。

(4) 激活补体:抗体与病原菌等形成的免疫复合物可激活补体,形成的攻膜复合体有破坏革兰氏阴性菌细胞膜成分的作用;形成的 C3A、C5A 等产物能引起炎症反应。

(5) 抗体导致的免疫病理:IgE 抗体与 I 型变态反应的发生有关,IgG 和 IgM 抗体可导致 II 型和 III 型变态反应。

(伦永志)

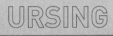

第四章

细菌感染的检查方法与防治原则

知 识 要 点

第一节　细菌感染的检查方法

一、细菌学诊断

(一) 标本的采集与送检

标本采集与送检过程会直接影响到病原菌检出的成败。标本采集注意事项如下：

1. 采集标本时应注意无菌操作,尽量避免正常菌群的污染。

2. 根据患者病程采集相应标本。

3. 采集标本应在使用抗菌药物之前。

4. 尽可能采集病变明显部位的标本。

5. 标本必须新鲜,采集后尽快送检。

在采集、运送和处理标本时应考虑生物安全。

(二) 病原菌的检验程序

1. 细菌形态学检查　主要包括不染色标本和染色标本的检查。

2. 分离培养与鉴定　原则上所有标本均应作分离培养,以获得纯培养物后进一步鉴定。

3. 生化试验　细菌的代谢活动依靠酶的催化作用,不同病原菌具有不同的酶系统,故其代谢产物不尽相同,从而可对一些病原菌进行鉴别。

4. 血清学试验　包括直接检测病原体和间接检测特异性抗原。采用含有已知特异抗体的免疫血清(标准诊断血清)与分离培养出的未知纯种细菌进行血清学试验,可以确定病原菌的种或型。常用方法是玻片凝集试验。

5. 抗菌药物敏感试验　对指导临床选择用药,及时控制感染有重要意义。以纸片扩散法和试管稀释法最常用。

二、血清学诊断

用已知的细菌或其特异性抗原检测患者体液中有无相应特异性抗体和其效价的动态变化,可作为某些传染病的辅助诊断。一般采取患者的血清进行试验,故这类方法通常称为血清学诊断,常用于细菌性感染的血清学诊断方法包括凝集试验、沉淀试验、补体结合试验、中和试验等。

三、现代细菌学检验技术

1. 分子生物学检验技术　包括聚合酶链反应(PCR)、核酸杂交技术及高通量测序技术等。
2. 免疫学检验技术　常用的方法有酶免疫测定(EIA)、放射免疫测定(RIA)、免疫荧光试验等。
3. 质谱分析法、生物芯片技术等

第二节　细菌感染的防治原则

一、细菌感染的特异性预防

特异性免疫的产生方式见表4-1。

表4-1　特异性免疫的产生方式

方式	自然免疫	人工免疫
主动免疫	患病、隐性感染	接种疫苗、类毒素等
被动免疫	通过胎盘、初乳	注射抗毒素、丙种球蛋白、转移因子等

采用人工方法,将疫苗、类毒素等免疫原性物质或含有某种特异性抗体、细胞免疫制剂等接种于人体,以增强宿主的抗病能力。用于人工免疫的生物性制剂统称为生物制品(表4-2)。

1. 人工主动免疫　人工主动免疫是将疫苗或类毒素等免疫原性物质接种于人体,使机体主动产生特异性免疫力的一种防治微生物感染的措施,主要用于预防。包括死疫苗、活疫苗、类毒素和亚单位疫苗等。

2. 人工被动免疫　是注射含有特异性抗体的免疫血清或纯化免疫球蛋白,或细胞因子等制剂,使机体即刻获得特异性免疫。人工被动免疫主要用于治疗或紧急预防。包括抗毒素、丙种球蛋白和细胞免疫制剂等。

表4-2　两种人工免疫的比较

区别	人工主动免疫	人工被动免疫
免疫物质	抗原	抗体或细胞因子等
免疫出现时间	慢,2~4周	快,立即
免疫维持时间	长,数月到数年	短,2~3周
主要用途	预防	治疗或紧急预防

二、细菌感染的治疗

1. 抗菌药物的种类　按化学结构来分类,包括β-内酰胺类、大环内酯类、氨基糖苷类、四环素类、氯霉素类、多肽类和喹诺酮类等。

2. 抗菌药物的主要作用机制　包括影响细胞壁的合成、影响细胞膜的功能、影响蛋白质的合成、影响核酸代谢。

练 习 题

一、选择题

A1 型题

1. 有关标本采集和运送,**不正确**的方法是
   A. 发病早期或急性期采集标本
   B. 发病晚期采集标本

  C. 除特殊需保温标本,运送应放在带有冰块的保温瓶

  D. 标本采集后应立即送实验室检查

  E. 无菌采集

2. 关于血清学诊断,**错误**的叙述是

  A. 是一种用已知抗原检测抗体的免疫学检查方法

  B. 常用于抗原性较强的病原菌感染性疾病的诊断

  C. 是一种以效价为测量单位的半定量试验

  D. 适用于病程短的传染病的诊断

  E. 可用于人群免疫水平的调查

3. 给机体注射类毒素属于的免疫类型是

  A. 自然主动免疫   B. 人工主动免疫   C. 自然被动免疫

  D. 人工被动免疫   E. 固有免疫

4. 属于灭活疫苗的是

  A. 卡介苗   B. 麻疹疫苗   C. 风疹疫苗

  D. 狂犬疫苗   E. 腮腺炎疫苗

5. 使用减毒活疫苗预防疾病时,下列哪一项**不是**潜在的危险因素

  A. 回复为有毒野毒株而致病   B. 进入非寻常部位引起并发症

  C. 刺激过强而引起免疫逃逸或耐受   D. 活化其他潜伏病原体

  E. 引起持续性感染

6. 预防结核分枝杆菌感染的卡介苗属于

  A. 灭活疫苗   B. 减毒活疫苗   C. 亚单位疫苗

  D. 多糖疫苗   E. 基因工程疫苗

7. 属于亚单位疫苗的是

  A. 百白破三联疫苗   B. 卡介苗   C. 流脑疫苗

  D. 伤寒三联疫苗   E. 破伤风疫苗

8. 属于类毒素的是

  A. 百白破三联疫苗   B. 卡介苗   C. 流脑疫苗

  D. 伤寒三联疫苗   E. 破伤风疫苗

9. 对细菌种属的鉴定**不需**进行检测的项目是

  A. 显微镜检查   B. 分离培养   C. 生化试验

  D. 血清学鉴定   E. 药物敏感试验

10. 可用作快速诊断的血清学方法是

  A. 中和试验

  B. 取双份血清,在二次血清抗体升高 4 倍以上有诊断意义

  C. 血凝抑制试验

  D. 用 ELISA 法检测特异性 IgM

  E. PCR

11. 目前在传染病的预防接种中,使用减毒活疫苗比使用灭活疫苗普遍,关于其原因下述中**不正确**的是

  A. 减毒活疫苗的免疫效果优于灭活疫苗

  B. 减毒活疫苗刺激机体产生的特异性免疫的持续时间比灭活疫苗长

  C. 减毒活疫苗能在机体内增殖或干扰野毒株的增殖及致病作用,灭活疫苗则不能

  D. 减毒活疫苗可诱导机体产生分泌型 IgA,故适用于免疫缺陷或免疫功能低下的患者

  E. 减毒活疫苗一般只需要接种一次即可达到免疫效果,而灭活疫苗需要接种多次

12. **不是**抗菌药物作用机制的一项是

    A. 抑制细胞壁的合成　　　　B. 影响细胞膜的通透性　　　　C. 抑制蛋白质的合成

    D. 抑制逆转录酶活性　　　　E. 抑制核酸代谢

13. 关于死疫苗的叙述,下列哪项是**错误**的

    A. 选用免疫原性强的病原体用理化方法灭活而成

    B. 较活疫苗易保存

    C. 副作用较大

    D. 需要多次小剂量注射

    E. 常制成联合疫苗

14. 下列哪种物质**不能**用于人工被动免疫

    A. 抗毒素　　　　　　　　　B. 结核菌素　　　　　　　　　C. 丙种球蛋白

    D. 抗病毒血清　　　　　　　E. 转移因子

B1 型题

(1~2 题共用备选答案)

    A. 经隐性感染或患病后获得免疫力　　　　　　B. 经注射类毒素获得免疫力

    C. 经注射丙种球蛋白获得免疫力　　　　　　　D. 经注射细胞因子获得免疫力

    E. 经胎盘、初乳获得免疫力

1. 属于自然被动免疫的是

2. 属于人工主动免疫的是

(3~5 题共用备选答案)

    A. 人工主动免疫　　　　　　B. 自然被动免疫　　　　　　C. 自然主动免疫

    D. 人工被动免疫　　　　　　E. 被动主动免疫

3. 胎儿通过胎盘接受来自母体的抗体称为

4. 隐性感染或患传染病或获得免疫力称为

5. 接种疫苗和类毒素后获得免疫力称为

(6~7 题共用备选答案)

    A. 灭活疫苗　　　　　　　　B. 减毒活疫苗　　　　　　　C. 类毒素疫苗

    D. 亚单位疫苗　　　　　　　E. 基因工程疫苗

6. 卡介苗是

7. 破伤风疫苗是

X 型题

1. 血清学诊断常用试验为

    A. 凝集试验　　　　　　　　B. 淋巴细胞转化试验　　　　C. 沉淀试验

    D. 补体结合试验　　　　　　E. 胶乳凝集试验

2. 人工被动免疫的特点包括

    A. 免疫物质为抗体　　　　　B. 免疫物质为细胞因子　　　C. 免疫效果快

    D. 主要用于治疗　　　　　　E. 主要用于预防

3. 人工主动免疫的特点包括

    A. 免疫物质为抗原　　　　　B. 免疫物质为抗体　　　　　C. 免疫物质为类毒素

    D. 免疫物质为抗毒素　　　　E. 免疫物质为细胞因子

4. 在标本的采集与送检的过程中应遵守的原则是

    A. 严格无菌操作避免杂菌污染　B. 疾病恢复期时采集标本　　C. 尽可能采集有代表性的标本

    D. 标本采集后应立即送检　　　E. 标本采集方法均一致

二、名词解释

1. 血清学诊断： 2. 生物制品： 3. 人工主动免疫：

4. 死疫苗： 5. 活疫苗： 6. 人工被动免疫：

7. 抗毒素： 8. 类毒素：

三、填空题

1. 抗菌药物的最高稀释度在16~24小时内仍能抑制10^5~10^7个细菌生长的药物浓度即称_____。

2. 血清学诊断最好取患者_____和_____双份血清标本,当后者的抗体效价比前者升高_____倍者方有意义。

3. 用于人工主动免疫的生物制品有_____和_____,而用于人工被动免疫的有_____和_____。

4. 人工被动免疫的主要用途是_____或_____。

四、简答题

1. 在采集与运送用于分离病原体的标本时应注意什么?

2. 简述病原菌的检验程序。

3. 试比较死疫苗和活疫苗的优缺点。

4. 简述人工主动免疫和人工被动免疫的区别。

参 考 答 案

一、选择题

A1 型题

1. B; 2. C; 3. B; 4. D; 5. B; 6. B; 7. C; 8. E; 9. E; 10. D;

11. D; 12. D; 13. D; 14. B

B1 型题

1. E; 2. B; 3. B; 4. C; 5. A; 6. B; 7. C

X 型题

1. ACD; 2. ABCD; 3. AC; 4. ACD

二、名词解释

1. 血清学诊断:用已知的细菌或其特异性抗原检测患者体液中有无相应特异性抗体和其效价的动态变化,可作为某些传染病的辅助诊断。一般采取患者的血清进行试验,故这类方法通常称为血清学诊断。

2. 生物制品:用于人工免疫的生物性制剂。

3. 人工主动免疫:是将疫苗或类毒素等免疫原性物质接种于人体,使机体主动产生特异性免疫力的一种防治微生物感染的措施,主要用于预防。

4. 死疫苗:是用物理、化学方法杀死病原微生物,但仍保持其抗原性的一种生物制剂。为了维持血清抗体水平常需要多次接种,剂量较大,接种后局部和全身反应较明显,不能刺激特异性CTL细胞产生,通常只激发体液免疫应答。但具有生产方法简单易保存等优点。

5. 活疫苗:也称为减毒活疫苗,是通过毒力变异或人工选择法而获得的减毒或无毒株,或从自然界直接选择出来的弱毒或无毒株经培养后制成的疫苗。

6. 人工被动免疫:是注射含有特异性抗体的免疫血清或纯化免疫球蛋白,或细胞因子等制剂,使机体即刻获得特异性免疫。人工被动免疫主要用于治疗或紧急预防。主要包括抗毒素、丙种球蛋白和细胞免疫制剂。

7. 抗毒素:将类毒素或外毒素给马进行多次免疫后,在马体内产生高效价抗毒素后采血,分离血清,提取其免疫球蛋白制成抗病毒制剂,可用于外毒素所致疾病的治疗和应急预防。

8. 类毒素:是外毒素经 0.3%~0.4% 甲醛处理后,失去毒性仍保持抗原性的生物制品。

三、填空题

1. 最小抑菌浓度

2. 急性期;恢复期;4

3. 疫苗;类毒素;抗体;细胞因子

4. 紧急预防;特异性治疗

四、简答题

1. 采集标本时应注意无菌操作,尽量避免正常菌群的污染;根据患者病程采集相应标本;采集标本应在使用抗菌药物之前;尽可能采集病变明显部位的材料;标本必须新鲜,采集后尽快送检;在采集、运送和处理标本时应考虑生物安全。

2. 显微镜检查;分离培养;生化试验;血清学鉴定;药物敏感试验。

3. 死疫苗易于保存,但接种剂量大,需接种多次,注射的局部和全身性副反应较大,且只产生体液免疫应答。活疫苗一般只需接种一次,剂量较小,副反应轻微或无,且免疫效果优于死疫苗,免疫较持久,能同时产生细胞免疫和体液免疫。活疫苗的缺点是需冷藏保存,保存期短。

4. 人工主动免疫免疫物质为抗原;免疫出现时间慢,需 2~4 周;免疫维持时间长达数月到数年;主要用于预防。人工被动免疫免疫物质为抗体或细胞因子等;免疫出现时间快,立即可见;免疫维持时间短,一般 2~3 周;主要用于治疗或紧急预防。

(王海河)

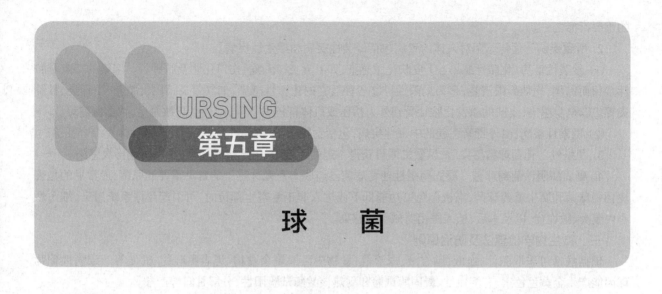

球 菌

知 识 要 点

球菌分为革兰氏阳性球菌和革兰氏阴性球菌,革兰氏阳性球菌有葡萄球菌、链球菌、肺炎链球菌和肠球菌等,革兰氏阴性球菌有脑膜炎奈瑟菌、淋病奈瑟菌等。

第一节 葡萄球菌属

葡萄球菌是最常见的化脓性球菌,也是医院感染的重要来源。

一、生物学性状

1. 形态与染色 革兰氏染色阳性,球形,呈葡萄串状排列。无芽孢、无鞭毛,少数菌株的细胞壁外层可见有荚膜样黏液物质。

2. 培养特性 需氧或兼性厌氧,营养要求不高,致病性葡萄球菌菌落呈金黄色,在血琼脂平板上,菌落周围有完全透明的溶血环(β 溶血)。触酶(过氧化氢酶)试验阳性,致病性菌株能分解甘露醇。

3. 抗原结构 抗原结构复杂,医学上重要的有葡萄球菌 A 蛋白(SPA)和多糖抗原两种。利用 SPA 建立的协同凝集试验已广泛应用于多种微生物抗原的检测。

4. 分类 根据色素、生化反应等可分为金黄色葡萄球菌、表皮葡萄球菌、腐生葡萄球菌 3 种,其中金黄色葡萄球菌是引起人类疾病的重要病原菌;根据是否产生凝固酶可分为凝固酶阳性菌株和凝固酶阴性菌株两大类。

5. 抵抗力 在不形成芽孢的细菌中,葡萄球菌对外界理化因素的抵抗力最强。易产生耐药性,尤其是耐甲氧西林金黄色葡萄球菌,已成为医院感染最常见的致病菌。

二、致病性与免疫性

1. 致病物质 葡萄球菌中金黄色葡萄球菌毒力最强,可产生多种胞外酶及外毒素,引起宿主病。葡萄球菌的毒力因子包括:①表面结构蛋白,如粘附素、荚膜、肽聚糖和 SPA 等;②酶,凝固酶及其他胞外酶(纤维蛋白溶酶、耐热核酸酶、透明质酸酶、脂酶等);③外毒素,包括细胞溶素、杀白细胞素、表皮剥脱毒素、毒性休克综合征毒素-1、肠毒素等。

多数致病菌株能产生凝固酶,是鉴定致病性葡萄球菌的重要指标。凝固酶有游离凝固酶和结合凝固酶,可阻碍吞噬细胞的吞噬和胞内消化作用,还能保护细菌免受体液中杀菌物质的破坏。金黄色葡萄球菌的感染易于局限化和形成血栓均与凝固酶的存在有关。耐热核酸酶也是临床上作为测定葡萄球菌有无致病性的重要指标之一。

2. 所致疾病　葡萄球菌对人体的致病包括侵袭性疾病和毒素性疾病。

(1) 侵袭性疾病(化脓性感染):①皮肤化脓感染,如毛囊炎、疖、痈、伤口化脓及脓肿等。感染的特点是脓汁金黄而黏稠,病灶界限清楚,多为局限性。②各种器官的化脓性感染,如气管炎、肺炎、脓胸、中耳炎、骨髓炎等。③全身感染,皮肤的原发化脓灶受到外力挤压或机体抵抗力下降,则会引起败血症、脓毒血症等。

(2) 毒素性疾病:由外毒素引起的中毒性疾病,包括食物中毒、烫伤样皮肤综合征、毒性休克综合征等。

3. 免疫性　葡萄球菌感染后,虽然机体可获得一定的免疫力,但维持时间短,难以防止再次感染。

4. 凝固酶阴性葡萄球菌　凝固酶阴性葡萄球菌已经成为医源性感染的常见重要病原菌,最常见的是表皮葡萄球菌和腐生葡萄球菌,当机体免疫功能低下或进入非正常寄生部位时,可引起泌尿系统感染、细菌性心内膜炎、败血症,以及术后、植入医用器械引起感染。

三、微生物学检查法及防治原则

依据病情可采取脓汁、血液、脑脊液、尿液等,食物中毒取剩余食物、患者呕吐物、粪便等。致病性葡萄球菌能产生金黄色色素、有溶血性、凝固酶试验和耐热核酸酶试验阳性,分解甘露醇产酸。

医务人员接触感染者后,手部应充分消毒。治疗时应根据药物敏感试验选用抗生素,反复发作的顽固性疖疮,可采用自身菌苗或类毒素进行人工自动免疫。

第二节　链球菌属

链球菌按溶血现象分甲型溶血性链球菌(甲型溶血或 α 溶血)、乙型溶血性链球菌(乙型溶血或 β 溶血)和丙型链球菌(无溶血);按抗原结构链球菌分为 20 个群,对人致病的链球菌菌株 90% 属 A 群。

一、生物学性状

1. 形态与染色　革兰氏染色阳性,球形或椭圆形,呈链状排列,不形成芽孢,无鞭毛,但有菌毛样结构,幼龄菌易形成荚膜。

2. 培养与生化反应　多数兼性厌氧,少数厌氧,营养要求较高,在血琼脂平板上不同种类细菌可产生不同的溶血现象。不分解菊糖,不被胆汁溶解,可用这两个特性鉴别肺炎链球菌。不产生触酶。

3. 抗原结构　重要的有多糖抗原(C 抗原)和表面蛋白抗原,其中 M 蛋白是链球菌的重要毒力因子,且 M 蛋白与心肌肌浆蛋白及肾小球基底膜有共同抗原表位,与超敏反应性风湿性心内膜炎和急性肾小球肾炎的发病有关。

4. 抵抗力　对常用消毒剂敏感,在干燥尘埃中可生存数月。

二、致病性与免疫性

1. A 群链球菌

(1) 致病物质:包括细胞壁成分、侵袭性酶类及外毒素。

细胞壁成分有脂磷壁酸(LTA)、F 蛋白、M 蛋白及肽聚糖。脂磷壁酸和 F 蛋白构成 A 群链球菌的重要粘附素。M 蛋白是 A 群链球菌的主要致病因子,与心肌、肾小球基底膜具有共同抗原成分。侵袭性酶类有透明质酸酶、链激酶、链道酶及胶原酶,均是扩散因子。外毒素有链球菌溶血素和致热外毒素,链球菌溶血素 O(SLO)抗原性强,致热外毒素(又称红疹毒素或猩红热毒素)是猩红热的主要毒性物质。

(2) 所致疾病:A 群链球菌引起的疾病约占人类链球菌感染的 90%,其传染源为患者和带菌者,传播方式有空气飞沫传播、经皮肤伤口传播等途径。链球菌引起的疾病可分为化脓性感染、中毒性疾病和超敏反应性疾病三类。

化脓性感染主要有淋巴管炎、淋巴结炎、蜂窝织炎、痈、脓肿及丹毒、败血症,以及扁桃体炎、咽炎、咽峡炎、鼻窦炎、肾盂肾炎、产褥感染(产褥热)等。链球菌感染后超敏反应性疾病主要有风湿热和急性肾小球肾炎。中毒性疾病包括猩红热和链球菌毒素休克综合征。

(3) 免疫性:只有抗 M 蛋白抗体和抗红疹毒素抗体对机体有保护作用。抗 M 蛋白抗体(IgG)防止链球菌再感染无效。因链球菌型多,故可反复感染。

2. 甲型溶血性链球菌 也称草绿色链球菌,常见的菌种有变异链球菌、唾液链球菌、血链球菌等,具有机会致病性,常引起龋齿和亚急性细菌性心内膜炎。变异链球菌与龋齿关系密切。甲型溶血性链球菌是感染性心内膜炎最常见的致病菌。

3. B 群链球菌 能引起牛乳房炎,也能引起人类疾病,尤其是新生儿,可引起新生儿败血症、脑膜炎、肺炎等,并可产生神经系统后遗症。

三、微生物学检查法及防治原则

血清学诊断常用抗链球菌溶血素 O 试验,简称抗 O 试验,用于风湿热或肾小球肾炎的辅助诊断。风湿热患者血清中抗 O 抗体比正常人显著增高,活动性风湿热患者一般超过 400 单位。急性咽炎和扁桃体炎患者尤其是儿童,要彻底治疗,以防止急性肾小球肾炎和风湿热的发生。治疗首选药物为青霉素。

第三节 肺炎链球菌

肺炎链球菌俗称肺炎球菌,多数不致病,少数菌株对人致病,是细菌性大叶性肺炎、脑膜炎、支气管炎的主要病原菌。

一、生物学性状

1. 形态与染色 肺炎链球菌为革兰氏阳性双球菌,菌体呈矛头状,多成双排列,宽端相对,尖端向外,在机体内可形成较厚的荚膜,无芽孢,无鞭毛。

2. 培养与生化反应 营养要求较高,兼性厌氧。在血琼脂平板上形成草绿色溶血环(α 溶血),能产生自溶酶。胆汁溶菌试验阳性,临床常用此试验与甲型链球菌区别。

3. 抗原结构 主要有荚膜多糖抗原和菌体抗原。其中 C 多糖可与血清中的 C 反应蛋白(CRP)结合,在补体的参与下促进吞噬作用,测定其含量有助于活动性风湿病及急性炎症性疾病的诊断。

4. 抵抗力 抵抗力弱,对一般消毒剂敏感,在干燥的痰中可存活 1~2 个月。

二、致病性与免疫性

1. 致病物质 主要致病物质为荚膜,能抵抗吞噬细胞的吞噬作用,失去荚膜其毒力即减低或消失。肺炎链球菌溶血素、神经氨酸酶、脂磷壁酸、sIgA 蛋白酶等参与致病。

2. 所致疾病 主要引起大叶性肺炎,其次为支气管炎。临床症状有寒战、发热、胸痛、咳嗽、咳血痰或铁锈色痰等,也可继发胸膜炎、脓胸、中耳炎等。

三、微生物学检查法与防治原则

直接涂片镜检,形态典型者可初步诊断,作胆汁溶菌试验和 Optochin 敏感试验进一步鉴定确诊。预防可用肺炎链球菌多价荚膜多糖疫苗,治疗用青霉素和头孢类抗生素,耐药菌可选用万古霉素。

第四节 肠球菌属

一、生物学性状

革兰氏阳性球菌,形态上与肺炎链球菌难以区别。营养要求高,能在高盐(6.5% NaCl)、高碱(pH 9.6)、40% 胆汁培养基上生长,触酶试验阴性,在胆汁七叶苷培养基中可以生长,此点可与链球菌鉴别。与致病有关的肠球菌主要为粪肠球菌和屎肠球菌。

二、致病性与免疫性

致病物质包括碳水化合物粘附素、集聚因子、细胞溶素、白细胞趋化因子和明胶酶等。为机会致病菌,所致疾病最常见的为尿路感染,其次为腹部和盆腔等部位的创伤和术后感染。肠球菌所致感染已成为医院感染的主要致病菌之一,是革兰氏阳性菌中仅次于葡萄球菌属的重要医院感染病原菌。肠球菌细胞壁坚厚,对许多抗生素表现为固有耐药,特别是携带万古霉素耐药基因质粒的传播,造成抗感染治疗的困难。

三、微生物学检查法及防治原则

分离培养采用血平板或选择性培养基,对分离到的可疑细菌作 PYR 试验、盐耐受试验及耐药性试验。治疗应根据药物敏感试验和临床效果合理用药。大部分肠球菌对呋喃妥因敏感,用于治疗尿路感染。肠球菌引起的心内膜炎、脑膜炎可用青霉素或氨苄西林与氨基糖苷类药物联合治疗。合理谨慎使用万古霉素。

第五节　奈 瑟 菌 属

一、脑膜炎奈瑟菌

脑膜炎奈瑟菌俗称脑膜炎球菌,是流行性脑脊髓膜炎(流脑)的病原菌。

1. 生物学性状

(1) 形态与染色:肾形或豆形,成双排列,在患者脑脊液中常位于中性粒细胞内。革兰氏染色阴性,无芽孢,无鞭毛,有菌毛,新分离的菌株有荚膜。

(2) 培养特性:营养要求较高,常用巧克力(色)培养基。专性需氧,初次分离须供给 5%~10% CO_2。产生自溶酶,氧化酶试验阳性。

(3) 抗原结构与分类:抗原主要有荚膜多糖群特异性抗原、外膜蛋白型特异性抗原和脂寡糖(LOS)抗原。按荚膜多糖抗原的不同分为 13 个血清群,我国 95% 以上为 A 群。

(4) 抵抗力:抵抗力弱,对冷、热、干燥、紫外线及一般消毒剂均敏感,对磺胺类、青霉素、头孢曲松等药物敏感。

2. 致病性与免疫性

(1) 致病物质:致病物质包括荚膜、菌毛、IgA1 蛋白酶和 LOS。LOS 的作用与 LPS 相似,是主要致病物质。

(2) 所致疾病:传染源是患者和带菌者,主要经飞沫传播,以冬春季发病较多,6 个月至 2 岁发病率最高。临床表现有普通型、暴发型和慢性败血症型,普通型约占 90%,临床表现为突发寒战、高热、呕吐、皮肤黏膜瘀点瘀斑,以及剧烈头痛、喷射性呕吐、颈项强直等脑膜刺激征表现。

(3) 免疫性:以体液免疫为主,感染、免疫接种及带菌状态均可使机体获得免疫力。儿童因免疫力弱及血脑屏障发育尚不成熟,流脑的发病率较高。

3. 微生物学检查及防治原则　根据病程采集不同标本,标本应保温、保湿并立即送检,或床边接种。取瘀斑渗出液或脑脊液沉淀涂片革兰氏染色后镜检,如发现中性粒细胞内(或外)有形态典型的细菌即可作出初步诊断。防治的关键是尽快控制传染源、切断传播途径和提高人群免疫力,对儿童注射流脑荚膜多糖疫苗进行特异性预防,保护率在 90% 以上。流行期间可短期口服磺胺类药物预防,治疗首选青霉素。

4. 护理要点　流脑发病急骤,病情变化快,应密切观察生命体征、瞳孔、意识变化情况,对于患者发生的高热、呕吐、皮疹等症状做好对症护理。应注意抗生素、脱水剂、肝素等药物的用法、剂量和间隔时间,密切观察用药反应,同时做好心理护理和健康教育。

二、淋病奈瑟菌

淋病奈瑟菌俗称淋球菌,是人类泌尿生殖系统黏膜化脓性感染(淋病)的病原菌。淋病是我国发病率最高的性传播疾病。

1. 生物学性状

(1) 形态染色:革兰氏染色阴性球菌,菌体呈肾形或豆形,常成双排列,两菌接触面平坦。在患者脓汁标本中,细菌多位于中性粒细胞的胞浆内。有菌毛,部分菌株有荚膜。

(2) 培养特性与生化反应:专性需氧,但初次分离培养须供给 5% CO_2,营养要求高,常用巧克力色平板,分解葡萄糖产酸不产气,氧化酶试验阳性。

(3) 抵抗力:抵抗力弱,对热、冷、干燥及消毒剂非常敏感,对磺胺及抗生素敏感,但易产生耐药性。

2. 致病性与免疫性

(1) 致病物质:包括菌毛及荚膜、外膜蛋白、IgA1 蛋白酶及脂寡糖等,脂寡糖因与人类细胞表面糖脂分子相似,可逃避机体免疫系统的识别。

(2) 所致疾病:人对淋病奈瑟菌易感性高,也是唯一的感染宿主,主要通过性接触传播,引起淋病。女性易引起慢性感染,是导致不育的原因之一。患有淋病的孕妇在分娩时可传染给新生儿,引起淋球菌性结膜炎(新生儿脓漏眼)。

（3）免疫性：人类对淋病奈瑟菌缺乏天然免疫力，感染后特异性免疫不持久，再感染和慢性感染患者普遍存在。

3. 微生物学检查 标本应注意保温、保湿，立即送检。脓性分泌物可直接涂片，革兰氏染色后用油镜检查，若在中性粒细胞内发现革兰氏阴性、呈肾形的双球菌，可初步诊断。

4. 防治原则 预防淋病应加强卫生宣传，防止不正常和不洁性接触。新生儿出生时，不论母亲有无淋病，都应使用抗生素滴入双眼，以预防感染。治疗可选用青霉素、磺胺类等药物。

练 习 题

一、选择题

A1 型题

1. 医务人员带菌率高，最容易造成医源性感染的病原菌是
   A. 变形杆菌　　　　　　B. 葡萄球菌　　　　　　C. 痢疾杆菌
   D. 肠球菌　　　　　　　E. 铜绿假单胞菌

2. 对青霉素产生耐药性最常见的细菌是
   A. 金黄色葡萄球菌　　　B. 乙型溶血型链球菌　　C. 脑膜炎奈瑟菌
   D. 肺炎链球菌　　　　　E. 破伤风梭菌

3. 下述有关 SPA 的生物学特性，**错误**的是
   A. 能与人类所有类型的 IgG 的 Fc 段发生非特异结合
   B. SPA 与 IgG 结合后具有抗吞噬作用
   C. SPA 与 IgG 结合后具有 PHA 样促淋巴细胞分裂作用
   D. 含 SPA 的葡萄球菌可作为载体，结合特异性抗体后，进行协同凝集试验
   E. 是金黄色葡萄球菌细胞壁表面的一种表面蛋白

4. 下列哪种酶由金黄色葡萄球菌产生
   A. 链激酶　　　　　　　B. 链道酶　　　　　　　C. 血浆凝固酶
   D. 溶菌酶　　　　　　　E. 透明质酸酶

5. 链球菌抗原构造中与致病性相关的抗原是
   A. K 抗原　　　　　　　B. Vi 抗原　　　　　　C. SPA 抗原
   D. O 抗原　　　　　　　E. M 抗原

6. 可与 IgG Fc 段非特异结合的细菌表面蛋白是
   A. 葡萄球菌 A 蛋白　　　B. M 蛋白　　　　　　C. 大肠埃希菌 K 抗原
   D. Vi 抗原　　　　　　　E. 肺炎链球菌外膜蛋白

7. 与乙型溶血性链球菌感染**无关**的疾病是
   A. 波状热　　　　　　　B. 风湿热　　　　　　　C. 猩红热
   D. 产褥热　　　　　　　E. 扁桃体炎

8. 测定患者抗链球菌溶血素 O 抗体常用于辅助诊断的疾病是
   A. 咽炎　　　　　　　　B. 猩红热　　　　　　　C. 风湿热
   D. 烫伤样皮肤综合征　　E. 化脓性感染

9. 胆汁溶菌试验常用于鉴别
   A. 破伤风梭菌与肉毒梭菌　　　　　　　B. 肺炎链球菌与甲型溶血型链球菌
   C. 金黄色葡萄球菌与表皮葡萄球菌　　　D. 淋病奈瑟菌与脑膜炎奈瑟菌
   E. 霍乱弧菌与肠炎沙门菌

10. 培养特性上,链球菌和葡萄球菌的不同点是
    A. 营养要求高
    B. 需氧或兼性厌氧
    C. 最适生长温度为 37℃
    D. 最适 pH 为 7.4~7.6
    E. 液体培养呈混浊生长,管底有沉淀

11. 关于金黄色葡萄球菌引起的毒素性疾病,**错误**的是
    A. 猩红热
    B. 烫伤样皮肤综合征
    C. 假膜性肠炎
    D. 中毒性休克综合征
    E. 食物中毒

12. 与龋齿有关的是
    A. A 群溶血型链球菌
    B. B 群溶血型链球菌
    C. D 群溶血型链球菌
    D. C 群链球菌
    E. 变异链球菌

13. 下列哪项**不是**金黄色葡萄球菌的特点
    A. 血浆凝固酶试验阳性
    B. 产生溶血素
    C. 分解甘露醇
    D. 产生耐热核酸酶
    E. 胆汁溶解试验阳性

14. 肺炎链球菌的生物学性状**不包括**
    A. 能形成"脐状"菌落
    B. 能产生自溶酶
    C. 有毒株产生荚膜
    D. 血平板上产生 β 溶血
    E. 易产生耐药性

15. 荚膜肿胀试验阳性、菊糖发酵试验阳性、胆汁溶菌试验阳性最可能的病原菌是
    A. 肺炎链球菌
    B. 甲型溶血性链球菌
    C. 变形杆菌
    D. 乙型溶血性链球菌
    E. 脑膜炎奈瑟菌

16. 肺炎链球菌引起的感染常为
    A. 内源性感染
    B. 外源性感染
    C. 医源性感染
    D. 交叉感染
    E. 继发感染

17. 下述有关肠球菌生物学性状的描述,**错误**的是
    A. 能在高盐(6.5% NaCl)、高碱(pH 9.6)培养基上生长
    B. 营养要求高
    C. 触酶试验阴性
    D. 革兰氏染色阴性
    E. 可在胆汁七叶苷培养基中生长

18. 下述有关肠球菌致病性的描述,**错误**的是
    A. 与致病有关的肠球菌主要为粪肠球菌和屎肠球菌
    B. 致病物质主要为碳水化合物粘附素、神经氨酸酶和磷壁酸
    C. 是机会致病菌
    D. 所致疾病最常见的为尿路感染
    E. 是医院感染的主要致病菌之一

19. 对许多抗生素表现为固有耐药的细菌是
    A. 金黄色葡萄球菌
    B. 变异链球菌
    C. 乙型溶血性链球菌
    D. 铜绿假单胞菌
    E. 屎肠球菌

20. 下列哪项**不是**脑膜炎奈瑟菌的特点
    A. 革兰氏染色阴性
    B. 可有荚膜和菌毛
    C. 营养要求高
    D. 呈肾形或豆形
    E. 对青霉素不敏感

21. 对脑膜炎奈瑟菌叙述**错误**的是
    A. 无芽孢及鞭毛
    B. 脑脊液中常位于中性粒细胞内
    C. 对外界环境抵抗力弱
    D. 治疗可选青霉素
    E. 可引起流行性乙型脑炎

22. 对脑膜炎奈瑟菌致病性的**错误**叙述是

    A. 通过飞沫传播感染   B. 机体抵抗力低下是发病的重要因素

    C. 可在吞噬细胞内寄生   D. 主要靠内毒素致病

    E. 不侵入血流,仅引起呼吸道局部损伤

23. 淋病奈瑟菌的主要致病因素是

    A. 脂寡糖   B. 外膜蛋白   C. 侵袭性酶

    D. 菌毛   E. 荚膜

24. 脑膜炎奈瑟菌的主要致病物质是

    A. 荚膜   B. 菌毛   C. 内毒素

    D. 自溶酶   E. 红疹毒素

25. 淋病奈瑟菌可引起

    A. 性病淋巴肉芽肿   B. 包涵体结膜炎   C. 新生儿脓漏眼

    D. 沙眼   E. 青光眼

26. 直接涂片镜检检测淋病奈瑟菌时,最常用的标本是

    A. 泌尿生殖道的脓性分泌物   B. 皮肤的出血瘀斑渗出物

    C. 脑脊液   D. 呕吐物或剩余食物

    E. 伤口坏死组织或渗出物

27. 下列对热抵抗力最强的细菌是

    A. 伤寒沙门菌   B. 大肠埃希菌   C. 脑膜炎奈瑟菌

    D. 葡萄球菌   E. 霍乱弧菌

28. 与链球菌所致的超敏反应性疾病有关的致病物质是

    A. 链激酶   B. 透明质酸酶   C. 链球菌溶血素

    D. M 蛋白   E. 链道酶

29. 金黄色葡萄球菌的致病因素**不包括**

    A. 葡萄球菌溶素   B. 血浆凝固酶   C. 肠毒素

    D. 菌毛   E. 表皮剥脱毒素

30. 致病性葡萄球菌的重要鉴定依据**不包括**

    A. 金黄色色素   B. 血平板上溶血   C. 凝固酶阳性

    D. 能分解葡萄糖   E. 能分解甘露醇

31. 能引起亚急性细菌性心内膜炎最常见的病原菌是

    A. 甲型溶血性链球菌   B. 乙型溶血性链球菌   C. 金黄色葡萄球菌

    D. 脑膜炎奈瑟菌   E. 肺炎链球菌

32. 乙型溶血性链球菌的致病物质**不包括**

    A. 肠毒素   B. M 蛋白   C. 链球菌溶血素

    D. 透明质酸酶   E. 致热外毒素

A2 型题

1. 患儿,男,13 岁,因发热、眼睑水肿、血尿 4 天入院,入院前半个月因咽喉疼痛曾使用抗菌药物。体温 39.5℃,尿红细胞 ++,ASO 抗体 1 600 单位,诊断为急性肾小球肾炎。试问最可能的病原体是

    A. 葡萄球菌   B. 链球菌   C. 肠球菌   D. 汉坦病毒   E. 军团菌

2. 某单位发生了症状以呕吐为主,腹泻为次的食物中毒,防疫站检查可疑食品等,未培养出肠道致病菌,而在炊事员手上发现了化脓性感染灶,试问与此次食物中毒有关的致病菌可能是

    A. 鼠伤寒沙门菌   B. 产气荚膜梭菌   C. 金黄色葡萄球菌

    D. 肠炎杆菌   E. 副溶血弧菌

A3 型题

(1~2 题共用题干)

患者,男,21 岁,因尿痛和尿道分泌物而就诊。追问病史得知有不洁性生活史。检查:尿道口有脓性分泌物,革兰氏染色发现分泌物中有革兰氏阴性双球菌,形态类似奈瑟菌。用青霉素治疗 3 天后,患者再次就诊,诉说症状未见好转。

1. 下列有助于确诊淋病奈瑟菌感染的检验方法是

    A. 肥达反应   B. 抗 O 试验   C. 外斐反应

    D. OT 试验   E. 免疫荧光试验

2. 如果要进行致病菌的分离培养,应选择何种培养法

    A. 碱性蛋白胨水培养   B. 庖肉培养基厌氧培养   C. 巧克力血琼脂平板

    D. 鸡胚接种   E. 组织细胞培养法

(3~5 题共用题干)

患儿,男,6 岁,发热、头痛 6 天,呕吐 3 天,服用退热药及抗生素效果不明显,近 2 日头痛加剧,自觉颈部痛。入院时出现喷射性呕吐 1 次,体温 39℃。体检躯干有红色出血点,颈部稍强直。脑脊液革兰氏染色镜检中性粒细胞内发现革兰氏阴性双球菌。

3. 引起本病最可能的病原体是

    A. 白念珠菌   B. 流感杆菌   C. 乙脑病毒

    D. 脑膜炎奈瑟菌   E. 麻疹病毒

4. 该菌是如何传播的

    A. 蚊子叮咬传播   B. 呼吸道传播   C. 消化道传播

    D. 内源性传播   E. 血液传播

5. 该病原体引起的感染应如何预防

    A. 防蚊灭蚊   B. 防鼠灭鼠   C. 接种 BCG

    D. 接种麻疹减毒活疫苗   E. 注射荚膜多糖疫苗

B1 型题

(1~3 题共用备选答案)

    A. 透明质酸酶   B. 血浆凝固酶   C. M 蛋白

    D. 链道酶   E. 自溶酶

1. 与化脓性感染易于局限化有关的是

2. 能分解脓汁中高度黏稠的核酸的是

3. 与超敏反应性疾病有关的是

(4~6 题共用备选答案)

    A. 金黄色葡萄球菌   B. 甲型溶血性链球菌   C. A 群链球菌

    D. 铜绿假单胞菌   E. 无芽孢厌氧菌

4. 可引起剥脱性皮炎的是

5. 可引起急性肾小球肾炎的是

6. 可引起亚急性细菌性心内膜炎的是

X 型题

1. 关于 SPA,下列叙述正确的是

    A. 为葡萄球菌的表面蛋白   B. 所有的葡萄球菌均具有

    C. 能与人抗体的 Fc 段结合   D. 具有抗吞噬作用

    E. 是协同凝集试验的载体之一

2. 与乙型溶血性链球菌致病性有关的物质是

  A. M 蛋白   B. 链球菌溶血素   C. 肠毒素

  D. 致热外毒素(红疹毒素)   E. 透明质酸酶

3. 关于链球菌感染后的风湿热,下列叙述正确的是

  A. 与 A 群链球菌感染有关   B. 发病机制与Ⅱ型、Ⅲ型超敏反应有关

  C. 患者血清中抗 O 抗体升高   D. 临床发现多数菌株耐青霉素

  E. 感染后可获得牢固免疫力,不易重复感染

4. 鉴别肺炎链球菌与甲型链球菌可用

  A. 胆汁溶解试验   B. 外斐反应   C. 肥达试验

  D. 菊糖发酵试验   E. 血浆凝固酶试验

5. 关于脑膜炎球菌的生物学特性,正确的论述是

  A. 对低温耐受力强   B. 室温下 3 小时死亡   C. 对青霉素敏感

  D. 对常用消毒剂不敏感   E. 初次培养需 5%~10% CO_2

6. 能产生自溶酶的细菌是

  A. 金黄色葡萄球菌   B. 肺炎链球菌   C. 甲型溶血性链球菌

  D. 脑膜炎奈瑟菌   E. 淋病奈瑟菌

二、名词解释

1. 葡萄球菌 A 蛋白(SPA):   2. 血浆凝固酶: 3. M 蛋白:

4. 抗链球菌溶血素 O 试验: 5. STD:

三、填空题

1. 链球菌引起猩红热的主要毒性物质是_____。

2. 根据色素、生化反应等不同表型可将葡萄球菌分为_____、_____和_____3 种。

3. 与葡萄球菌感染易于局限化有关的物质是_____。

4. 引起人类食物中毒的化脓性球菌是_____。

5. 淋病奈瑟菌可引起人类_____,其主要传播途径是通过_____而传播。

6. 培养淋病奈瑟菌常用_____培养基,培养时应加入_____气体。

7. 与致病有关的肠球菌主要为_____和_____。

8. 肠球菌为机会致病菌,所致疾病最常见的为_____,其次为_____的创伤和术后感染。

9. 肠球菌已成为医院感染的主要致病菌之一,是革兰氏阳性菌中仅次于_____的重要医院感染病原菌。

10. 肠球菌_____坚厚,对许多抗生素表现为_____,特别是携带_____耐药基因质粒的传播,造成抗感染治疗的困难。

11. 脑膜炎奈瑟菌的主要致病物质包括_____、_____和_____。

12. 脑膜炎奈瑟菌感染的传染源是_____,主要经_____,以_____季发病较多,临床表现有_____型、_____型和_____型。

四、简答题

1. 简述致病性葡萄球菌的致病物质及所致疾病。

2. 简述 A 群溶血性链球菌的致病物质与所致疾病。

3. 脑膜炎奈瑟菌的分离培养应注意的环节有哪些?

4. 简述脑膜炎奈瑟菌主要传播方式和预防措施。

5. 简述肠球菌的致病性。

五、案例分析题

案例一

2006 年 10 月 11 日,广东省某大学附属小学在课间餐后,有 185 名学生出现恶心、呕吐、腹痛、腹泻等症

状,呕吐较明显,伴有低热、白细胞升高。取呕吐物及剩余食物进行微生物学检查,镜下查见革兰氏阳性球菌,葡萄串状排列,普通培养基培养可见圆形、中等大小、金黄色菌落。

请回答下列问题:

1. 患者的初步诊断是何病? 由何种细菌引起?

2. 如何防治此病?

案例二

患者,男,16 岁,因发热、浮肿、血尿入院。自幼时常咽喉痛、发热,曾因心脏杂音卧床一个月。入院前 3 周又因咽痛发热而注射青霉素数日,症状消失,入院前两日高热,血尿。查体:T 39℃,血压稍高,眼睑及下肢浮肿。实验室检查:ASO 抗体 800 单位,尿 RBC+++,尿蛋白 +++。

请回答下列问题:

1. 此患者怀疑为什么疾病?

2. 从微生物学角度应进行哪些检查?

3. 此致病菌致病物质有哪些? 引起本病的机制?

案例三

患者,男,20 岁,学生。酗酒后遭雨淋,于当天晚上突然起病,寒战、高热、呼吸困难、胸痛,继而咳嗽,咳铁锈色痰。听诊,左肺下叶有大量湿性啰音;触诊语颤增强;血常规检查,WBC:17×10^9/L;X 线检查,左肺下叶有大片致密阴影。经抗生素治疗,病情好转,各种症状逐渐消失;复查 X 线,左肺下叶的大片致密阴影面积缩小 2/3。于入院后第 7 天自感无症状出院。

请回答下列问题:

1. 患者发生了什么疾病?

2. 从微生物学角度应该进行哪些检验以确定诊断?

案例四

患者,女,24 岁。以外阴瘙痒,尿频、尿急、尿痛,阴道分泌物多为主诉就诊。查体:阴道前庭及宫颈黏膜充血、水肿,宫颈口糜烂,阴道内见黄白色脓性分泌物,尿道口有脓性分泌物流出。宫颈分泌物涂片见大量多形核白细胞,细胞内见革兰氏阴性双球菌,宫颈分泌物 PCR 显示淋病奈瑟菌阳性。

请回答下列问题:

1. 该患者应诊断为什么病? 诊断的主要依据是什么?

2. 该病应如何防治?

参 考 答 案

一、选择题

A1 型题

1. B; 2. A; 3. A; 4. C; 5. E; 6. A; 7. A; 8. C; 9. B; 10. A;

11. A; 12. E; 13. E; 14. E; 15. A; 16. A; 17. D; 18. B; 19. E; 20. E;

21. E; 22. E; 23. A; 24. C; 25. C; 26. A; 27. D; 28. D; 29. D; 30. D;

31. A; 32. A

A2 型题

1. B; 2. C

A3 型题

1. E; 2. C; 3. D; 4. B; 5. E

B1 型题

1. B;   2. D;   3. C;   4. A;   5. C;   6. B

X 型题

1. ADE;   2. ABDE;   3. ABC;   4. AD;   5. BCE;

6. BD

二、名词解释

1. 葡萄球菌 A 蛋白(SPA):是存在于金黄色葡萄球菌细胞壁表面的一种蛋白质,为完全抗原。能与人及多种哺乳动物的 IgG1、IgG2 和 IgG4 分子 Fc 段非特异结合,而结合后的 IgG 分子的 FAb 段仍能与抗原特异结合。利用这种结合原理建立的协同凝集试验已广泛应用于多种微生物抗原检测。

2. 血浆凝固酶:由致病性葡萄球菌产生,是一种能凝固含抗凝剂的人或兔血浆的蛋白质。

3. M 蛋白:是 A 群链球菌细胞壁的表面蛋白成分,含 M 蛋白的链球菌能抗吞噬细胞的杀菌作用,并使吞噬细胞粘附于上皮细胞上繁殖。M 蛋白与心肌、肾小球基底膜有共同抗原,可刺激机体产生相应的抗体,发生交叉反应。

4. 抗链球菌溶血素 O 试验:简称抗 O 试验,是用已知的链球菌溶血素 O 检测血清中相应的抗 O 抗体的中和实验,常用于风湿热的辅助诊断。

5. STD:性传播疾病。性传播细菌指主要通过性行为传播,引起生殖泌尿道,甚至整个系统感染的一类细菌,由此而引发的疾病称为性传播疾病(STD),国内俗称性病。

三、填空题

1. 致热外毒素(或红疹毒素)

2. 金黄色葡萄球菌;表皮葡萄球菌;腐生葡萄球菌

3. 血浆凝固酶

4. 金黄色葡萄球菌

5. 淋病;性接触

6. 巧克力色血琼脂平板;5% CO_2

7. 粪肠球菌;屎肠球菌

8. 尿路感染;腹部和盆腔等部位

9. 葡萄球菌属

10. 细胞壁;固有耐药;万古霉素

11. 荚膜;菌毛;IgA1 蛋白酶;脂寡糖(LOS)

12. 患者和带菌者;飞沫传播;冬春;普通;暴发;慢性败血症

四、简答题

1. 致病物质:葡萄球菌溶素;杀白细胞素;肠毒素;表皮剥脱毒素;毒性休克综合征毒素-1(TSST-1);凝固酶。

所致疾病:化脓性感染,包括皮肤、各种器官化脓性感染;败血症、脓毒血症等全身感染;毒素性疾病,包括食物中毒、烫伤样皮肤综合征、毒性休克综合征等。

2. 致病物质:细胞壁成分,脂磷壁酸、M 蛋白和细胞壁受体有助于细菌粘附;侵袭性酶,主要包括透明质酸酶、链激酶、链道酶等;毒素:链球菌溶血素,致热外毒素。

所致疾病:化脓性炎症,引起局部和全身感染;链球菌感染后超敏反应:主要有风湿热和急性肾小球肾炎;毒素性疾病:引起猩红热。

3. 脑膜炎奈瑟菌的分离培养应注意以下环节:①脑膜炎奈瑟菌对低温与干燥极敏感,故标本采取后应注意保暖保湿并立即送检。接种的培养基宜预温,最好床边接种。②初次分离培养需 5%~10% CO_2 环境才能生长。③本菌能产生自溶酶,培养超过 48 小时常死亡,故培养物应注意及时转种。

4. 脑膜炎奈瑟菌主要经飞沫传播,流行期间人群鼻咽部带菌率可达 20%~70%。密切接触对两岁以下的婴幼儿的传播有重要意义。其传染源是患者和带菌者,尤以后者为主。我国目前主要应用 A 群纯化荚膜多糖疫苗预防流行性脑脊髓膜炎,接种反应轻,保护率可达 90% 以上。流行期间短期应用磺胺药口服或滴鼻,也可预防流脑。

5. 肠球菌的致病物质:包括碳水化合物粘附素、集聚因子、细胞溶素、白细胞趋化因子和明胶酶等。所致疾病:肠球菌为机会致病菌,所致疾病最常见的为尿路感染,其次为腹部和盆腔等部位的创伤和术后感染。肠球菌所致感染已成为医院感染的主要致病菌之一,是革兰氏阳性菌中仅次于葡萄球菌属的重要医院感染病原菌。

五、案例分析题

案例一

1. 食物中毒(急性胃肠炎)。由金黄色葡萄球菌感染引起,依据:现恶心、呕吐、腹痛、腹泻等症状,呕吐较明显,伴有低热、白细胞升高等,都是金黄色葡萄球菌肠毒素对机体伤害的表现。

2. ①预防,注意个人卫生;加强食品卫生监督管理;防止耐药性产生;防止医源性感染;医务人员手部充分消毒。②治疗,皮肤创伤及时处理、脓肿引流等;通过药敏试验选择敏感抗生素治疗,如青霉素、头孢类抗生素等。

案例二

1. A 群链球菌引起的肾小球肾炎,因为抗 ASO 抗体升高;有血尿和 RBC+++,尿蛋白 +++ 。

2. 进一步做抗"O"试验(ASO test):链球菌侵入体内产生 SLO,刺激机体产生相应抗体 ASO,当两者中和后,再加入 SLO 乳胶试剂,因患者血清中 ASO 量很多,未被中和掉的抗体与乳胶试剂反应,产生清晰凝集,为阳性;如无凝集则为阴性。

3. 致病物质:①侵袭性酶,包括透明质酸酶、链激酶、链道酶;②菌体细胞壁参与致病的主要成分,包括 M 蛋白、粘附素、荚膜;③毒素,如链球菌溶血素、致热外毒素。

发病机制:①链球菌的某些抗原与肾小球基底膜有共同抗原,引起Ⅱ型超敏反应;② M 蛋白与其抗体结合形成免疫复合物,沉积于肾小球基底膜,引起Ⅲ型超敏反应。

案例三

1. 大叶性肺炎。

2. ①标本采集:痰液、脓汁、脑脊液;②直接涂片镜检:G⁺,矛头状双球菌,有荚膜;③分离培养与鉴定:血平板→可疑菌落→胆汁溶菌试验、菊糖发酵试验、动物试验,菊糖发酵试验(+),胆汁溶菌试验(+)。

案例四

1. 淋病奈瑟菌引起的淋病。依据:阴道前庭及宫颈黏膜充血、水肿,宫颈口糜烂,阴道内见黄白色脓性分泌物,尿道口有脓性分泌物。宫颈分泌物 PCR 显示淋病奈瑟菌阳性。

2. 预防:开展防治性病的知识教育;防止不正当的两性关系;目前尚无有效的疫苗供特异性预防。治疗:通过药敏试验指导临床用药;患者及时进行彻底治疗,性接触者也应治疗。新生儿用 1% 硝酸银滴眼治疗。

(王海河)

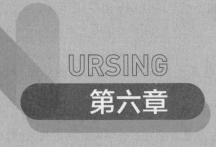

第六章

肠杆菌科

知 识 要 点

肠杆菌科细菌是一大群生物学性状相似的革兰氏阴性杆菌,根据其与医学的关系,可分为三大类:致病菌、机会致病菌、由正常菌群转变而来的致病菌。

肠杆菌科细菌具有以下共同生物学特性。①形态与结构:为中等大小的革兰氏阴性杆菌,无芽孢,少数有荚膜,多数有菌毛,大多有周鞭毛;②培养特性:营养要求不高,在普通琼脂平板上可形成光滑、湿润、灰白色的中等大小菌落,有些菌株在血琼脂平板上可产生溶血环,在液体培养基中呈均匀混浊生长;③生化反应:能分解多种糖类和蛋白质,乳糖发酵试验可初步鉴别志贺菌、沙门菌等致病菌与其他大部分非致病性肠杆菌科细菌,前两者不发酵乳糖;④抗原结构:主要有菌体 O 抗原、鞭毛 H 抗原和荚膜抗原;⑤抵抗力:对理化因素抵抗力不强,胆盐、煌绿等染料对非致病性肠杆菌科细菌有抑制作用,但对致病性肠杆菌科细菌无抑制作用,可借以制备选择培养基来分离肠道致病菌;⑥变异:易出现变异菌株,最常见的是耐药性变异,还有毒素产生、生化反应、抗原性等特性的改变。

第一节 埃 希 菌 属

大肠埃希菌俗称大肠杆菌,是临床最常见、最重要的菌种。一般情况下对人体有益无害,但可作为机会致病菌引起肠道外感染;某些血清型具有致病性,能导致人类肠道外感染和肠道感染;大肠埃希菌是环境卫生和食品卫生学的检测指标。

一、生物学性状

1. 形态与染色　中等大小的革兰氏阴性杆菌,多数菌株有周鞭毛、菌毛,无芽孢。

2. 培养特性与生化反应　营养要求不高,在普通琼脂平板上 37℃培养 24 小时后,形成中等大小、圆形、凸起、灰白色 S 型菌落。能发酵葡萄糖、乳糖等多种糖类,产酸产气,IMViC 试验结果为"++--"。

3. 抗原结构　主要有 O、H 和 K 三种抗原,是血清学分型的基础,大肠埃希菌血清型的表示方式按 O：K：H 排列。

4. 抵抗力　大肠埃希菌在土壤及无余氯的水中可生存数日,胆盐、煌绿等染料对其有明显抑菌作用。易形成耐药性,对氯霉素、庆大霉素敏感。

二、致病性与免疫性

1. 致病物质　粘附素、外毒素、内毒素、荚膜、载铁蛋白及Ⅲ型分泌系统等。

（1）粘附素（adhesin）：定植因子抗原Ⅰ、Ⅱ、Ⅲ（CFA/Ⅰ，CFA/Ⅱ，CFA/Ⅲ），集聚粘附菌毛Ⅰ和Ⅲ（AAF/Ⅰ，AAF/Ⅲ），束形成菌毛（Bfp），紧密粘附素，P菌毛（能与P血型抗原结合），Dr菌毛（能与Dr血型抗原结合），Ⅰ型菌毛，侵袭质粒抗原（IpA）蛋白等。粘附素能使细菌紧密粘附在肠道和泌尿道上皮细胞的刷状缘上，避免因肠道的蠕动作用和排尿时尿液的冲刷而被排出。

（2）外毒素：志贺毒素Ⅰ和Ⅱ（Stx-Ⅰ，Stx-Ⅱ），耐热肠毒素A和b（STA，STb），不耐热肠毒素Ⅰ和Ⅱ（LT-Ⅰ，LT-Ⅱ）及溶血素A（HlyA）等。

2. 所致疾病

（1）肠道外感染：以泌尿系统感染和化脓性感染最为常见。泌尿系统感染如尿道炎、膀胱炎、肾盂肾炎；化脓性感染如腹膜炎、手术创口感染、败血症和新生儿脑膜炎等。

（2）肠道感染：大肠埃希菌某些血清型可引起人类胃肠炎，与食入污染的食品、饮水等有关，为外源性感染，根据其致病机制不同可分为5种类型（表6-1）。

表6-1 引起人类肠道感染的大肠埃希菌

类型	作用部位	致病机制	疾病与症状
ETEC	小肠	LT-Ⅰ和STA，大量分泌体液、电解质	婴幼儿和旅游者腹泻，水样便
EPEC	小肠	质粒介导粘附和破坏黏膜上皮细胞，不产生肠毒素	婴儿腹泻，水样便或黏液便
EIEC	大肠	质粒介导侵袭和破坏结肠黏膜上皮细胞，不产生肠毒素	较大儿童和成人腹泻，脓血便或黏液血便
EHEC	大肠	溶源性噬菌体编码志贺毒素，终止肠黏膜上皮细胞蛋白质合成，Stx-Ⅱ引发HUS	出血性结肠炎，儿童与老年人多见
EAEC	小肠	质粒介导聚集性粘附于上皮细胞，微绒毛变短，单核细胞浸润和出血，阻断液体吸收	婴儿腹泻，持续性水样便

三、微生物学检查法及防治原则

肠道外感染采取中段尿、血液、脓液、脑脊液；肠道内感染则取粪便。除血液标本外，均须作涂片染色检查。分离培养时血液接种肉汤增菌，待生长后再移种血平板。初步鉴定根据IMViC（++－－）试验，最终鉴定根据系列生化反应。

使用人工合成ST产物与LTB亚单位交联的疫苗可预防人类ETEC感染。大肠埃希菌耐药性非常普遍，因此抗菌药物治疗应在药物敏感试验的指导下进行。

第二节 志贺菌属

志贺菌属（Shigella）是人类细菌性痢疾的病原菌，俗称痢疾杆菌。主要包括痢疾志贺菌、福氏志贺菌、鲍氏志贺菌和宋内志贺菌四个菌群。其中痢疾志贺菌致病力最强，我国由福氏和宋内志贺菌引起的感染较为多见。

一、生物学性状

1. 形态与染色 革兰氏阴性短小杆菌，无鞭毛，无芽孢，无荚膜，有菌毛。

2. 培养特性与生化反应 分解葡萄糖产酸不产气，除宋内志贺菌的个别菌株迟缓发酵乳糖外，均不分解乳糖。在克氏双糖培养基中，斜面不发酵，底层产酸不产气，硫化氢阴性，动力阴性。

3. 抗原结构 具有O和K两种抗原，O抗原是分类的依据，分群特异性抗原和型特异性两种。根据O抗原差异将志贺菌分为4群和40余血清型（包括亚型）。

4. 抵抗力 对外界理化因素抵抗力较弱，对酸和一般消毒剂敏感。

二、致病性与免疫性

1. 致病物质 包括侵袭力、外毒素及内毒素。

细菌通过菌毛粘附于回肠末端和结肠的黏膜上皮M细胞表面，继而进入上皮细胞内繁殖。各群志贺菌都能产生强烈的内毒素。内毒素破坏肠黏膜上皮,造成黏膜下层炎症,并有毛细血管血栓形成,导致坏死、脱落、形成溃疡,故出现脓血便。内毒素作用于肠壁,使其通透性增高,促进毒素吸收,引起发热、神志障碍,甚至中毒性休克。内毒素还可作用于肠壁自主神经,致肠蠕动失调并痉挛,出现腹痛、里急后重等症状。志贺毒素多由痢疾志贺菌(A 群)I型和II型产生,Stx 能引起 Vero 细胞病变,具有神经毒性、细胞毒性和肠毒性三种生物学活性,痢疾早期出现的水样腹泻可能与其肠毒性作用有关。小部分患者 Stx 可介导肾小球内皮细胞损伤,导致溶血性尿毒综合征。

2. 所致疾病　志贺菌引起细菌性痢疾,主要通过粪-口途径传播。传染源是患者和带菌者,无动物宿主。人类对志贺菌易感,少至 10~150CFU 即可引起典型的细菌性痢疾感染。志贺菌感染几乎只限于肠道,一般不入侵血液。

3. 免疫性　病后可获得一定免疫力,但免疫期短,也不稳固。

三、微生物学检查法及防治原则

取患者或带菌者的粪便脓血或黏液黏液部分,接种于肠道选择培养基上,挑选可疑菌落作生化反应和血清学鉴定,以确定菌群和菌型。Sereny 试验可测定志贺菌的侵袭力。可用免疫荧光菌球法、协同凝集试验、乳胶凝集试验、PCR 技术等方法对志贺菌感染进行快速诊断。

特异性预防主要是口服减毒突变株、用不同载体菌构建的杂交株及营养缺陷减毒株 3 类活疫苗。治疗志贺菌感染的药物颇多,但易出现多重耐药菌株。

按照感染疾病患者一般护理常规;严格执行消化道隔离;中毒性菌痢患者应绝对卧床休息;伴明显里急后重者,嘱患者排便时不要过度用力,以免脱肛;伴有发热、疲乏无力、严重脱水患者应协助患者床边排便;严重腹泻伴有呕吐患者可暂时禁食,静脉补充营养。

第三节　沙门氏菌属

沙门氏菌属是一群寄生在人类和动物肠道中,生化反应和抗原结构相关的革兰氏阴性杆菌。肠道沙门氏菌又分为 6 个亚种,能感染人类的主要是肠道沙门氏菌肠道亚种。

一、生物学性状

1. 形态与染色　革兰氏阴性杆菌,除鸡沙门氏菌及雏沙门氏菌外均有周身鞭毛,有菌毛,无芽孢,一般无荚膜。

2. 培养特性与生化反应　兼性厌氧,营养要求不高,在普通培养基上可生长形成中等大小、半透明的 S 型菌落。在选择培养基(SS 培养基)上,因该属细菌不发酵乳糖,故形成无色菌落。

3. 抗原结构　抗原构造复杂,有菌体(O)抗原、鞭毛(H)抗原、毒力(Vi)抗原及菌毛等重要抗原。

4. 抵抗力　对理化因素的抵抗力较差,湿热 65℃ 15~30 分钟即被杀死。

二、致病性与免疫性

1. 致病物质　主要致病物质为侵袭力、内毒素和肠毒素。

2. 所致疾病　人类的沙门氏菌感染包括肠热症、胃肠炎、败血症和无症状携带者 4 种类型。

三、微生物学检查法与防治原则

肠热症时,按不同病程采取不同标本,第 1 周取外周血或骨髓,第 2 周起取粪便,第 3 周起还可取尿液,全病程均可取骨髓。血液和骨髓穿刺液需先增菌培养,粪便和尿(沉渣)可直接接种于选择培养基(SS 培养基)或 EMB 培养基,37℃ 24 小时后挑选无色半透明的可疑菌落进一步做生化反应、血清学鉴定。

肥达试验是用已知的伤寒沙门氏菌 O、H 抗原以及甲型副伤寒沙门氏菌、肖氏沙门氏菌和希氏沙门氏菌 H 抗原的诊断菌液与受检血清作试管或微孔板定量凝集试验,测定受检血清有无相应抗体及其效价的试验,可用于肠热症的辅助诊断。

对带菌者的检查最可靠的方法是分离出病原菌,但检出率不高,可用血清学方法先检测可疑者血清 Vi 抗体进行筛查,对 Vi 抗体阳性者可取粪便或尿液反复进行细菌分离培养,以确定是否为带菌者。

目前主要应用氨苄西林、复方三甲氧烯胺、环丙沙星等治疗。

第四节 其 他 菌 属

克雷伯菌属细菌最显著的特点是有较厚的多糖荚膜,在普通培养基上呈黏液型菌落。肺炎克雷伯菌肺炎亚种常见的医院感染有肺炎、支气管炎、泌尿道和创伤感染。

变形杆菌属的奇异变形杆菌和普通变形杆菌与医学关系最为密切,引起人的原发和继发感染,是仅次于大肠埃希菌的泌尿道感染的主要病原菌。变形杆菌在湿润的固体琼脂平板上常呈扩散性生长,形成以接种部位为中心的厚薄交替、同心圆形的层层波状菌苔,称为迁徙生长现象。普通变形杆菌 X19、X2 和 Xk 三个菌株的菌体 O 抗原与斑疹伤寒立克次体和恙虫病立克次体有共同抗原,故可用 OX19、OX2 和 OXk 代替立克次体作为抗原,与待检患者血清进行交叉凝集反应,此为外-斐试验(Weil-Felix test),以辅助诊断立克次体病。

产气肠杆菌和阴沟肠杆菌为条件致病菌,与泌尿道、呼吸道和伤口感染有关,偶引起败血症和脑膜炎。

黏质沙雷菌黏质亚种可引起泌尿道和呼吸道感染、脑膜炎、败血症、心内膜炎以及外科术后感染。

练 习 题

一、选择题

A1 型题

1. 可初步鉴别肠道致病菌和非致病菌的生化反应是
   - A. 葡萄糖发酵试验
   - B. 乳糖发酵试验
   - C. 菊糖发酵试验
   - D. 甘露醇发酵试验
   - E. 吲哚试验

2. 可区分沙门氏菌(伤寒沙门氏菌除外)与变形杆菌的试验是
   - A. 动力试验
   - B. 葡萄糖发酵试验
   - C. 尿素分解试验
   - D. 触酶试验
   - E. 甲基红试验

3. 大肠埃希菌能引起尿路感染的主要原因是
   - A. 膀胱内正常菌群
   - B. 分解尿素
   - C. 可利用 CO_2 作为碳源
   - D. 具有特殊菌毛
   - E. 抵抗尿道中抗菌物质

4. 关于肠道致病菌的主要特征,**错误**的是
   - A. 革兰氏阴性杆菌
   - B. 兼性厌氧
   - C. SS 琼脂平板上形成红色不透明菌落
   - D. 能分解多种糖类和蛋白质
   - E. 可用免疫血清鉴定

5. 发展中国家婴幼儿腹泻的主要病原菌是
   - A. 葡萄球菌
   - B. 志贺菌
   - C. 肠致病性大肠埃希菌
   - D. 伤寒沙门氏菌
   - E. 变形杆菌

6. 感染后临床表现很像细菌性痢疾的大肠埃希菌是
   - A. ETEC
   - B. EIEC
   - C. EPEC
   - D. EHEC
   - E. EAEC

7. 其毒素产生由溶原性噬菌体介导的大肠埃希菌是
   - A. ETEC
   - B. EIEC
   - C. EPEC
   - D. EHEC
   - E. EAEC

8. 肥达试验的原理是
   - A. 直接定量凝集反应
   - B. 间接凝集反应
   - C. 协同凝集反应
   - D. 反向间接凝集反应
   - E. 非特异性凝集反应

9. 下列既能产生内毒素,又能产生外毒素的细菌是
    A. 结核分枝杆菌　　　　　B. 白喉棒状杆菌　　　　　C. 霍乱弧菌
    D. 脑膜炎奈瑟菌　　　　　E. 痢疾志贺菌

10. 关于对痢疾患者做微生物学检查,**错误**的是
    A. 分离培养细菌做生化鉴定
    B. 取黏液黏液性或脓血便涂片,革兰氏染色镜检
    C. 取粪便标本增菌培养
    D. 取标本接种于肠道选择培养基培养
    E. 最后进行血清学鉴定

11. 志贺菌引起中毒性菌痢的主要致病物质是
    A. 痉挛毒素　　　　　　　B. 肠毒素　　　　　　　　C. 溶血毒素
    D. 内毒素　　　　　　　　E. 侵袭性酶

12. 能产生外毒素的志贺菌是
    A. 痢疾志贺菌　　　　　　B. 福氏志贺菌　　　　　　C. 鲍氏志贺菌
    D. 宋内志贺菌　　　　　　E. 以上均是

13. 迟缓发酵乳糖的志贺菌是
    A. 痢疾志贺菌　　　　　　B. 福氏志贺菌　　　　　　C. 鲍氏志贺菌
    D. 宋内志贺菌　　　　　　E. 以上均是

14. 关于志贺菌的叙述,**错误**的是
    A. 无荚膜　　　　　　　　B. 不形成芽孢　　　　　　C. 有鞭毛
    D. 有菌毛　　　　　　　　E. 易出现耐药变异株

15. 作为志贺菌分类依据的抗原是
    A. H 抗原　　　　　　　　B. O 抗原　　　　　　　　C. K 抗原
    D. 荚膜抗原　　　　　　　E. Vi 抗原

16. 感染后易转变为慢性病程迁延的志贺菌是
    A. 痢疾志贺菌　　　　　　B. 福氏志贺菌　　　　　　C. 鲍氏志贺菌
    D. 宋内志贺菌　　　　　　E. 以上均是

17. 无动力的肠杆菌科细菌是
    A. 伤寒沙门氏菌　　　　　B. 痢疾志贺菌　　　　　　C. 大肠埃希菌
    D. 变形杆菌　　　　　　　E. 肠炎沙门氏菌

18. 感染过程中**不**通过血流播散的病原体是
    A. 结核分枝杆菌　　　　　B. 普氏立克次体　　　　　C. 伤寒沙门氏菌
    D. 痢疾志贺菌　　　　　　E. 梅毒螺旋体

19. 患肠热症第一周进行细菌分离培养时应取的标本是
    A. 血液　　　　　　　　　B. 粪便　　　　　　　　　C. 尿液
    D. 胆汁　　　　　　　　　E. 呕吐物

20. 疑为肠热症的患者常需采血做细菌学检查,采血样最好的时期是
    A. 发病第 1 周　　　　　　B. 发病第 2 周　　　　　　C. 发病第 4 周
    D. 疾病全程　　　　　　　E. 恢复期

21. 关于沙门氏菌 Vi 抗原的叙述,**错误**的是
    A. 菌体表面的包膜抗原　　　　　　　　B. 不耐热,经 60℃加热易消失
    C. 可阻止 H 抗原与其相应抗体的凝集反应　　D. 抗原性弱
    E. 测定 Vi 抗体有助于伤寒带菌者的检出

22. 沙门氏菌的 Vi 抗原是

    A. 包膜多糖   B. 脂多糖的核心多糖   C. 鞭毛抗原

    D. 质粒编码的外毒素   E. 脂多糖的脂质 A

23. 伤寒病后带菌者的细菌存留部位通常是

    A. 肠系膜淋巴结   B. 肾脏   C. 胆囊

    D. 咽喉部   E. 结肠壁

24. 伤寒病的恢复主要依赖的免疫机制是

    A. 体液免疫   B. 细胞免疫   C. 补体杀伤作用

    D. 中性粒细胞的吞噬作用   E. 抗体中和作用

25. 肥达试验可辅助诊断的疾病是

    A. 风湿热   B. 猩红热   C. 肠热症

    D. 感染性心内膜炎   E. 立克次体病

26. 肠出血性大肠埃希菌(EHEC)的主要血清型是

    A. O6:H7   B. O7:H157   C. O157:H7

    D. O111:H8   E. O158:H7

27. 伤寒沙门氏菌的内毒素使肠热症患者表现为

    A. 体温升高,外周血白细胞升高   B. 体温不变,外周血白细胞升高

    C. 体温不变,外周血白细胞降低   D. 体温升高,外周血白细胞数下降

    E. 体温升高,外周血白细胞不变

28. 目前筛查伤寒带菌者的方法是检测血清的

    A. Vi 抗体   B. H 抗体   C. K 抗体

    D. O 抗体   E. O 抗体和 Vi 抗体

29. 在普通琼脂平板上具有迁徙生长现象的细菌是

    A. 变形杆菌   B. 霍乱弧菌   C. 副溶血性弧菌

    D. 铜绿假单胞菌   E. 肺炎链球菌

30. 关于大肠埃希菌的叙述,**错误**的是

    A. 能分解乳糖产酸产气   B. 有鞭毛能运动

    C. 所有大肠埃希菌都是条件致病菌   D. 在卫生细菌学中有重要意义

    E. 是泌尿道感染常见的病原体

A2 型题

1. 某患者因近 3 日腹泻腹痛前来就诊。自述有里急后重感,便内有脓血。试问:如进一步确诊,进行微生物学检查时应取的标本是

    A. 血液   B. 尿   C. 脓血便

    D. 血清   E. 胃液

2. 患者因发热入院,疑诊为肠热症,两次取血做肥达试验的结果如下:入院后第 4 天 TH 1:80,TO 1:80,PA 1:40,PB 1:40;入院后 12 天 TH 1:320,TO 1:320,PA 1:40,PB 1:20。根据此结果,应对患者作出的诊断是

    A. 伤寒   B. 甲型副伤寒   C. 乙型副伤寒

    D. 丙型副伤寒   E. 回忆反应

A3 型题

(1~2 题共用题干)

患者,男,19 岁,因近 3 日腹泻腹痛前来就诊。自述有发热、腹部绞痛、里急后重感,便内有脓血。检查:取脓血便接种于肠道选择培养基进行分离培养,菌落呈无色半透明,镜检为革兰氏阴性杆菌,不分解乳糖、

动力阴性。疑似志贺菌属细菌感染。

1. 下列有助于快速诊断志贺菌感染的微生物学检查方法是

    A. 外斐反应　　　　　　　　B. 免疫荧光菌球法　　　　　C. 肥达试验

    D. OT 试验　　　　　　　　　E. 抗 O 试验

2. 进行致病菌的分离培养时,常用的培养基是

    A. 碱性蛋白胨水　　　　　　B. 庖肉培养基　　　　　　　C. SS 培养基

    D. 鸡胚　　　　　　　　　　E. 组织细胞

B1 型题

(1~2 题共用备选答案)

    A. IMViC 试验结果为−+++　　B. IMViC 试验结果为 +++−　　C. IMViC 试验结果为 +−+−

    D. IMViC 试验结果为 ++−−　　E. IMViC 试验结果为 −−++

1. 大肠埃希菌

2. 产气杆菌

(3~6 题共用备选答案)

    A. 肠产毒性大肠埃希菌　　　B. 肠致病性大肠埃希菌　　　C. 肠侵袭性大肠埃希菌

    D. 肠出血性大肠埃希菌　　　E. 肠集聚性大肠埃希菌

3. 引起出血性结肠炎的大肠埃希菌是

4. 不产生毒素,主要引起婴幼儿腹泻的大肠埃希菌是

5. 能产生志贺毒素的大肠埃希菌是

6. 引起 5 岁以下婴幼儿和旅游者腹泻的大肠埃希菌是

(7~10 题共用备选答案)

    A. 痢疾志贺菌　　　　　　　B. 福氏志贺菌　　　　　　　C. 伤寒沙门氏菌

    D. 宋内志贺菌　　　　　　　E. 甲型副伤寒沙门氏菌

7. 可产生外毒素的细菌是

8. 发酵葡萄糖产酸产气的细菌是

9. 迟缓发酵乳糖的细菌是

10. 发酵葡萄糖产酸不产气,但有动力的细菌是

X 型题

1. 大肠埃希菌的主要抗原有

    A. M 蛋白　　　　　　　　　B. K 抗原　　　　　　　　　C. O 抗原

    D. Vi 抗原　　　　　　　　　E. H 抗原

2. 属于大肠埃希菌的生化反应是

    A. 发酵葡萄糖产酸产气　　　　　　　　　　B. 发酵葡萄糖产酸不产气

    C. 发酵乳糖　　　　　　　　　　　　　　　D. 不发酵乳糖

    E. IMViC 试验结果为 "++−−"

3. 典型急性细菌性痢疾的主要症状有

    A. 发热　　　　　　　　　　B. 腹泻、脓血便　　　　　　C. 腹痛、里急后重

    D. 菌血症　　　　　　　　　E. 脓毒血症

4. 痢疾志贺菌在克氏双糖铁培养基中的反应是

    A. 分解乳糖　　　　　　　　B. 分解葡萄糖产酸不产气　　C. 有动力

    D. 产生硫化氢　　　　　　　E. 不分解乳糖

5. 伤寒沙门氏菌的主要抗原有

    A. M 蛋白　　　　B. K 抗原　　　　C. O 抗原　　　　D. Vi 抗原　　　　E. H 抗原

6. 伤寒沙门氏菌在克氏双糖铁培养基中的反应是

    A. 发酵葡萄糖产酸产气   B. 发酵葡萄糖产酸不产气   C. 不发酵乳糖

    D. 有动力   E. 无动力

7. 沙门氏菌引起的主要疾病有

    A. 肠热症   B. 风湿热   C. 食物中毒

    D. 败血症   E. 假膜性肠炎

8. 在 SS 琼脂平板上,菌落呈无色半透明的细菌是

    A. 伤寒沙门氏菌   B. 志贺菌   C. 大肠埃希菌

    D. 其他沙门氏菌   E. 变形杆菌

二、名词解释

1. 肥达试验: 2. Sereny 试验: 3. SS 培养基:

三、填空题

1. 大肠埃希菌的抗原主要有_____、_____和_____3 种。

2. 大肠埃希菌能产生多种类型外毒素。主要包括:志贺毒素Ⅰ和Ⅱ、_____、_____、和_____等。

3. 大肠埃希菌的某些血清型可引起人类胃肠炎,根据其致病机制不同主要有_____、_____、_____、_____、_____5 种类型。

4. 志贺菌属是人类细菌性痢疾最为常见的病原菌,本属细菌主要包括_____、_____、_____、_____四个菌群。

5. 典型的急性细菌性痢疾经过 1~3 天潜伏期后,突然发病。常有发热、腹痛和水样腹泻,约 1 天后转变为_____、_____、_____等症状。

6. 肠热症的典型临床表现包括_____、_____、_____、_____、_____等。

四、简答题

1. 大肠埃希菌与人类的关系如何?

2. 大肠埃希菌引起的最常见肠道外感染有哪些?

3. 急性菌痢的典型症状有哪些? 解释其形成机制。

4. 伤寒患者最显著的临床表现有哪些?

五、案例分析题

案例一

患者,男,30 岁。因高热,食欲不振,腹部不适,乏力 1 周入院。1 周前开始发热,午后高达 40~41℃,伴腹痛、腹泻,无恶心、呕吐。检查:T 40℃,P 88 次/min,R 28 次/min,神志清楚,表情淡漠;舌尖红,舌苔黄厚;右胸前皮肤有数个淡红色皮疹,压之褪色。心肺未见异常,肝肋下 1.5cm,剑突下 2cm,质软有轻度触痛,脾肋下 2cm。血常规:WBC 3.0×10^9/L。

请回答下列问题:

1. 初步诊断为何种疾病? 主要依据是什么?

2. 为进一步确诊,应做何微生物学检查?

3. 此病原菌的致病物质有哪些?

案例二

患者,男,13 岁。因高热、腹泻 3 天入院。3 天前开始发热,伴腹痛、腹泻,恶心、呕吐。1 天前出现黏液黏液脓血便,伴里急后重感。检查:T 39℃,P 100 次/min,R 28 次/min,神志清楚。血常规:WBC 8.0×10^9/L。

请回答下列问题:

1. 初步诊断为何种疾病? 主要依据是什么?

2. 为进一步确诊,应做何微生物学检查?

3. 此病原菌的致病物质有哪些? 主要致病机制是什么?

参 考 答 案

一、选择题

A1 型题

1. B;　2. C;　3. D;　4. C;　5. C;　6. B;　7. D;　8. B;　9. E;　10. C;

11. D;　12. A;　13. D;　14. C;　15. B;　16. B;　17. B;　18. D;　19. A; 20. A;

21. C;　22. A;　23. C;　24. B;　25. C;　26. C;　27. D;　28. A;　29. A; 30. C

A2 型题

1. C;　2. A

A3 型题

1. B;　2. C

B1 型题

1. D;　2. E;　3. D;　4. B;　5. D;　6. A;　7. A;　8. E;　9. D;　10. C

X 型题

1. BCE;　　　2. ACE;　　　3. ABC;　　　4. BE;　　　5. CDE;

6. BCD;　　　7. ACD;　　　8. ABDE

二、名词解释

1. 肥达试验:肥达试验是用已知伤寒沙门氏菌 O 抗原和 H 抗原,以及引起副伤寒的甲型副伤寒沙门氏菌、肖氏沙门氏菌和希氏沙门氏菌 H 抗原的诊断菌液与受检血清作试管或微孔板凝集试验,测定受检血清中有无相应抗体及其效价,以辅助诊断肠热症。

2. Sereny 试验:用于测定志贺菌的侵袭力,将受试菌培养 18~24 小时,以生理盐水制成 9×10^9CFU/ml 的菌悬液,接种于豚鼠眼结膜囊内,若发生角膜结膜炎,则 Sereny 试验阳性,表明受试菌有侵袭力。

3. SS 培养基:SS 是沙门氏菌属(*Salmonella*)、志贺菌属(*Shigella*)的缩写。SS 培养基为志贺菌、沙门氏菌等肠道致病菌的选择鉴别培养基,含有煌绿、胆盐、硫代硫酸钠、枸橼酸盐等选择性抑制剂,可抑制肠道非致病菌的生长;并含有乳糖和酸碱指示剂中性红,在此培养基上志贺菌、沙门氏菌等肠道致病菌形成不分解乳糖的无色菌落,大肠埃希菌等肠道非致病菌多为分解乳糖的红色菌落。

三、填空题

1. 菌体 O 抗原;鞭毛 H 抗原;荚膜抗原

2. 耐热肠毒素 A 和 b;不耐热肠毒素Ⅰ和Ⅱ;溶血素 A

3. ETEC;EIEC;EPEC;EHEC;EAEC

4. 痢疾志贺菌;福氏志贺菌;鲍氏志贺菌;宋内志贺菌

5. 脓血黏液便;里急后重;下腹部疼痛

6. 持续高热;缓脉;肝脾大;玫瑰疹;外周血白细胞明显下降

四、简答题

1. 大肠埃希菌与人类的关系如下:①正常情况下大肠埃希菌对人体有益无害,但可作为机会致病菌引起肠道外感染;②某些血清型具有致病性,能导致人类胃肠炎;③在环境卫生和食品卫生学上,大肠埃希菌被作为粪便直接或间接污染食品、饮用水的卫生学检测指标。

2. 大肠埃希菌所致肠道外感染多为机会性感染,以泌尿系统感染和化脓性感染最为常见。

(1) 泌尿系统感染:尿道炎、膀胱炎、肾盂肾炎常见,引起泌尿系统感染的大肠埃希菌大多来源于结肠,为上行性感染。因尿道阻塞、结石等引起的尿潴留易发生尿道感染。插管和膀胱镜也有可能带进细菌,造成感染的危险。泌尿系统感染的临床症状主要有尿频、排尿困难、血尿和脓尿等。虽然大多数大肠埃希菌菌株可引起泌尿系统感染,但某些特殊的血清型引起的感染更为常见。这些易引起泌尿系统感染的特殊血清型的大肠埃希菌统称为尿路致病性大肠埃希菌(uropathogenic *E.coli*,UPEC)。

(2) 化脓性感染:如腹膜炎、阑尾炎、手术创口感染、败血症和新生儿脑膜炎等。大肠埃希菌常来源于患者的肠道,多为内源性感染,但新生儿大肠埃希菌性脑膜炎为外源性感染。

3. 急性菌痢有如下典型症状:常有发热、腹痛和水样腹泻,约 1 天后转变为脓血黏液便,伴有里急后重、下腹部疼痛等。

其形成机制如下:各群志贺菌都能产生强烈的内毒素,内毒素破坏肠黏膜上皮,造成黏膜下层炎症,并有毛细血管血栓形成,导致肠黏膜坏死、脱落、形成溃疡,故出现脓血便。内毒素作用于肠壁,使其通透性增高,促进毒素吸收,引起一系列内毒素血症的症状,如发热、神志障碍,甚至中毒性休克。内毒素还可作用于肠壁自主神经,致肠蠕动失调并痉挛,尤其以直肠括约肌痉挛最明显,因而出现腹痛、里急后重等症状。

4. 伤寒患者最显著的临床表现如下:体温先呈阶梯式上升,持续 1 周,然后高热(39~40℃)保持 7~10 天,同时出现相对缓脉,肝脾肿大,全身中毒症状显著,皮肤出现玫瑰疹,外周血白细胞明显下降。严重的有肠道出血或肠穿孔并发症。

五、案例分析题

案例一

1. 初步诊断为伤寒。主要依据如下:持续高热,体温高达 40~41℃,相对缓脉(T 40℃,P 88 次/min),右胸前皮肤有数个淡红色皮疹,肝脾肿大,WBC 降低(3.0×10⁹/L)。

1. 初步诊断为伤寒。主要依据如下:持续高热,体温高达 40~41℃,相对缓脉(T 40℃,P 88 次/min),右胸前皮肤有数个淡红色皮疹,肝脾肿大,WBC 降低(3.0×10^9/L)。

2. 为进一步确诊,应做如下微生物学检查:血液和骨髓穿刺液须先增菌培养,粪便和尿(沉渣)可直接接种于选择培养基(SS 培养基)或 EMB 培养基,37℃ 24 小时后挑选无色半透明的可疑菌落进一步做生化反应、肥达试验。

3. 此病原菌的致病物质包括:

(1) 内毒素:沙门氏菌的内毒素能引起体温升高,白细胞下降,大剂量可导致中毒症状和休克。这与内毒素激活补体替代途径产生 C3A、C5A 等,以及诱发免疫细胞产生 TNF-a、IL-1、INF-γ 等细胞因子有关。

(2) 侵袭力:沙门氏菌有毒株可侵袭小肠黏膜。当细菌被摄入并通过胃后,细菌先侵入小肠末端位于派尔集合淋巴结的 M 细胞,并在其中生长繁殖。随后进入固有层,被巨噬细胞吞噬,但不能被杀灭而在其中生长繁殖,并由巨噬细胞将其携带至机体的深层部位。

(3) 肠毒素:某些沙门氏菌如鼠伤寒沙门氏菌能产生肠毒素,其性质类似肠产毒素性大肠埃希菌产生的肠毒素。

案例二

1. 初步诊断为细菌性痢疾。要依据如下:腹痛、腹泻、恶心、呕吐、黏液黏液脓血便,伴里急后重感,WBC 8.0×10⁹/L。

1. 初步诊断为细菌性痢疾。要依据如下:腹痛、腹泻、恶心、呕吐、黏液黏液脓血便,伴里急后重感,WBC 8.0×10^9/L。

2. 为进一步确诊,应做如下微生物学检查:免疫凝集法、免疫荧光菌球法、协同凝集试验、乳胶凝集试验、PCR 检测等。

3. 此病原菌的致病物质主要包括:侵袭力、内毒素和外毒素。

主要致病机制如下:

(1) 侵袭力:志贺菌侵袭的靶细胞是回肠末端和结肠的黏膜上皮细胞。首先粘附并侵入位于派尔集合淋巴结的 M 细胞,粘附后,通过Ⅲ型分泌系统向黏膜上皮细胞和巨噬细胞分泌 4 种侵袭质粒抗原蛋白,这些蛋白诱导细胞膜凹陷,导致细菌内吞。继而进入上皮细胞内繁殖,并在细胞间传播。引起 IL-1β 释放,吸引多形核白细胞到达感染组织,使肠壁的完整性遭到破坏,加速细菌扩散。坏死的黏膜、死亡的白细胞、细胞碎片、渗出的纤维蛋白和血液混在一起,形成脓血黏液便。

(2) 内毒素:各群志贺菌都能产生强烈的内毒素,内毒素破坏肠黏膜上皮,造成黏膜下层炎症,并有毛细血管血栓形成,导致肠黏膜坏死、脱落、形成溃疡,故出现脓血便。内毒素作用于肠壁,使其通透性增高,促进毒素吸收,引起一系列内毒素血症的症状,如发热、神志障碍,甚至中毒性休克。内毒素还可作用于肠壁自主神经,致肠蠕动失调并痉挛,尤其以直肠括约肌痉挛最明显,因而出现腹痛、里急后重等症状。

（3）外毒素:多由痢疾志贺菌Ⅰ型和Ⅱ型产生志贺毒素,具有神经毒性、细胞毒性和肠毒性三种生物学活性,痢疾早期出现的水样腹泻可能与肠毒性作用有关。在少数患者中,志贺毒素可介导肾小球内皮细胞损伤,导致溶血性尿毒综合征。

（李波清）

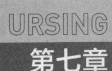

第七章

弧菌属与螺杆菌属

知 识 要 点

第一节 霍 乱 弧 菌

一、生物学性状

霍乱弧菌呈弧形或逗点状,革兰氏染色阴性,无芽孢,有菌毛,有些菌株有荚膜,菌体一端有单鞭毛,运动活泼,菌体排列如"鱼群"状。耐碱不耐酸,在 pH 8.8~9.0 的碱性环境中生长迅速,可发酵葡萄糖、甘露醇、蔗糖,产酸不产气;吲哚试验、霍乱红反应阳性。具有不耐热的 H 抗原和耐热的 O 抗原,根据 O 抗原不同进行分群,已发现 200 多个血清群,其中引起霍乱流行的是 O1 群和 O139 群。O1 群包括古典生物型和 El Tor 生物型。对热及一般消毒剂敏感,在正常胃酸中仅能存活 4 分钟,对氯敏感。

二、致病性与免疫性

1. 致病物质

(1) 霍乱毒素(CT):是霍乱弧菌的主要致病物质,是已知的致泻毒素中最为强烈的毒素。其编码基因由噬菌体携带,当产毒素基因整合于细菌染色质上时,发生溶原性转换,产生霍乱肠毒素。CT 可致细胞内 cAMP 浓度升高,肠黏膜细胞过量分泌肠液,导致患者出现腹泻、呕吐,严重的水和电解质的丧失。

(2) 与定植有关的毒力因子:鞭毛、毒素共调节菌毛 A(TcpA)、HapA、趋化蛋白、形成生物膜。

(3) 其他致病物质:副霍乱毒素、紧密连接毒素、神经氨酸酶、溶血毒素、空泡毒素等。

2. 所致疾病 引起烈性肠道传染病霍乱,为我国的甲类传染病。传染源为患者及带菌者,细菌在肠黏膜表面繁殖过程中产生霍乱毒素而致严重腹泻、呕吐,排出"米泔水"样腹泻物,由此引起脱水、外周循环衰竭、电解质紊乱和代谢性酸中毒。

3. 免疫性 感染后可获得牢固免疫力。

三、微生物学检查法

取患者"米泔水"样粪便或呕吐物,直接涂片染色和进行悬滴检查,如有典型形态和排列的革兰氏阴性弧菌,悬滴有"穿梭"样运动,即可作出初步诊断。免疫学诊断可用霍乱弧菌多价诊断血清做制动试验,或用 O1 群和 O139 霍乱弧菌的单克隆抗体做凝集试验。

四、防治原则及护理要点

及时发现患者,尽早隔离治疗。用抗生素治疗并及时补充液体和电解质,预防大量失水导致的低血容量性休克和酸中毒是治疗霍乱的关键,补液原则为:早期、迅速、适量,先盐后糖,先快后慢,注意纠正酸中毒,补钙,必要时补钾。

第二节　副溶血弧菌

副溶血性弧菌是一种嗜盐性细菌,主要引起食物中毒,是我国大陆沿海地区微生物性食物中毒的最常见病原菌。革兰氏染色阴性,有鞭毛。神奈川现象(Kanagawa phenomenon,KP)阳性菌株为致病菌。抵抗力弱,不耐热,不耐酸,但在海水中存活时间长。

本菌能产生耐热直接溶血素和耐热相关溶血素,有细胞毒性和心肌毒性。引起的食物中毒多发生于夏秋季节,系经烹饪不当的海产品或盐腌制品所传播。临床表现可从自限性腹泻至中度霍乱样病症,有腹痛、腹泻、呕吐和低热,粪便多为水样,少数为血水样,病程较短,恢复较快。病后免疫力不强,可重复感染。

第三节　幽门螺杆菌

革兰氏染色阴性,弯曲成弧形、S 形或海鸥状。单极多根鞭毛,运动活泼。微需氧,培养时需要动物血清或血液。不分解糖类,过氧化氢酶和氧化酶阳性,尿素酶丰富,可迅速分解尿素释放氨,是鉴定该菌的主要依据之一。

幽门螺杆菌感染是慢性胃炎、胃溃疡和十二指肠溃疡的主要病因,并与胃癌和 MALT 淋巴瘤的发生密切相关。传染源主要是人,传播途径主要是口-口途径或粪-口途径。致病物质和致病机制是多种因素如侵袭因子(尿素酶、鞭毛、菌毛和其他粘附素)、毒素(VacA、CagA、脂多糖、蛋白酶、脂酶和磷脂酶)等共同作用的结果。

微生物学检查可采集胃黏膜活体组织进行直接镜检、快速尿素酶试验、分离培养与鉴定。免疫学诊断可采用血清学检测、粪便抗原检测。CO_2 呼气试验已广泛应用于临床诊断和流行病学调查。治疗多采用在胶体铋剂或质子泵抑制剂的基础上加两种抗菌药物的三联疗法。

练 习 题

一、选择题

A1 型题

1. 粪便标本直接涂片镜检时菌体排列如"鱼群"状的是

 A. 肉毒梭菌　　　　　　　　B. 分枝杆菌　　　　　　　　C. 幽门螺杆菌

 D. 霍乱弧菌　　　　　　　　E. 军团菌

2. 以下属于霍乱弧菌特征的是

 A. 单鞭毛　　　　　　　　　B. 革兰氏阳性　　　　　　　C. 酸性环境适于生长

 D. 抗酸染色阳性　　　　　　E. 常引起食物中毒

3. 最适宜霍乱弧菌生长的 pH 是

 A. 4.0~5.0　　　　B. 6.8~7.0　　　　C. 8.8~9.0　　　　D. 12.0　　　　E. 1.5

4. 以下关于霍乱弧菌的描述,**错误**的是

 A. 革兰氏染色阴性　　　　　　　　　　B. 主要致病力是鞭毛运动和内毒素

 C. 在碱性环境中生长繁殖较快　　　　　D. O1 群及 O139 群均可引起暴发流行

 E. 有鞭毛,悬滴镜检可见穿梭运动

5. 初次分离培养霍乱弧菌常用来做增菌培养的是

 A. 血清肉汤　　　　　　　　B. 肉浸液　　　　　　　　　C. 碱性蛋白胨水

 D. 庖肉培养基　　　　　　　E. 葡萄糖蛋白胨水

6. 关于霍乱弧菌的生物学性状,**错误**的是

A. 霍乱弧菌的抵抗力弱

B. 霍乱弧菌耐碱不耐酸

C. 在霍乱患者的粪便悬滴标本中,可见霍乱弧菌呈穿梭或流星样运动

D. El-Tor 生物型霍乱弧菌抵抗力强,是因为具有芽孢

E. 霍乱弧菌有单端鞭毛,所以运动活泼

7. 霍乱弧菌的主要致病物质是

A. 鞭毛　　　　　　　　B. 菌毛　　　　　　　　C. 荚膜

D. 外毒素　　　　　　　E. 内毒素

8. 关于霍乱毒素,**不正确**的是

A. 是霍乱弧菌的主要致病物质

B. 由一个 A 亚单位和 5 个 B 亚单位组成

C. 其 B 亚单位是结合亚单位

D. 其 A 亚单位是毒性亚单位

E. 与受体结合,可使细胞内腺苷环化酶活性下降

9. 下列关于霍乱的发病机制,正确的是

A. 主要病理变化是脏器实质性损害

B. 引起侵袭性病变有关

C. 引起肠黏膜下大量炎性细胞浸润

D. 主要侵入结肠,乙状结肠

E. 小肠黏膜隐窝细胞过度分泌水、氯化物及碳酸盐

10. 关于霍乱流行病学特点,**错误**的是

A. 患者和带菌者是主要的传染源

B. 流行季节以秋季为主

C. 主要经水和食物传播

D. 病后免疫力牢固,无再感染

E. O1 群及 O139 霍乱弧菌都可引起大流行

11. 关于对霍乱的叙述,**不正确**的是

A. 属于烈性传染病　　　　　　　　B. 经口传播

C. 病愈后,个别患者可长期带菌　　　D. 病后可获得短暂的免疫力

E. 对霍乱的免疫力主要是 sIgA 的作用

12. 霍乱肠毒素对机体的作用特征是

A. 里急后重　　　　　　B. 黏液黏液血便　　　　C. 溶血尿毒综合征

D. "米泔水"样吐泻物　　E. 水样便

13. 霍乱患者粪便的特点是

A. "米泔水"样便　　　　B. 脓血便　　　　　　　C. 血便

D. 巧克力样便　　　　　E. 果酱样便

14. 关于霍乱的预防,**错误**的是

A. 及时发现患者和疑似患者

B. 城区发现疑似患者应在 6 小时内报告

C. 易感人群可接种疫苗以提高免疫力

D. 接触者应进行医学观察 5 天

E. 儿童密切接触者可服用多西环素作预防性服药

15. 我国大陆沿海地区引起食物中毒常见的病原菌是
    A. 副溶血性弧菌　　　　　　B. 金黄色葡萄球菌　　　　　C. 产气荚膜梭菌
    D. 蜡样芽孢杆菌　　　　　　E. 霍乱弧菌

16. 可用快速尿素酶试验诊断的病原菌是
    A. 幽门螺杆菌　　　　　　　B. 致病性大肠埃希菌　　　　C. 霍乱弧菌
    D. 痢疾杆菌　　　　　　　　E. 解脲脲原体

17. 与胃溃疡发病有关的细菌是
    A. 空肠弯曲菌　　　　　　　B. 痢疾志贺菌　　　　　　　C. 结核分枝杆菌
    D. 军团菌　　　　　　　　　E. 幽门螺杆菌

18. 关于副溶血性弧菌的叙述，**错误**的是
    A. 具有嗜盐性
    B. 抵抗力强
    C. 主要经烹饪不当的海产品或盐腌制品传播
    D. 是我国大陆沿海地区食物中毒中最常见的一种病原菌
    E. 神奈川现象阳性菌株为致病菌株

19. 胃癌的I类生物致癌因子是
    A. 空肠弯曲菌　　　　　　　B. 痢疾志贺菌　　　　　　　C. 幽门螺杆菌
    D. 变形杆菌　　　　　　　　E. 副溶血性弧菌

20. 幽门螺杆菌的显著生化反应特点是
    A. 尿素酶丰富　　　　　　　B. 分解葡萄糖产酸产气　　　C. 分解乳糖产酸产气
    D. 氧化酶阴性　　　　　　　E. 过氧化氢酶阴性

A2 型题

1. 某男，南亚旅游归来1天，突发头晕，腹胀，"米泔水"样腹泻，无腹痛，无里急后重。检查发现疲倦面容，脱水征，血压偏低。首先怀疑可能感染的病原菌是
    A. 大肠埃希菌　　　　　　　B. 副溶血性弧菌　　　　　　C. 乙型溶血性链球菌
    D. 霍乱弧菌　　　　　　　　E. 痢疾志贺菌

2. 某旅游团去海边吃牡蛎后12~24小时有5人出现腹泻伴腹痛，呕吐。大部分患者出现水样便，少数出现血便。粪便培养后镜检见革兰氏阴性杆菌。引起该疾病最有可能的致病菌是
    A. 痢疾志贺菌　　　　　　　B. 伤寒沙门氏菌　　　　　　C. 空肠弯曲菌
    D. 副溶血性弧菌　　　　　　E. 霍乱弧菌

3. 患者，男，36岁，近1年来反复上腹中部、剑突下隐痛。体形偏瘦，无黑便，胃镜检查发现幽门周围有2个0.2~0.3cm浅表炎性灶，疑似幽门螺杆菌感染，胃镜钳取炎性区域胃黏膜组织一块。可用于幽门螺杆菌感染快速诊断的是
    A. 涂片，革兰氏染色镜检　　B. 培养，观察菌落特征　　　C. ELISA
    D. 检测空泡毒素　　　　　　E. 快速尿素酶试验

B1 型题

（1~3题共用备选答案）
    A. 溶血素　　　　　　　　　B. Vero 毒素　　　　　　　　C. 志贺毒素
    D. 空泡毒素　　　　　　　　E. 霍乱毒素

1. 副溶血性弧菌的主要致病物质是

2. 霍乱弧菌的主要致病物质是

3. 致泻毒素中毒性最强的毒素是

(4~6 题共用备选答案)

    A. 大肠埃希菌   B. 霍乱弧菌   C. 痢疾志贺菌

    D. 幽门螺杆菌   E. 副溶血性弧菌

4. 引起消化性溃疡的是

5. 为国际检疫的重要传染病病原是

6. 常引起尿路感染的细菌是

(7~10 题共用备选答案)

    A. 痢疾志贺菌   B. 霍乱弧菌   C. 副溶血性弧菌

    D. 幽门螺杆菌   E. 肉毒梭菌

7. 与胃癌的发生有关的是

8. 因误食含毒素食物引起食物中毒的是

9. 致病后可排出"米泔水"样腹泻物的是

10. 致病后可排出脓血黏液便的是

X 型题

1. 关于副溶血性弧菌的致病性,正确的是

    A. 常因食入未煮熟的海产品而感染   B. 潜伏期一般为 1 周

    C. 主要致病物质是耐热溶血毒素   D. 主要症状为腹痛、腹泻、呕吐、发热

    E. 病后可获得牢固免疫力

2. 霍乱弧菌的生物学特点有

    A. 运动活泼   B. 周鞭毛   C. 耐碱

    D. 耐酸   E. 嗜盐

3. 霍乱的预防方法有

    A. 加强水源和粪便管理   B. 应用抗生素   C. 不生食贝类海产品

    D. 注射抗血清   E. 及时隔离并治疗患者

4. 快速诊断霍乱的微生物学检查方法有

    A. 直接涂片染色镜检   B. 粪便增菌培养

    C. 生化反应   D. 霍乱弧菌多价诊断血清的制动试验

    E. 粪便标本悬滴检查

5. 幽门螺杆菌对胃酸敏感,但仍能在胃中生长的原因是

    A. 幽门螺杆菌能破坏胃黏膜,侵入深层组织   B. 寄居在有一定厚度的胃黏膜层中

    C. 尿素酶分解尿素产生氨,缓冲酸性 pH   D. 有荚膜,可抵抗酸性环境

    E. 借鞭毛运动至最适 pH 部位

二、名词解释

1. 霍乱毒素: 2. 神奈川现象:

三、填空题

1. 根据 O 抗原的成分不同,O1 群霍乱弧菌又进一步分为 3 个血清型,即_____、_____和_____。

2. O1 群霍乱弧菌包括两个生物型,即_____和_____。

3. 霍乱毒素的毒性亚单位是_____,结合亚单位是_____。

4. 副溶血性弧菌是一种嗜_____性弧菌,所致疾病主要为_____。

5. 幽门螺杆菌感染是_____、_____和_____的主要病因,并与_____和_____的发生密切相关。传染源主要是人,传播途径是_____或_____。

四、简答题

1. 简述霍乱毒素的化学组成及致病机制。

2. 护理霍乱患者的注意事项有哪些?

3. 简述副溶血性弧菌的致病性和免疫性。

五、案例分析题

某患者,女,46 岁,慢性胃炎病史多年,近 2 个月加重,胃镜检查胃黏膜活检组织中分离到革兰氏阴性 S 形细菌。胃黏膜活检组织快速尿素酶试验阳性。

请回答以下问题:

1. 该患者的慢性胃炎可能与哪种细菌感染有关?

2. 该菌感染可导致哪些疾病? 其传染源、传播途径是什么?

参 考 答 案

一、选择题

A1 型题

1. D; 2. A; 3. C; 4. B; 5. C; 6. D; 7. D; 8. E; 9. E; 10. B;

11. D; 12. D; 13. A; 14. B; 15. A; 16. A; 17. E; 18. B; 19. C; 20. A

A2 型题

1. D; 2. D; 3. E

B1 型题

1. A; 2. E; 3. E; 4. D; 5. B; 6. A; 7. D; 8. E; 9. B; 10. A

X 型题

1. ACD; 2. AC; 3. ACE; 4. ADE; 5. BCE

二、名词解释

1. 霍乱毒素:为霍乱弧菌产生的外毒素,是霍乱弧菌的主要致病物质。可致肠壁细胞内 cAMP 浓度升高,肠黏膜细胞过量分泌肠液,导致患者出现腹泻、呕吐,严重的水和电解质的丧失,是目前已知的致泻毒素中最为强烈的毒素。

2. 神奈川现象:副溶血性弧菌的某些菌株在含高盐、人 O 型血或兔血及以 D-甘露醇作为碳源的我妻琼脂平板上可产生 β 溶血,称为神奈川现象(Kanagawa phenomenon,KP),KP+ 菌株为致病菌。

三、填空题

1. 小川型;稻叶型;彦岛型

2. 古典生物型;El Tor 生物型

3. A 亚单位;B 亚单位

4. 盐;食物中毒

5. 慢性胃炎;胃溃疡;十二指肠溃疡;胃癌;MALT 淋巴瘤;口-口途径;粪-口途径

四、简答题

1. 霍乱毒素的化学组成及致病机制如下:

霍乱毒素由 1 个 A 亚单位与 5 个 B 亚单位组成;A 亚单位又由多肽 A1 与 A2 组成,具有酶活性,是霍乱毒素的活性成分;B 亚单位可与小肠黏膜上皮细胞膜的受体即神经节苷脂受体结合,协助 A1 多肽穿过细胞,A1 刺激细胞内的腺苷酸环化酶活化,使 ATP 转化为 cAMP,致细胞内 cAMP 浓度升高,刺激氯离子和水的过量分泌,抑制钠离子的吸收,使肠腔内肠液增加,引起感染者严重的腹泻和呕吐,电解质大量丧失。

2. 对霍乱患者的护理应注意的事项如下:①重症患者要绝对卧床,剧烈泻吐者应暂停饮食,呕吐停止及腹泻缓解可行流质饮食;②补充水分为霍乱的基础治疗,补液原则为早期、迅速、适量,先盐后糖,先快后慢,注意纠正酸中毒,补钙,必要时补钾。

3. 副溶血性弧菌的致病性和免疫性如下：副溶血性弧菌引起的食物中毒多发生于夏秋季节，系因食用了烹饪不当的海产品或盐腌制品所致。常见的为海蜇、蟹类、鱼、海虾及各种贝类，因食物容器或砧板生熟不分污染副溶血性弧菌后，也可发生食物中毒。潜伏期为 5~72 小时，临床表现可从自限性腹泻至中度霍乱样病症，有腹痛、腹泻、呕吐和低热，粪便多为水样，少数为血水样，病程较短，恢复较快。该菌也可引起浅表创伤感染、败血症等。病后免疫力不强，可重复感染。

五、案例分析题

1. 该患者的慢性胃炎可能与幽门螺杆菌感染有关。

2. 该菌感染可导致的疾病如下：

幽门螺杆菌在人群的感染非常普遍，感染者大多不出现症状，少数感染者出现以下疾病。①胃炎：幽门螺杆菌感染可引起浅表性胃炎、弥漫性胃窦胃炎，数年后可进展为多灶性、萎缩性胃炎；②消化性溃疡：几乎所有消化性溃疡患者患有幽门螺杆菌感染性胃炎，根除幽门螺杆菌可治愈溃疡，复发率也明显降低；③胃癌与 MALT 淋巴瘤：幽门螺杆菌感染与胃癌发病关系密切，极少数患者病变涉及胃壁淋巴组织，有导致 MALT 淋巴瘤的危险。

幽门螺杆菌的传染源主要是人，传播途径主要是口-口途径或粪-口途径，也可能有医源性传播。

（李波清）

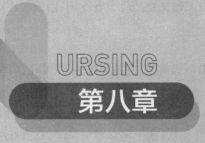

URSING

第八章

厌氧性细菌

知 识 要 点

厌氧性细菌是一群在无氧或低氧条件下才能生长繁殖的细菌。根据能否形成芽孢,可将厌氧菌分为厌氧芽孢梭菌和无芽孢厌氧菌两大类。

第一节 厌氧芽孢梭菌

厌氧芽孢梭菌属是一群厌氧的革兰氏阳性大杆菌,能形成芽孢,由于芽孢直径比菌体宽,使菌体膨大呈梭形,故此得名。

一、破伤风梭菌

1. 生物学性状 阳性细长杆菌,芽孢呈正圆形,直径大于菌体,位于菌体一端,使细菌呈鼓槌状,为该菌典型特征。严格厌氧。不发酵糖类,不分解蛋白质。芽孢抵抗力强,在干燥的土壤或尘埃中可存活数年。

2. 致病性与免疫性 破伤风梭菌芽孢由伤口或脐带残端侵入人体,在局部发芽繁殖产生外毒素,引起破伤风。局部厌氧微环境是破伤风梭菌感染致病的重要条件,如:伤口窄小且深(如刺伤),同时伴有泥土或异物污染;大面积创伤、烧伤,坏死组织多,局部组织缺血、缺氧;同时伴有需氧菌或兼性厌氧菌的混合感染等。

破伤风梭菌的致病作用主要由破伤风痉挛毒素引起。该毒素属神经毒素,对脊髓前角神经细胞和脑干神经细胞有高度亲和力,可阻止运动神经的突触前膜向胞外释放抑制性神经递质,导致骨骼肌出现强直性痉挛。本病潜伏期 7~14 天,典型症状有牙关紧闭、苦笑面容及角弓反张等。重症患者可因自主神经功能紊乱而产生心律不齐、血压波动和大量出汗造成的脱水,可因窒息或呼吸衰竭而死亡。新生儿破伤风一般在出生后 4~7 天发病,早期可出现患儿哭闹、张口和吃奶困难等症状,有助于诊断。

机体对破伤风的免疫以体液免疫为主,抗毒素的中和作用发挥重要保护效应。

3. 微生物学检查法 一般不进行细菌学检查,根据典型症状和病史即可作出临床诊断。

4. 防治原则 预防措施:①正确处理伤口,及时清创、扩创,清除坏死组织和异物,并用 3% 过氧化氢冲洗;避免不洁接生。②接种破伤风类毒素进行人工主动免疫。③对伤口较深、污染严重且未经过基础免疫者,应肌内注射破伤风抗毒素(TAT)作紧急预防。

治疗措施:①使用人抗破伤风免疫球蛋白(TIG)或 TAT 中和毒素。来源于马血清的 TAT,注射前须作皮试。②大剂量使用青霉素等抗菌药物控制感染。③镇静解痉药物等对症治疗。

护理要点:病室要遮光、安静,避免外界刺激导致痉挛发作,特别防止坠床发生;利用牙垫,避免抽搐发作时将舌咬伤;严格隔离、消毒病房,护理人员须穿隔离衣;器械物品应患者专用,器械须经特殊处理后再高压灭菌。

二、产气荚膜梭菌

1. 生物学性状　　阳性粗大杆菌,两端钝圆,在体内有明显荚膜,芽孢呈椭圆形,小于菌体,位于菌体次极端。厌氧培养,生长速度快,代谢活跃,在牛奶培养基中可见"汹涌发酵"现象。在卵黄琼脂平板上,菌落周围出现乳白色混浊圈,若加入抗 α 毒素的抗血清,则不出现混浊,此现象称 Nagler 反应,为本菌的特点。

2. 致病性　　产气荚膜梭菌能产生多种侵袭性酶和外毒素,其中 α 毒素最重要,在气性坏疽形成中起主要作用,β 毒素与坏死性肠炎有关,部分菌株还能产生肠毒素,引起腹泻。

该菌所致疾病包括:气性坏疽、食物中毒和坏死性肠炎。①气性坏疽是严重的创伤感染性疾病,大多由 A 型引起,致病条件与破伤风梭菌相似,多见于战伤和地震灾害,以局部组织坏死、组织肿胀剧烈、水汽夹杂、触摸有捻发感、恶臭、剧痛及全身中毒症状为主要特征,潜伏期短,发展迅速,病情险恶。②食物中毒主要因食入大量产肠毒素的 A 型产气荚膜梭菌污染的食物引起,临床表现为腹痛、腹胀和水样腹泻,1~2 天自愈。③坏死性肠炎由 C 型菌污染食物引起,临床表现为急性腹痛、呕吐、血样腹泻、肠部溃疡、甚至肠穿孔导致腹膜炎和休克。

3. 微生物学检查法　　从创口深部取材涂片,染色镜检是极具价值的快速诊断法。

4. 防治原则　　伤口及时清创、扩创,切除感染和坏死组织,消除厌氧微环境。严格隔离和消毒灭菌。大剂量使用青霉素等抗生素以杀灭病原菌及其他细菌。有条件可用多价抗毒素血清和高压氧舱法治疗。

三、肉毒梭菌

1. 生物学性状　　阳性粗短杆菌,有鞭毛,无荚膜,芽孢呈椭圆形,粗于菌体,位于菌体次极端,使菌体呈网球拍状。厌氧培养。芽孢抵抗力强。

2. 致病性　　肉毒梭菌能产生一种剧烈的神经毒素——肉毒毒素,是其主要致病物质。肉毒毒素不耐热,一般存在于封闭保存或腌制食品中,人食用未经加热含有该毒素的食品而中毒,最常见的为肉毒中毒和婴儿肉毒中毒。肉毒毒素可阻碍神经末梢释放乙酰胆碱,导致肌肉弛缓性麻痹,故肉毒中毒患者胃肠道症状很少见,主要表现为神经末梢麻痹。患者出现全身乏力、头痛、复视、斜视、眼睑下垂、瞳孔散大、吞咽咀嚼困难、口干、口齿不清,进而出现膈肌麻痹、心肌麻痹,导致呼吸困难,直至呼吸停止而死亡。

婴儿肉毒中毒多见于 6 个月以内的婴儿,因食入被肉毒梭菌芽孢污染的食品(如蜂蜜)而致病。临床表现为便秘、吸乳与啼哭无力、吞咽困难、眼睑下垂、眼内外直肌麻痹、脸部肌肉松弛、全身肌肉张力降低、进行性呼吸困难甚至窒息死亡。

此外,若伤口被肉毒梭菌芽孢污染,可导致机体出现创伤感染肉毒中毒。因美容或治疗而应用肉毒毒素超过剂量,也可导致医源性肉毒中毒。

3. 防治原则　　低温保存食品,食品食用前充分加热破坏外毒素是重要预防措施。早期注射足量抗毒素血清是治疗本病的有效方法。同时应加强护理与对症治疗。

四、艰难梭菌

艰难梭菌为阳性粗长杆菌,严格厌氧,其芽孢呈卵圆形,比菌体略宽,位于次极端。

艰难梭菌广泛分布于土壤、多种家畜和野生动物及人类的粪便中,经粪-口途径传播,可引起艰难梭菌感染(CDI),包括无症状感染者、医源性腹泻和假膜性肠炎等不同类型,是医源性腹泻最重要的病原体,也是引起医院感染的常见细菌。治疗时应停用原来使用的抗菌药物,改用万古霉素或甲硝唑等,也可尝试粪菌移植治疗。

第二节　无芽孢厌氧菌

无芽孢厌氧是一大类寄生于人和动物体内厌氧生长的菌群,包括阳性或阴性的球菌和杆菌,主要分布在皮肤、口腔、胃肠道和泌尿生殖道,是人体正常菌群的重要组成部分,在人体正常菌群中占绝对优势。当寄居部位改变、宿主免疫力下降或菌群失调时,若局部还有坏死组织、局部供血障碍等厌氧微环境,则可作为条件致病菌导致内源性感染,且多为混合感染。

在临床厌氧菌感染中,以口腔、胸腔、腹腔和盆腔感染多见。无芽孢厌氧菌感染特征主要有:①多为内源性感染,感染部位可遍及全身,呈慢性过程;②感染无特定病型,大多为化脓性炎症,形成局部脓肿或组织坏死,也可侵入血流形成败血症;③分泌物或脓液黏稠,可呈乳白色、粉红色、血色或棕黑色,有恶臭,有时有气体产生;④长期使用氨基糖苷类抗菌药物(链霉素、庆大霉素、卡那霉素)治疗无效;⑤分泌物涂片可见细菌,但用普通方法培养无细菌生长。

练 习 题

一、选择题

A1 型题

1. 下列关于厌氧芽孢梭菌的叙述正确的是
   - A. 主要分布于水中
   - B. 均可产生内毒素
   - C. 均为革兰氏阳性杆菌
   - D. 常引起菌血症
   - E. 均可通过伤口感染

2. 破伤风梭菌菌落的特点是
   - A. 血平板上菌落周围有双溶血环
   - B. 血平板上无溶血
   - C. 形成菜花样菌落
   - D. 形成脐状菌落
   - E. 形成羽毛样菌落

3. 破伤风梭菌芽孢的特点是
   - A. 椭圆形,位于菌体顶端
   - B. 椭圆形,位于菌体次极端
   - C. 正圆形,位于菌体顶端
   - D. 正圆形,位于菌体中央
   - E. 椭圆形,位于菌体中央

4. 下列属于破伤风梭菌生物学性状特点的是
   - A. 有荚膜
   - B. 无鞭毛
   - C. 菌体呈竹节状排列
   - D. 菌体呈鼓槌状
   - E. 芽孢正圆形,位于菌体次极端

5. 破伤风痉挛毒素作用的靶细胞是
   - A. 胃黏膜上皮细胞
   - B. 红细胞
   - C. 神经细胞
   - D. 中性粒细胞
   - E. 白细胞

6. 注射 TAT 的目的是
   - A. 对易感人群进行预防接种
   - B. 对可疑或确诊患者进行紧急预防或治疗
   - C. 杀灭破伤风梭菌
   - D. 中和与神经细胞结合的毒素
   - E. 儿童的预防接种

7. 厌氧芽孢梭菌能耐受恶劣环境条件是因为有
   - A. 内毒素
   - B. 芽孢
   - C. 荚膜
   - D. 鞭毛
   - E. 菌毛

8. 下列哪种细菌既有荚膜又可形成芽孢
   - A. 炭疽杆菌
   - B. 大肠埃希菌
   - C. 破伤风梭菌
   - D. 产气荚膜梭菌
   - E. 枯草杆菌

9. 下列对产气荚膜梭菌特征描述正确的是
   - A. 具有卫星现象
   - B. 血平板上出现双溶血环
   - C. 菌体呈汤匙样
   - D. 肠道内正常菌群
   - E. 亚碲酸钾培养基中菌落变黑

10. 具有"汹涌发酵"生长现象的细菌是
    A. 肉毒梭菌　　　　　　　　B. 炭疽杆菌　　　　　　　　C. 破伤风梭菌
    D. 产气荚膜梭菌　　　　　　E. 艰难梭菌

11. 触摸病灶组织有捻发感的临床表现可见于下列哪种细菌感染
    A. 破伤风梭菌　　　　　　　B. 产气荚膜梭菌　　　　　　C. 肉毒梭菌
    D. 艰难梭菌　　　　　　　　E. 无芽孢厌氧菌

12. 婴儿肉毒中毒主要见于
    A. 6 个月以内的婴儿　　　　B. 3 个月以内的婴儿　　　　C. 1 个月以内的婴儿
    D. 8 个月以内的婴幼儿　　　E. 12 个月以内的婴幼儿

13. 导致肉毒中毒的感染途径主要为
    A. 食用肉毒毒素污染的食物　　　　　　B. 接触肉毒中毒患者的用品
    C. 肉毒梭菌污染伤口　　　　　　　　　D. 节肢动物叮咬
    E. 吸入肉毒梭菌污染的空气

14. 产气荚膜梭菌最重要的致病物质是
    A. DNA 酶　　　　　　　　　B. 内毒素　　　　　　　　　C. 透明质酸酶
    D. 卵磷脂酶　　　　　　　　E. 胶原酶

15. 可疑肉毒中毒患者应采集下列哪种标本进行微生物学检查
    A. 脑脊液　　　　　　　　　B. 血液　　　　　　　　　　C. 伤口渗出液
    D. 尿液　　　　　　　　　　E. 吃剩的食物

16. 细菌毒素中,毒性作用最强的是
    A. 肉毒毒素　　　　　　　　B. 溶血毒素　　　　　　　　C. 肠毒素
    D. 白喉毒素　　　　　　　　E. 内毒素

17. 肉毒梭菌所致食物中毒的表现是
    A. 以循环系统症状为主　　　B. 以呼吸系统症状为主　　　C. 以泌尿系统症状为主
    D. 以运动神经麻痹症状为主　E. 以消化系统症状为主

18. 人体肠道正常菌群中占绝对优势的细菌是
    A. 白念珠菌　　　　　　　　B. 变形杆菌　　　　　　　　C. 大肠埃希菌
    D. 链球菌　　　　　　　　　E. 无芽孢厌氧菌

19. 下列哪项是医源性腹泻最重要的病原体
    A. 无芽孢厌氧菌　　　　　　B. 产气荚膜梭菌　　　　　　C. 破伤风梭菌
    D. 肉毒梭菌　　　　　　　　E. 艰难梭菌

20. 下列对无芽孢厌氧菌特征描述正确的是
    A. 只能用抗酸染色　　　　　　　　　　B. 形态特征有鉴别意义
    C. 主要引起外源性感染　　　　　　　　D. 在肠道内细菌数量比需氧菌多
    E. 菌体内形成异染颗粒

21. 下列细菌中属于专性厌氧菌的是
    A. 肺炎链球菌　　　　　　　B. 大肠埃希菌　　　　　　　C. 葡萄球菌
    D. 消化链球菌　　　　　　　E. 结核分枝杆菌

22. 患者被铁钉深刺足底造成外伤,在进行清创扩创后,应考虑注射
    A. 注射破伤风类毒素　　　　B. 注射破伤风抗毒素　　　　C. 注射破伤风菌苗
    D. 注射丙种球蛋白　　　　　E. 注射百白破三联疫苗

23. 细菌感染标本微生物学检查发现革兰氏阳性粗大杆菌,芽孢呈圆形,有荚膜,厌氧特点,呈现"汹涌发酵",该菌可能是

A. 艰难梭菌   B. 肉毒梭菌   C. 破伤风梭菌

D. 产气荚膜梭菌   E. 无芽孢厌氧菌

24. 患者因牙痛就医,初步诊断为牙周脓肿,应考虑给予何种抗生素进行治疗

A. 甲硝唑   B. 青霉素   C. 头孢霉素   D. 红霉素   E. 利巴韦林

25. 某患者食物中毒后,取剩余食物进行微生物学检查,形态学检查显示菌体呈汤匙状,有鞭毛,无荚膜,最有可能是下列哪种细菌引起的

A. 白喉棒状杆菌   B. 肉毒梭菌   C. 产气荚膜梭菌

D. 炭疽杆菌   E. 破伤风梭菌

26. 一名男性患者急诊入院,医生体检发现其背部肌肉持续性痉挛,牙关紧闭,神志清楚,初步诊断最有可能是下列哪种疾病

A. 破伤风   B. 肉毒中毒   C. 败血症

D. 脑脓肿   E. 假膜性结肠炎

27. 一位车祸患者就诊,腿部大面积创伤,病灶处组织肿胀,有渗出物,触摸有捻发感,最有可能是下列哪种疾病

A. 败血症   B. 肉毒中毒   C. 破伤风   D. 混合感染   E. 气性坏疽

28. 下列能引起食物中毒的厌氧菌是

A. 艰难梭菌   B. 肉毒梭菌   C. 双歧杆菌

D. 脆弱类杆菌   E. 破伤风梭菌

29. 在人体肠道正常菌群中,数量占绝对优势的细菌是

A. 无芽孢厌氧菌   B. 变形杆菌   C. 大肠埃希菌

D. 肉毒梭菌   E. 艰难梭菌

30. 在下列细菌中**不引起**败血症的是

A. 金黄色葡萄球菌   B. 肺炎链球菌   C. 大肠埃希菌

D. 肉毒梭菌   E. 脑膜炎奈瑟菌

B1 型题

(1~4 题共用备选答案)

A. 双歧杆菌   B. 产气荚膜梭菌   C. 肉毒梭菌

D. 破伤风梭菌   E. 大肠埃希菌

1. 因食用污染发酵豆制品引起食物中毒的细菌是

2. 引起破伤风的细菌是

3. 母乳喂养婴儿肠道菌群中最常见的细菌是

4. 能够导致气性坏疽的致病菌为

(5~8 题共用备选答案)

A. 无芽孢厌氧菌   B. 破伤风梭菌   C. 产气荚膜梭菌

D. 肉毒梭菌   E. 艰难梭菌

5. 菌体呈鼓槌状的细菌是

6. 导致肌肉迟缓性麻痹的细菌是

7. 在人体肠道中数量占绝对优势的细菌是

8. 导致医源性腹泻最常见的致病菌是

X 型题

1. 治疗气性坏疽可采用下列哪些方法

A. 大剂量青霉素   B. 气性坏疽多价抗毒素   C. 清创扩创

D. 高压氧舱   E. 注射 TAT

2. 能够引起食物中毒的细菌是
    A. 产气荚膜梭菌　　　　　　B. 肉毒梭菌　　　　　　C. 破伤风梭菌
    D. 金黄色葡萄球菌　　　　　E. 肺炎链球菌

3. 下列属于专性厌氧的细菌是
    A. 双歧杆菌　　　　　　　　B. 淋病奈瑟菌　　　　　C. 脆弱类杆菌
    D. 肉毒梭菌　　　　　　　　E. 破伤风梭菌

4. 主要以外毒素致病的细菌是
    A. 结核分枝杆菌　　　　　　B. 破伤风梭菌　　　　　C. 产气荚膜梭菌
    D. 肉毒梭菌　　　　　　　　E. 霍乱弧菌

5. 临床常见的无芽孢厌氧菌感染包括
    A. 口腔感染　　　B. 呼吸道感染　　　C. 腹腔感染　　　D. 盆腔感染　　　E. 败血症

二、名词解释

1. 厌氧芽孢梭菌：　　　　2. 破伤风痉挛毒素：　　　　3. 气性坏疽：

4. "汹涌发酵"现象：　　　5. 肉毒中毒：　　　　　　　6. 肉毒毒素：

7. CDI：

三、填空题

1. 厌氧性细菌根据能否形成芽孢,可以分为_____和_____。

2. 无芽孢厌氧菌大多数为_____的成员,作为_____可导致内源性感染,且以混合感染为多见。

3. 破伤风的病原菌是_____,主要致病物质是_____。

4. 破伤风梭菌的芽孢呈_____,直径_____菌体,位于菌体顶端,使细菌呈_____。

5. 破伤风梭菌感染的重要条件是_____,例如_____、_____、_____等。

6. 破伤风痉挛毒素属于_____毒素,其化学性质为_____。

7. 机体对破伤风的免疫主要依靠_____,即_____对毒素的中和作用。

8. 预防破伤风可接种_____进行人工主动免疫,或接种_____进行紧急预防。

9. DPT 是含有_____、_____、_____的制剂。

10. 产气荚膜梭菌是革兰氏_____性的粗大杆菌,芽孢呈_____,位于_____。

11. 产气荚膜梭菌在牛乳培养基中生长繁殖可产生该菌特点之一的_____现象。

12. 产气荚膜梭菌产生的毒性最强、最重要的毒素是_____。

13. 气性坏疽的主要致病菌是_____。

14. 肉毒梭菌的芽孢呈_____,位于次极端,细菌呈_____。

15. 肉毒毒素属于_____毒素,可阻止神经末梢释放_____,导致肌肉_____。

四、简答题

1. 简述破伤风梭菌感染的防治原则。

2. 简述产气荚膜梭菌的形态结构和培养特点。

3. 简述肉毒梭菌的致病机制。

4. 简述无芽孢厌氧菌的致病条件和感染特点。

参 考 答 案

一、选择题

A1 型题

1. C;　　2. E;　　3. C;　　4. D;　　5. C;　　6. B;　　7. B;　　8. D;　　9. B;　　10. D;

11. B;　12. A;　13. A;　14. D;　15. E;　16. A;　17. D;　18. E;　19. E;　20. D;

21. D;　22. B;　23. D;　24. A;　25. B;　26. A;　27. E;　28. B;　29. A;　30. D

B1 型题

1. C;　2. D;　3. A;　4. B;　5. B;　6. D;　7. A;　8. E

X 型题

1. ABCD;　　2. ABD;　　3. ACDE;　　4. BCDE;　　5. ABCDE

二、名词解释

1. 厌氧芽孢梭菌:是一群厌氧的革兰氏阳性大杆菌,能形成芽孢,由于芽孢直径比菌体宽,使菌体膨大呈梭形,故名。该属细菌主要分布于土壤、人和动物肠道及粪便中,多数为腐生菌,仅少数为病原菌。

2. 破伤风痉挛毒素:破伤风痉挛毒素是由破伤风梭菌产生的一种强毒性蛋白质,属神经毒素,对脊髓前角神经细胞和脑干神经细胞有高度亲和力,选择性地抑制运动神经的突触前膜向胞外释放抑制性神经递质,导致肌肉出现强直性痉挛,形成角弓反张、苦笑面容、牙关紧闭等症状。

3. 气性坏疽:是严重的创伤感染性疾病,大多由 A 型产气荚膜梭菌引起,多见于战伤和地震灾害,以局部组织坏死、气肿、水肿、恶臭、剧痛及全身中毒症状为主要特征。本病潜伏期短,发展迅速,病情险恶,病死率高。

4. "汹涌发酵"现象:产气荚膜梭菌在牛乳培养基中能分解乳糖产酸,使酪蛋白凝固并产生大量气体冲击凝固的酪蛋白呈蜂窝状,气势凶猛,这种现象被称为"汹涌发酵"。

5. 肉毒中毒:人食用未经加热含有肉毒毒素的食品而发生的食物中毒称为肉毒中毒。临床表现主要为神经末梢麻痹,胃肠道症状很少见。患者有全身乏力、头痛、复视、斜视、眼睑下垂、吞咽咀嚼困难、口齿不清等症状,甚至出现膈肌麻痹,导致呼吸衰竭而死亡。

6. 肉毒毒素:肉毒毒素是肉毒梭菌产生的剧烈的神经毒素,是已知最剧烈的毒物,不耐热,煮沸 1 分钟即可被破坏,可被特异性抗毒素中和。一般存在于封闭保存或腌制食品中,如罐头、腊肠、火腿、发酵豆制品等,人食用未经加热含有该毒素的食品而致食物中毒。

7. CDI:艰难梭菌感染,包括无症状感染者、医源性腹泻和假膜性肠炎等不同类型。艰难梭菌广泛分布于土壤,多种家畜和野生动物及人类的粪便中,经粪-口途径传播,已被公认为是医源性腹泻最重要的病原体。

三、填空题

1. 厌氧芽孢梭菌;无芽孢厌氧菌

2. 正常菌群;机会致病菌

3. 破伤风梭菌;破伤风痉挛毒素

4. 正圆形;大于;鼓槌状

5. 创口的厌氧微环境;伤口窄小且深(如刺伤),同时伴有泥土或异物污染;大面积创伤、烧伤,坏死组织多,局部组织缺血、缺氧;同时伴有需氧菌或兼性厌氧菌的混合感染

6. 神经;蛋白质

7. 体液免疫;抗毒素

8. 百白破三联疫苗;TAT

9. 百日咳菌苗;白喉类毒素;破伤风类毒素

10. 阳;椭圆形;次极端

11. 汹涌发酵

12. α 毒素

13. 产气荚膜梭菌

14. 椭圆形;汤匙样或网球拍状

15. 神经;乙酰胆碱;弛缓性麻痹

四、简答题

1. 破伤风梭菌感染的防治措施包括：①正确处理伤口，及时清创、扩创，清除坏死组织和异物；②避免不洁接生，以防止发生产妇或新生儿破伤风；③采用百白破三联疫苗（DPT）进行人工主动免疫；④肌内注射破伤风抗毒素（TAT）或人抗破伤风免疫球蛋白（TIG）以获得被动免疫作紧急预防；⑤大剂量使用青霉素等抗菌药物。

2. 产气荚膜梭菌为革兰氏阳性粗大杆菌，两端钝圆，在被感染的人或动物体内可形成明显荚膜，无鞭毛，芽孢呈椭圆形，位于菌体中央或次极端，直径小于菌体横径，但在组织和普通培养基中很少形成。厌氧，最适生长温度为 42℃。血平板培养形成中等大小的光滑菌落，多数菌株出现双层溶血环。在卵黄琼脂平板上，菌落周围出现乳白色混浊圈，若加入抗 α 毒素的抗血清，则不出现混浊，此现象称 Nagler 反应，为本菌的特点。在牛乳培养基中能分解乳糖产酸，使酪蛋白凝固并产生大量气体冲击凝固的酪蛋白呈蜂窝状，气势凶猛，这种现象被称为"汹涌发酵"。

3. 肉毒梭菌可产生剧烈的神经毒素——肉毒毒素。肉毒毒素一般存在于封闭保存或腌制食品中，如罐头、腊肠、火腿、发酵豆制品等，人食用未经加热含有该毒素的食品而致食物中毒。肉毒中毒的临床表现与其他食物中毒不同，胃肠道症状很少见，主要表现为神经末梢麻痹。肉毒毒素经肠道吸收后经血液和淋巴扩散作用于脑神经、运动神经末梢突触，阻碍神经末梢释放乙酰胆碱，影响神经冲动传递，导致肌肉弛缓性麻痹。

4. 无芽孢厌氧菌是寄生于皮肤和黏膜上的正常菌群，当寄居部位改变、宿主免疫力下降或菌群失调时，若局部还有坏死组织、局部供血障碍等厌氧微环境，则易引起内源性感染。

无芽孢厌氧菌感染特征主要有：①多为内源性感染，感染部位可遍及全身，呈慢性过程；②感染无特定病型，大多为化脓性炎症，形成局部脓肿或组织坏死，也可侵入血流形成败血症；③分泌物或脓液黏稠，可呈乳白色、粉红色、血色或棕黑色，有恶臭，有时有气体产生；④长期使用氨基糖苷类抗菌药物（链霉素、庆大霉素、卡那霉素）治疗无效；⑤分泌物涂片可见细菌，但用普通方法培养无细菌生长。

（姚　红）

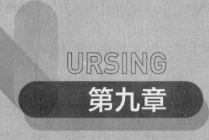

URSING

第九章

分枝杆菌属

知 识 要 点

分枝杆菌属是一类细长弯曲、有分枝生长趋势的杆菌,无鞭毛,无芽孢,不产生内、外毒素,专性需氧,营养要求高,生长缓慢,抗酸染色阳性。分枝杆菌属细菌所致疾病通常发展缓慢,呈慢性过程,可形成特征性的肉芽肿。

第一节 结核分枝杆菌

结核分枝杆菌俗称结核杆菌,是导致人类结核病最重要和最常见的病原体,可侵犯全身各器官系统,以肺部感染最多见。

一、生物学性状

(一) 形态与染色

菌体细长略弯,有分枝生长现象,无芽孢及鞭毛,电镜下可观察到微荚膜。抗酸染色阳性,呈红色。

(二) 培养特性

专性需氧,营养要求高,生长缓慢,菌落表面干燥,呈颗粒状,不透明,乳白色或淡黄色,形似菜花样。液体培养基中生长较快,形成有皱褶的菌膜。

(三) 抵抗力

对各种理化因素有较强的抵抗力。在干燥痰中可存活6~8个月,对酸碱有较强抵抗力。对湿热、紫外线、70%~75% 乙醇等敏感。

(四) 变异性

结核分枝杆菌可发生形态、菌落、毒力和耐药性变异。卡介苗(BCG)即为有毒牛型分枝杆菌的减毒活菌株,可用于预防结核病。临床上已出现对多种抗结核药耐药的变异菌株。

二、致病性与免疫性

(一) 致病物质

结核分枝杆菌不产生内、外毒素和侵袭性酶类,其致病物质主要是细胞壁上的脂质、蛋白质和荚膜等菌体成分。

1. 脂质 是结核分枝杆菌的主要毒力因子,大多与蛋白质或多糖结合以复合物方式存在。①索状因子:是分枝菌酸和海藻糖结合形成的一种糖脂,可抑制中性粒细胞游走和引起慢性肉芽肿;②磷脂:能促使单核细胞增生,抑制蛋白酶的分解,使病灶组织形成结核结节和干酪样坏死;③蜡质D:是一种肽糖脂与分枝菌酸的复合物,能引起迟发型超敏反应,并有佐剂作用;④硫酸脑苷酯:能抑制吞噬细胞中吞噬体与溶酶体的结合,使结核分枝杆菌能在吞噬细胞内长期存活。

2. 蛋白质　结核菌素是菌体蛋白的主要成分,与蜡质D结合后,能诱发迟发型超敏反应。

3. 荚膜　有助于细菌粘附与侵入宿主细胞内。

(二) 所致疾病

结核分枝杆菌主要通过呼吸道进入机体,也可经消化道及破损的皮肤黏膜侵入机体,可侵犯全身多种组织器官,引起相应器官的结核病,临床以肺结核最常见。根据机体感染结核分枝杆菌时的状态、感染后免疫应答的特点等,可分为原发感染和原发后感染两大类。

1. 原发感染　多发生于儿童,常见于肺上叶底部、中叶或下叶上部,且常靠近胸膜。症状多轻微和短暂。原发灶、淋巴管炎和肿大的肺门淋巴结称为原发综合征,X线胸片显示哑铃状阴影。多数原发感染可形成纤维化或钙化而痊愈。少数患者因免疫力低下,可引起粟粒性结核,常侵犯各处淋巴结、骨、关节、肾及脑膜等部位。

2. 原发后感染　多发生于成人。大多为内源性感染,极少数为外源性感染。病灶多见于肺尖部位,主要表现为慢性肉芽肿性炎症,形成结核结节,发生干酪样坏死或纤维化。

肺外感染可见血行播散引起的脑、肾、骨、关节、生殖器官结核,痰菌被咽入消化道可引起肠结核,通过破损皮肤感染结核分枝杆菌可致皮肤结核等。

(三) 免疫性

结核分枝杆菌属兼性胞内寄生菌,其抗感染免疫及在机体的清除主要靠细胞免疫。抗原活化的 $CD4^+$ T细胞是抗结核分枝杆菌持续感染的主要免疫细胞。机体在产生抗结核分枝杆菌感染免疫的同时伴有特异性T细胞介导的迟发型超敏反应。

结核菌素皮肤试验是指用已知的结核菌素抗原来检测受试者是否存在对该抗原的迟发型超敏反应的一种皮肤试验。目前该试验主要采用结核菌素纯蛋白衍生物(PPD)作为抗原。常规试验取 PPD 5 单位于受试者前臂掌侧皮内注射,48~72 小时后观察局部皮肤出现红肿硬结的情况,硬结直径大于 5mm 者为阳性反应,≥15mm 为强阳性反应。结核菌素试验主要应用于以下几方面:①选择卡介苗接种对象及测定卡介苗接种效果;②辅助诊断婴幼儿结核病;③在未接种卡介苗的人群中,做结核分枝杆菌感染的流行病学调查;④测定肿瘤患者的细胞免疫水平。

三、微生物学检查法

(一) 标本

根据感染部位的不同,可采用不同标本,如痰、粪便、尿、脑脊液等。

(二) 直接涂片镜检

取标本直接厚膜涂片或集菌后涂片,用抗酸染色、镜检,如找到抗酸杆菌,结合临床症状,可初步诊断。

(三) 分离培养与鉴定

将经浓缩集菌处理的沉淀物,接种于罗氏固体培养基上,37℃培养,每周观察生长情况,通常 3~4 周可长出粗糙的菌落。也可将标本接种于液体培养基中,5~7 天取沉淀物涂片染色镜检。

(四) 快速诊断

聚合酶链反应(PCR)技术已用于结核分枝杆菌的早期和快速诊断,每毫升标本中 10~100 个细菌即可获阳性结果。

四、防治原则

1. 预防措施　控制结核病除需要对结核病患者及时发现、隔离和治疗外,卡介苗接种使机体产生主动免疫是目前预防结核病的主要措施。接种对象为新生儿和结核菌素试验阴性的儿童。

2. 治疗措施　抗结核治疗的原则是早期、联合、足量、规范、全程用药,尤以联合和规范用药最为重要。我国采用 WHO 建议推广的"直接督导下的短程化疗"(DOTS)方案,即患者每次均由"督导员"(医务人员、社区志愿者或家属）在场目睹其服用规定药物。抗结核一线化疗药物有异烟肼、利福平、链霉素、吡嗪酰胺、乙胺丁醇和氨硫脲等，二线药物包括对氨基水杨酸钠、阿米卡星等。在治疗过程中应对患者体内分离的结核分枝杆菌作药物敏感试验，以指导临床合理用药。

3. 肺结核的护理要点 定时测体温，给予高热量、高蛋白、高维生素、富含钙质的食物。帮助患者培养健康的生活方式，减少体力消耗，保证充足睡眠。观察有无胃肠道反应、耳鸣耳聋、眩晕、视力减退或视野缺损、手足麻木、皮疹等。按时服药，全程监督，定期复查肝功能。配合心理护理。

第二节 其他分枝杆菌

一、麻风分枝杆菌

（一）生物学性状

麻风分枝杆菌的形态、大小、染色性等与结核分枝杆菌相似。该菌是一种典型的胞内寄生菌，患者渗出物标本片中可见大量麻风分枝杆菌存在于细胞中，这种细胞胞质呈泡沫状，称为泡沫细胞或麻风细胞。体外人工培养至今仍未成功。以麻风分枝杆菌感染小鼠足垫或接种犰狳是麻风病研究的主要动物模型。

（二）致病性

麻风分枝杆菌的传染源是麻风患者，可通过破损皮肤黏膜、呼吸道或密切接触传播，细菌可由患者鼻或其他呼吸道分泌物、精液或阴道分泌物中排出而感染他人，以家庭内传播多见。根据机体的免疫状态、病理变化和临床表现，可将麻风分为瘤型、结核样型。

1. 瘤型麻风 主要侵犯皮肤、黏膜，严重时累及神经、眼及内脏器官，鼻黏膜涂片标本中可见细胞内外有大量抗酸杆菌聚集存在，传染性强，为开放性麻风，具有进行性，属于较严重的临床类型。患者血清中有免疫复合物沉积，导致肉芽肿病变，形成结节性红斑或疣状结节，称为麻风结节，是麻风的典型病灶。常发生于面部或肢体，面部结节融合呈"狮面容"。

2. 结核样型麻风 常为自限性疾病，也称良性麻风。病变多发生于皮肤，病变早期在小血管周围可见淋巴细胞浸润，以后可有上皮细胞与单核巨噬细胞浸润，也可累及外周神经，使受累处皮肤丧失感觉。

（三）微生物学检查法

将患者鼻黏膜或皮肤病变处刮取物做涂片，抗酸染色法检查有无排列成束的抗酸染色阳性的细菌存在，细胞内找到抗酸阳性菌有重要诊断意义。病理活检也是较好的诊断方法。

（四）防治原则

预防主要依靠早期发现、早期隔离，并积极采取措施治疗进行预防。某些麻风高发国家和地区用卡介苗预防麻风病，有一定效果。治疗麻风的药物主要有氨苯砜、苯丙砜、醋氨苯砜、利福平等。

二、牛分枝杆菌

牛分枝杆菌是引起牛结核病的病原体。人由于食入未经消毒的污染牛分枝杆菌的牛乳可被感染，引起淋巴结感染和髋关节、膝关节及脊椎部骨髓病变。若牛分枝杆菌经呼吸道进入人体，亦可发生与结核分枝杆菌完全相同的感染。预防牛分枝杆菌对人感染的关键是控制好作为传染源的被感染的牛，以及对牛奶和奶制品进行严格消毒和管理。

三、非结核分枝杆菌

非结核分枝杆菌是对除结核分枝杆菌复合群和麻风分枝杆菌以外的分枝杆菌的统称，又称为非典型分枝杆菌。此类细菌广泛分布于自然界、水及土壤等环境中，故亦称环境分枝杆菌。非结核分枝杆菌大多不致病，部分对人或动物致病，但毒力较低，作为机会致病菌引起感染，常为继发性，多继发于支气管扩张、硅沉着病和肺结核等。其中鸟-胞内分枝杆菌可引起免疫低下人群发生结核样病变，是获得性免疫缺陷综合征获得性免疫缺陷综合征患者常见的机会致病菌，也可以是因消毒不严而引发的医院感染，对现有抗结核药物大多耐药，易成为慢性排菌或难治性病例，且易发生播散，偶见于健康人群感染。

练 习 题

一、选择题

A1 型题

1. 下列描述**不符合**分枝杆菌特性的是
   - A. 生长慢并有分枝生长的趋势
   - B. 抗酸染色阳性
   - C. 专性厌氧
   - D. 营养要求高
   - E. 毒力和耐药性均可发生变异

2. 分枝杆菌属细菌最显著的特点是
   - A. 能形成芽孢
   - B. 细胞壁含有大量脂质
   - C. 生长迅速
   - D. 抵抗力弱
   - E. 不容易变异

3. 下列细菌在液体培养基中生长后能形成菌膜的是
   - A. 金黄色葡萄球菌
   - B. 伤寒沙门氏菌
   - C. 结核分枝杆菌
   - D. 白喉棒状杆菌
   - E. 铜绿假单胞菌

4. 结核分枝杆菌化学组成最显著的特点是含有大量的
   - A. 蛋白质
   - B. 脂类
   - C. 多糖
   - D. RNA
   - E. 磷壁酸

5. 关于结核分枝杆菌的培养特点的描述，**错误**的是
   - A. 专性需氧
   - B. 生长最适酸碱度 7.2~7.6
   - C. 不发酵糖
   - D. 营养要求高
   - E. 在液体培养基中呈菌膜生长

6. 卡介苗是变异的结核分枝杆菌，其变异的性状是
   - A. 毒力
   - B. 形态结构
   - C. 菌落外观
   - D. 耐药性
   - E. 免疫原性

7. 结核分枝杆菌常用的染色方法是
   - A. 革兰氏染色
   - B. 抗酸染色
   - C. 镀银染色
   - D. 瑞氏染色
   - E. 墨汁负染色

8. 分离结核分枝杆菌常用的培养基是
   - A. 血平板
   - B. SS 平板
   - C. 沙保弱培养基
   - D. 巧克力平板
   - E. 罗氏培养基

9. 关于结核菌素试验，下列哪项是**错误**的
   - A. 给受试者皮内注射结核菌素
   - B. 20~30 分钟观察皮试结果
   - C. 以局部皮肤红肿硬结的直径大小为判断标准
   - D. 阳性结果表明机体对结核分枝杆菌有免疫
   - E. 可用于测定机体细胞免疫功能

10. 结核菌素试验阴性表示
    - A. 已感染过结核分枝杆菌
    - B. 接种过卡介苗
    - C. 对结核分枝杆菌有迟发型超敏反应
    - D. 已患有结核病
    - E. 机体细胞免疫功能低下

11. 机体抗结核免疫主要依赖
    - A. 干扰素
    - B. 屏障结构
    - C. 体液免疫
    - D. 细胞免疫
    - E. 非特异性免疫

12. 卡介苗的接种对象主要是
    A. 结核菌素试验阳性者
    B. HIV 感染者
    C. 年老体弱者
    D. 新生儿和结核菌素试验阴性者
    E. 免疫功能低下者

13. 与结核分枝杆菌致病性有关的是
    A. 内毒素
    B. 外毒素
    C. 侵袭性酶
    D. 菌毛
    E. 菌体成分

14. 关于麻风分枝杆菌叙述**错误**的是
    A. 主要经破损皮肤或黏膜进入机体
    B. 抗麻风免疫主要是细胞免疫
    C. 抗酸阳性、细长略带弯曲的细菌
    D. 可在体外用人工培养基培养
    E. 根据临床表现多分为瘤型和结核样型

15. 目前麻风病的微生物诊断主要方法是
    A. 抗酸染色直接镜检
    B. 分离培养
    C. 麻风菌素试验
    D. 动物试验
    E. 血清学试验

16. 麻风的传染源最有临床意义的是
    A. 麻风患者
    B. 麻风分枝杆菌携带者
    C. 带菌犰狳
    D. 带菌小鼠
    E. 带菌黑猩猩

17. 下列对于非结核分枝杆菌的描述，**错误**的是
    A. 多数为腐生菌,无致病性
    B. 部分对人致病,毒力强
    C. 生长温度不如结核分枝杆菌严格
    D. 对酸碱比较敏感
    E. 对现有抗结核药物易产生耐药

18. 区别结核分枝杆菌和非结核分枝杆菌有重要意义的试验是
    A. 发酵葡萄糖
    B. 合成烟酸
    C. 热触媒试验
    D. 还原硝酸盐
    E. 发酵乳糖

19. 下列细菌中细胞壁脂质含量最多的是
    A. 脑膜炎奈瑟菌
    B. 结核分枝杆菌
    C. 霍乱弧菌
    D. 百日咳鲍特菌
    E. 金黄色葡萄球菌

20. 下列细菌中生长速度最慢的是
    A. 金黄色葡萄球菌
    B. 大肠埃希菌
    C. 幽门螺杆菌
    D. 结核分枝杆菌
    E. 肺炎链球菌

B1 型题

（1~5 题共用备选答案）
    A. 结核分枝杆菌
    B. 麻风分枝杆菌
    C. 白喉棒状杆菌
    D. 流感嗜血杆菌
    E. 脑膜炎奈瑟菌

1. 培养时可引起"卫星现象"的细菌是

2. 体外人工培养尚未成功的细菌是

3. 能产生自溶酶的细菌是

4. 用抗毒素能进行治疗的细菌是

5. 引起肺结核的病原菌是

（6~10 题共用备选答案）
    A. 索状因子
    B. 磷脂
    C. 硫酸脑苷脂
    D. 分枝菌酸
    E. 结核菌素

6. 与分枝杆菌抗酸性有关的成分是

7. 与迟发型超敏反应发生有关的成分是

8. 具有破坏线粒体、引起慢性肉芽肿作用

9. 参与结核结节形成的成分是

10. 能抑制吞噬细胞中吞噬体和溶酶体结合的是

X 型题

1. 下列描述中,符合结核分枝杆菌生物学特征的是
   - A. 抗酸染色阳性
   - B. 营养要求高
   - C. 对酒精、紫外线抵抗力弱
   - D. 易变异
   - E. 无致病性

2. 结核分枝杆菌的致病物质包括
   - A. 脂质
   - B. 内毒素
   - C. 蛋白质
   - D. 多糖
   - E. 鞭毛

3. 结核菌素试验阴性可能是
   - A. 感染初期
   - B. 严重结核病患者
   - C. 老年人
   - D. 机体细胞免疫功能低下
   - E. 肿瘤患者

4. 结核菌素试验阳性表明
   - A. 可能感染过结核分枝杆菌
   - B. 接种卡介苗成功
   - C. 一定是结核病患者
   - D. 对结核分枝杆菌有免疫力
   - E. 机体细胞免疫功能正常

5. 关于结核分枝杆菌致病性的描述正确的是
   - A. 多途径传播
   - B. 肺部感染最多
   - C. 可侵犯多种组织器官
   - D. 免疫力低下易造成全身播散性结核
   - E. 致病性与菌体成分有关

6. 结核分枝杆菌侵入机体的途径有
   - A. 呼吸道
   - B. 消化道
   - C. 破损皮肤
   - D. 节肢动物叮咬
   - E. 直接接触

7. 机体主要以细胞免疫为保护作用的细菌是
   - A. 百日咳鲍特菌
   - B. 白喉棒状杆菌
   - C. 流感嗜血杆菌
   - D. 嗜肺军团菌
   - E. 结核分枝杆菌

8. 关于结核分枝杆菌的描述正确的是
   - A. 脂质含量丰富
   - B. 革兰氏染色不易着色
   - C. 不产生内、外毒素
   - D. 致病性与菌体成分有关
   - E. 内毒素是主要致病物质

9. 结核分枝杆菌可表现出下列哪些方面变异
   - A. 形态
   - B. 菌落
   - C. 毒力
   - D. 免疫原性
   - E. 耐药性

10. 下列细菌中属于胞内寄生菌的是
    - A. 肺炎链球菌
    - B. 结核菌素蛋白
    - C. 金黄色葡萄球菌
    - D. 大肠埃希菌
    - E. 麻风分枝杆菌

二、名词解释

1. 结核菌素试验:

2. 卡介苗(BCG):

3. 麻风细胞:

4. 非结核分枝杆菌:

三、填空题

1. _____是导致结核病最重要的病原体,其侵入机体的途径有_____、_____、_____等。

2. 结核分枝杆菌一般不用革兰氏染色,而用_____染色,结果染成_____色。

3. 结核分枝杆菌营养要求_____,生长_____,常用_____培养基培养。

4. 结核分枝杆菌致病物质主要为菌体成分,包括_____、_____、_____等。

5. 结核分枝杆菌可发生_____、_____、_____、_____和_____等变异。

6. 结核菌素试验是用已知的_____抗原来检测受试者是否存在对该抗原的_____的一种皮肤试验。

7. 卡介苗是将_____经过_____年_____代传代而得到的_____菌株,可预防_____。

8. 麻风分枝杆菌的传染源主要是_____,其传播途径有_____、_____、_____。

9. 治疗结核病主张联合用药,目前常用的药物有_____、_____、_____、_____等。

10. 除结核分枝杆菌复合群与麻风分枝杆菌外的分枝杆菌称为_____。

四、简答题

1. 试述结核分枝杆菌的致病性和免疫性特点。

2. 试述结核菌素试验的原理、方法和用途。

参 考 答 案

一、选择题

A1 型题

1. C; 　2. B; 　3. C; 　4. B; 　5. B; 　6. A; 　7. B; 　8. E; 　9. B; 　10. D;

11. D; 　12. D; 　13. E; 　14. D; 　15. A; 　16. A; 　17. B; 　18. C; 　19. B; 　20. D

B1 型题

1. D; 　2. B; 　3. E; 　4. C; 　5. A; 　6. D; 　7. E; 　8. A; 　9. B; 　10. C

X 型题

1. ABCD; 　　　2. ACD; 　　　3. ABCDE; 　　　4. ABDE; 　　　5. ABCDE;

6. ABC; 　　　7. DE; 　　　8. ABCD; 　　　9. ABCDE; 　　　10. BE

二、名词解释

1. 结核菌素试验:是指用已知的结核菌素抗原来检测受试者是否存在对该抗原的迟发型超敏反应的一种皮肤试验。常规试验取结核菌素纯蛋白衍生物(PPD)5单位于受试者前臂掌侧皮内注射,48~72小时后观察局部皮肤出现红肿硬结的情况,硬结直径 >5mm 者为阳性反应,≥15mm 为强阳性反应。

2. 卡介苗(BCG):1908 年,法国 Calmette 与 Guerin 将有毒的牛分枝杆菌培养于含胆汁、甘油、马铃薯的培养基中,历时 13 年,经 230 次传代,获得了减毒活菌株,这种减毒株是对人无致病性,而仍保持良好免疫原性的疫苗株,称为卡介苗(BCG),用于预防结核病。

3. 麻风细胞:麻风病患者渗出物标本片中可见大量麻风分枝杆菌存在于细胞中,这种细胞的胞质呈泡沫状,称为泡沫细胞或麻风细胞。

4. 非结核分枝杆菌:是对除结核分枝杆菌复合群和麻风分枝杆菌以外的分枝杆菌的统称,又称为非典型分枝杆菌。其形态染色性酷似结核分枝杆菌,但其毒力较弱,生化反应各不相同。此类细菌广泛分布于自然界、水及土壤等环境中,故亦称环境分枝杆菌。

三、填空题

1. 结核分枝杆菌;呼吸道;消化道;破损皮肤黏膜

2. 抗酸;红

3. 高;缓慢;罗氏

4. 脂质;蛋白质;多糖

5. 形态;菌落;毒力;免疫原性;耐药性

6. 结核菌素;迟发型超敏反应

7. 牛分枝杆菌;13;230;减毒;结核病

8. 麻风患者;呼吸道;破损皮肤黏膜;密切接触

9. 异烟肼;利福平;链霉素;乙胺丁醇

10. 非结核分枝杆菌

四、简答题

1. 结核分枝杆菌的致病性:结核分枝杆菌不产生内、外毒素和侵袭性酶类,其致病作用主要与细胞壁上的脂质、蛋白质和荚膜等菌体成分、菌体在组织细胞内顽强增殖引起的炎症反应、机体对菌体成分产生的免疫损伤以及代谢物质的毒性有关。结核分枝杆菌主要通过呼吸道进入机体,也可经消化道及破损的皮肤黏膜侵入机体,可侵犯全身多种组织器官,引起相应器官的结核病,临床以肺结核最常见,可分为原发感染和原发后感染两大类。

免疫性特点:固有免疫是机体抗结核分枝杆菌感染的第一步,参与其中的细胞主要是巨噬细胞、树突状细胞、中性粒细胞、自然杀伤细胞等。结核分枝杆菌属兼性胞内寄生菌,其抗感染免疫及在机体的清除主要靠细胞免疫。抗原活化的 $CD4^+$ T 细胞是抗结核分枝杆菌持续感染的主要免疫细胞。机体可产生针对结核分枝杆菌的抗体,但此抗体无保护作用。机体在产生抗结核分枝杆菌感染免疫的同时伴有特异性 T 细胞介导的迟发型超敏反应。

2. 结核菌素试验的原理:结核菌素试验是用已知的结核菌素抗原来检测受试者是否存在对该抗原的迟发型超敏反应的一种皮肤试验。

结核菌素试验的方法:常规试验取 PPD 5 单位于受试者前臂掌侧皮内注射,48~72 小时后观察局部皮肤出现红肿硬结的情况,硬结直径 >5mm 者为阳性反应,≥15mm 为强阳性反应。

结核菌素试验的用途:① 选择卡介苗接种对象及测定卡介苗接种效果;② 辅助诊断婴幼儿结核病;③ 在未接种卡介苗的人群中,做结核分枝杆菌感染的流行病学调查;④ 测定肿瘤患者的细胞免疫水平。

(姚 红)

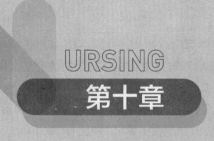

动物源性细菌

知 识 要 点

第一节　布鲁氏菌属

布鲁氏菌属的细菌是一类人兽共患传染病的病原菌,使人致病的有羊种布鲁氏菌、牛种布鲁氏菌、猪种布鲁氏菌和犬种布鲁氏菌,在我国流行的主要是羊种布鲁氏菌病,其次为牛种布鲁氏菌病。革兰氏阴性短小杆菌。无芽孢,无鞭毛,光滑型菌株有微荚膜。需氧菌,牛种布鲁氏菌在初分离时需 5%~10% CO_2。营养要求较高,在普通培养基上生长缓慢,若加入血清或肝浸液可促进生长。经 37℃培养 48 小时可长出微小、透明、无色的光滑型(S)菌落。大多能分解尿素和产生 H_2S。抵抗力较强,在土壤、毛皮、病畜的脏器和分泌物、肉和乳制品中可生存数周至数月。

致病物质主要是内毒素、微荚膜与侵袭性酶(透明质酸酶、过氧化氢酶)等。布鲁氏菌感染家畜引起母畜流产,病畜还可表现为睾丸炎、附睾炎、乳腺炎、子宫炎等,人类主要通过接触病畜或接触被污染的畜产品,经皮肤、黏膜、眼结膜、消化道、呼吸道等不同途径感染。布鲁氏菌感染人类并不引起流产,患者以反复发热为主,热型呈波浪式,临床上称为波状热。

急性期血培养阳性率可高达 70%。在急性期、亚急性期患者可取骨髓分离培养鉴定。病畜的子宫分泌物、羊水,流产动物的肝、脾、骨髓等也可作为分离培养的标本。可采用凝集试验、补体结合试验检测患者血清 IgM 和 IgG 抗体。亦可用布鲁氏菌素等作皮肤迟发型超敏反应试验,以协助诊断。

控制和消灭家畜布鲁氏菌病,切断传播途径和免疫接种三项是主要的预防措施。针对急性期和亚急性期患者的治疗,WHO 推荐的首选方案是利福平与多西环素联合使用,或四环素与利福平联用;神经系统受累者选用四环素联合链霉素。若是慢性期患者,除采用上述针对病原体的治疗外,尚须进行脱敏和对症治疗。

按照感染性疾病一般护理常规;急性期应卧床休息,全身关节游走疼痛者,须将被子用支架支起;给予高蛋白、高热量、高维生素、易消化食物,避免辛辣、生冷及油腻食物;每 4 小时检测体温变化。

第二节　耶尔森菌属

耶尔森菌属为肠杆菌科,是一类革兰氏阴性小杆菌,现已知 13 个种和亚种。其中鼠疫耶尔森菌、小肠结肠炎耶尔森菌小肠结肠炎亚种和假结核耶尔森菌假结核亚种对人类的致病性已明确。本属细菌通常先引起啮齿动物、家畜和鸟类等发病,人类通过被感染的鼠蚤叮咬而受染或因直接接触、剥食了染有鼠疫的动物(旱獭、绵羊等)而被感染。

一、鼠疫耶尔森菌

鼠疫耶尔森菌俗称鼠疫杆菌,是鼠疫的病原菌。菌体为两端钝圆,两极浓染的卵圆形短小杆菌,革兰氏染色阴性。有荚膜,无鞭毛,无芽孢。在腐败材料、陈旧培养物或生长在含高盐的培养基上则呈多形态性,可见菌体膨大成球形、球杆形或哑铃状等,或见到着色极浅的细菌轮廓,称菌影。兼性厌氧,最适生长温度为 27~30℃。在含血液或组织液的培养基上生长,24~48 小时可形成细小、黏稠的粗糙型菌落。在肉汤培养管底部开始出现絮状沉淀物,48 小时肉汤表面形成菌膜,稍加摇动菌膜呈"钟乳石"状下沉。

细菌对理化因素抵抗力弱。在湿热 70~80℃ 10 分钟或 100℃ 1 分钟死亡,但在自然环境的痰液中能存活 36 天,在蚤粪和土壤中能存活 1 年左右。

鼠疫耶尔森菌的致病性主要与 F1 抗原、V/W 抗原、外膜抗原及鼠毒素等相关。临床常见有腺鼠疫、肺鼠疫和败血症型鼠疫。感染鼠疫耶尔森菌后能获得牢固免疫力,再次感染罕见。

因鼠疫为法定甲类传染病,标本应按生物安全规定送至有严格防护措施的专用实验室检测。通过直接涂片镜检观察典型形态与染色;血平板分离培养;ELISA 等方法检测鼠疫耶尔森菌抗原;PCR 方法检测核酸。灭鼠、灭蚤是切断鼠疫传播环节,消灭鼠疫源的根本措施。一旦发现患者应尽快隔离,以阻断人间鼠疫进一步流行。

二、小肠结肠炎耶尔森菌小肠结肠炎亚种

小肠结肠炎耶尔森菌小肠结肠炎亚种是引起人类严重的小肠结肠炎病原菌。本菌天然定植在多种动物体内,如鼠、兔、猪等,通过污染食物(牛奶、肉类等)和水,经粪-口途径感染或因接触染疫动物而感染。

三、假结核耶尔森菌假结核亚种

假结核耶尔森菌假结核亚种为革兰氏阴性,无荚膜,无芽孢。人感染多为胃肠炎,可引起肠系膜淋巴结肉芽肿、回肠末端炎等。取粪便、血液等标本进行微生物学检查。多采用肠道选择性鉴别培养基进行分类培养,根据生化反应及动力等作出初步判断,最后用血清学试验进行鉴定。治疗可采用红霉素等。

第三节　芽孢杆菌属

芽孢杆菌属是一群需氧,能形成芽孢的革兰氏阳性大杆菌。其中炭疽杆菌是引起动物和人类炭疽病的病原菌,蜡样芽孢杆菌可产生肠毒素引起人食物中毒。

一、炭疽杆菌

炭疽杆菌是致病菌中最大的革兰氏阳性粗大杆菌,(1~3)μm × (5~10)μm。两端截平切,无鞭毛。需氧或兼性厌氧,最适温度为 30~35℃,在普通琼脂培养基上培养 24 小时,形成灰白色粗糙型菌落,低倍镜观察可见卷发状边缘。在血琼脂平板上不溶血;在肉汤培养基中由于形成长链而呈絮状沉淀生长。炭疽杆菌的抗原分为两部分,一部分是结构抗原,包括荚膜、菌体和芽孢等抗原成分;另一部分是炭疽毒素复合物。细菌芽孢在干燥土壤或皮毛中能存活数年至 20 余年,牧场一旦被污染,传染性可持续数十年。

炭疽杆菌主要致病物质是荚膜和炭疽毒素。炭疽杆菌主要为食草动物(牛、羊、马等)炭疽病的病原菌,可经多种方式传播,引起人类皮肤炭疽、肠炭疽和肺炭疽等。感染炭疽后可获得持久性免疫力。一般认为与机体针对炭疽毒素保护性抗原产生的保护性抗体及吞噬细胞的吞噬功能增强有关。

取渗出物、脓液、痰、粪便等直接涂片染色镜检,观察典型细菌;接种血琼脂平板分离培养;采用免疫荧光法检测荚膜抗体;ELISA 检测炭疽毒素;PCR 技术检测核酸。重点控制家畜感染和牧场的污染。病畜应严格隔离或处死深埋,死畜严禁剥皮或煮食,必须焚毁。由于炭疽杆菌的特殊性,须警惕生物恐怖分子利用炭疽杆菌制造生物恐怖活动。严格隔离治疗,限制活动;发热期间给予高维生素、易消化营养丰富的流食或半流食;严密监测体温、脉搏、呼吸及血压;督促患者剪指甲,禁止用手触摸病变组织,避免蚊虫叮咬;对于呼吸困难者,应保持坐位、吸痰、保持呼吸道通畅,并及时吸氧。

二、蜡样芽孢杆菌

蜡样芽孢杆菌为革兰氏阳性大杆菌,芽孢多位于菌体中央或次极端。在普通琼脂平板上生长良好,菌

落较大,灰白色,表面粗糙似熔蜡状。本菌广泛分布于土壤、水、尘埃、淀粉制品、乳和乳制品等食品中,是仅次于炭疽杆菌的人类和动物的致病菌,可引起食源性疾病和机会性感染。

第四节　其他菌属

一、巴尔通体属

巴尔通体属归属于巴尔通体科,引起人类感染较常见的是汉赛巴尔通体,它为猫抓病的主要病原体,传染源主要是猫和狗,尤其是幼猫,其口腔和咽部的病原体污染自身皮毛和爪,通过咬、抓或接触传播给人。患者大多有被猫或狗咬伤、抓伤或接触史,90% 的患者是儿童或青少年。病原体从伤口进入,潜伏期 14 天左右,局部皮肤出现脓疱,淋巴结肿大,发热、厌食、肌痛和脾肿大等临床综合征,常合并结膜炎伴耳前淋巴结肿大,为猫抓病的重要特征之一。

二、弗朗西丝菌属

弗朗西丝菌属细菌是一类呈多形性的革兰氏阴性小杆菌,有蜃楼弗朗西丝菌和土拉热弗朗西丝菌 2 个种,前者过去称蜃楼耶氏菌,发现于水环境,仅对免疫抑制患者致病。土拉热弗朗西丝菌包括 4 个亚种,其中土拉热弗朗西丝菌土拉热亚种为土拉病的病原体。本菌引起一些野生动物的感染,特别常见于野兔中,故俗称野兔热杆菌,人类常因接触野生动物或病畜引起土拉菌病。

三、巴斯德菌属

巴斯德菌属细菌为革兰氏阴性、球杆状的细菌,常寄生于哺乳动物和鸟类上呼吸道和肠道黏膜上。对人类致病的主要是多杀巴氏菌,为革兰氏阴性球杆菌,常呈两极浓染,无鞭毛,无芽孢、有荚膜。营养要求较高,需在含血的培养基上生长,在血平板上形成白色、不溶血的半透明小菌落。

致病物质为荚膜与内毒素。可引起低等动物的败血症和鸡霍乱。人可通过接触染病的动物而感染,所致疾病有伤口感染、脓肿、肺部感染、脑膜炎、腹膜炎、关节炎等。

练 习 题

一、选择题

A1 型题

1. 在厌氧环境中**不能**形成芽孢的是
    A. 肉毒梭菌
    B. 产气荚膜梭菌
    C. 艰难梭菌
    D. 炭疽杆菌
    E. 破伤风梭菌

2. 下列病原菌中**不引起**人兽共患病的是
    A. 布鲁氏菌
    B. 白喉棒状杆菌
    C. 鼠疫耶尔森菌
    D. 炭疽杆菌
    E. 钩端螺旋体

3. 炭疽杆菌对人体损害多见于
    A. 肺炭疽
    B. 肠炭疽
    C. 炭疽性脑膜炎
    D. 皮肤炭疽
    E. 败血症

4. 与炭疽杆菌毒力相关的主要是
    A. 芽孢
    B. 荚膜
    C. 内毒素
    D. 荚膜和炭疽毒素
    E. 致死因子

5. 控制炭疽杆菌毒力产生的基础是
    A. 质粒
    B. 溶原性噬菌体
    C. 转座子
    D. 启动子
    E. 染色体

6. 炭疽杆菌的鉴定试验还可选用
   A. 芽孢染色　　　　　　　　B. 革兰氏染色　　　　　　　C. 青霉素串珠试验
   D. 抗酸染色　　　　　　　　E. 荚膜染色

7. 在我国流行的布鲁氏菌主要是
   A. 猪种布鲁氏菌　　　　　　B. 牛种布鲁氏菌　　　　　　C. 羊种布鲁氏菌
   D. 犬种布鲁氏菌　　　　　　E. 绵羊种布鲁氏菌

8. 与布鲁氏菌毒力相关的主要是
   A. 荚膜　　　　　　　　　　B. 内毒素　　　　　　　　　C. 外毒素
   D. 内毒素和侵袭性酶　　　　E. 透明质酸酶

9. 对布鲁氏菌病的防治原则重点是
   A. 对疫区人群普通预防接种　　　　　　B. 对患者和病畜治疗
   C. 对畜群普通预防接种　　　　　　　　D. 焚烧或深埋病畜
   E. 切断传播途径

10. 下列归属于自然疫源性传染病的是
    A. 白喉　　　　　　　　　　B. 霍乱　　　　　　　　　　C. 结核
    D. 细菌性痢疾　　　　　　　E. 鼠疫

11. 鼠疫的主要传播媒介是
    A. 鼠　　　　　　　　　　　B. 鼠蚤　　　　　　　　　　C. 鼠虱
    D. 蚊　　　　　　　　　　　E. 蜱

12. 与鼠疫耶尔森菌毒力**无关**的是
    A. F1 抗原　　　　　　　　　B. V/W 抗原　　　　　　　　C. 外膜蛋白
    D. 鼠毒素　　　　　　　　　E. 芽孢

13. 有关鼠疫耶尔森菌描述**错误**的是
    A. 革兰氏阳性的芽孢杆菌　　　　　　　B. 革兰氏阴性,有荚膜
    C. 由质粒编码产生鼠毒素　　　　　　　D. 可通过鼠蚤的叮咬而传给人类
    E. 可引起人类患腺鼠疫等疾病

14. 对鼠疫作微生物学诊断时,**不采用**的标本是
    A. 淋巴结穿刺液　　　　　　B. 痰　　　　　　　　　　　C. 血液
    D. 粪便　　　　　　　　　　E. 尸体肺、淋巴结

15. 控制和消灭鼠疫的关键措施是
    A. 对鼠疫患者早期诊断和治疗　　　　　B. 疫区人群普遍接种活菌疫苗
    C. 灭鼠灭蚤　　　　　　　　　　　　　D. 疫区的流行病学监测
    E. 疫区的现场消毒和隔离

16. 布鲁氏菌引起的疾病是
    A. 波状热　　　　　　　　　B. 布鲁氏菌病　　　　　　　C. 猩红热
    D. 炭疽　　　　　　　　　　E. 流行性出血热

B1 型题

(1~3 题共用备选答案)
   A. 布鲁氏菌　　　　　　　　B. 破伤风梭菌　　　　　　　C. 产气荚膜梭菌
   D. 鼠疫耶尔森菌　　　　　　E. 炭疽杆菌

1. 可引起气性坏疽的是

2. 在有氧条件下形成芽孢的是

3. 感染动物后,引起母畜流产的是

（4~6 题共用备选答案）

    A. 毒素阻碍神经元抑制性冲动的释放   B. 具有 F1、V/W 和 MT 等毒力因子

    C. 毒素阻碍乙酰胆碱的释放   D. 可产生"汹涌发酵"

    E. 血浆凝固

4. 肉毒梭菌

5. 破伤风梭菌

6. 鼠疫耶尔森菌

（7~9 题共用备选答案）

    A. 临床标本中分离阳性率最高的无芽孢厌氧菌   B. 毒素能抑制肽链的延长及合成

    C. 可引起"黑死病"   D. 在罗氏固体培养基中分离培养

    E. 致病菌中最大的革兰氏阳性杆菌

7. 炭疽杆菌

8. 脆弱类杆菌

9. 鼠疫耶尔森菌

X 型题

1. 鼠疫耶尔森菌的主要致病因素有

    A. 芽孢   B. 鼠毒素   C. 痉挛毒素

    D. V/W 抗原   E. 神经氨酸酶

2. 炭疽杆菌的主要致病因素有

    A. 透明质酸酶   B. 炭疽毒素   C. 荚膜

    D. 肠毒素   E. 芽孢

3. 炭疽毒素的组成**不包括**

    A. 外膜蛋白   B. 菌体多糖抗原   C. 保护性抗原

    D. 致死因子   E. 水肿因子

4. 动物源性的细菌**不包括**

    A. 肉毒梭菌   B. 鼠疫耶尔森菌   C. 破伤风梭菌

    D. 布鲁氏菌   E. 炭疽杆菌

二、名词解释

1. 人兽共患病：   2. 炭疽杆菌：   3. 鼠疫耶尔森菌：

4. 鼠毒素：

三、填空题

1. 布鲁氏菌属的细菌是一类人兽共患传染病的病原菌,使人致病的有_____、_____、_____、_____。

2. 布鲁氏菌含有两种抗原_____和_____。

3. 炭疽杆菌引起_____病。

4. 炭疽杆菌主要致病物质是_____和_____。

5. 鼠疫耶尔森菌的抗原结构复杂,至少有 18 种抗原,重要的有 F1 抗原、_____、_____、_____四种抗原。

6. 临床常见的鼠疫包括_____、_____、_____。

四、简答题

1. 由主要的动物源性细菌可引起哪些人兽共患病?

2. 简述炭疽杆菌的主要致病机制及防治原则?

3. 简述鼠疫的传播特点及致病机制?

五、案例分析题

案例一

患者,男,30岁。因高热,乏力,食欲减退,肌痛20天入院。检查:T 39.5℃,P 88次/min,R 28次/min,神志清楚。心肺未见异常,肝肋下1.5cm,剑突下2cm,质软有轻度触痛,脾肋下2cm。血常规:WBC 5.6×10^9/L,血培养发现革兰氏阴性短小杆菌,布鲁氏菌凝集试验:+++。

请回答下列问题:

1. 初步诊断为何种疾病?

2. 引发疾病的病原菌是什么?

3. 该病原菌传播方式有哪些?

4. 该菌的致病机制?

案例二

患者,男,家中养牛18年,近日多头牛出现不明原因死亡,牛尸体血液不凝固,3日前胡某食用病死牛肉后出现连续性呕吐,右手指、手掌肿胀,颜色变深,继而出现坏死并形成特殊的黑色焦痂,查体发现患者全身中毒症状重,伴肠麻痹及血便。

请回答下列问题:

1. 患者得的可能是什么病,诊断依据是什么?

2. 家中病死牛应如何处置?

3. 此病的处置原则如何?

参 考 答 案

一、选择题

A1型题

1. D; 　2. B; 　3. D; 　4. D; 　5. A; 　6. C; 　7. C; 　8. B; 　9. E; 　10. E;

11. B; 　12. E; 　13. A; 　14. D; 　15. C; 　16. B

B1型题

1. C; 　2. E; 　3. A; 　4. C; 　5. A; 　6. B; 　7. E; 　8. A; 　9. C

X型题

1. BD; 　2. BC; 　3. AB; 　4. AC

二、名词解释

1. 人兽共患菌:某些病原菌(如布鲁氏菌,炭疽杆菌,鼠疫耶尔森菌等)以动物作为传染源,能引起动物和人类感染而发病,这类病原菌称作动物源性细菌。由这类病原菌所引起的疾病称作人兽共患病。

2. 炭疽杆菌:需氧的革兰氏阳性芽孢杆菌,多呈竹节样排列,椭圆形芽孢位于菌体中央。其抗原结构包括结构抗原(荚膜、菌体和芽孢)和炭疽毒素复合物两部分。主要致病物质为炭疽毒素和荚膜,引起人类炭疽病。

3. 鼠疫耶尔森菌:革兰氏阴性小杆菌,有荚膜无芽孢无鞭毛。主要的抗原结构有F1,V/W,外膜蛋白和鼠毒素等,由质粒编码,与致病性有密切关系。经鼠蚤或人蚤传播后,可引起鼠间鼠疫或人间鼠疫。

4. 鼠毒素:由质粒DNA编码的外毒素,为可溶性蛋白,当鼠疫耶尔森菌自溶裂解后释放出鼠毒素,剧毒,主要作用于心血管内皮细胞系统,引起毒血症和休克。

三、填空题

1. 羊种布鲁氏菌;牛种布鲁氏菌;猪种布鲁氏菌;犬种布鲁氏菌

2. M抗原;A抗原

3. 炭疽

4. 荚膜;炭疽毒素

5. V/W;外膜蛋白;鼠毒素

6. 腺鼠疫;肺鼠疫;败血症型鼠疫

四、简答题

1. 布鲁氏菌:感染动物后,可引起母畜流产,睾丸炎,子宫炎等。人类感染后发生波状热,肝脾肿大等布鲁病症。

炭疽杆菌:引起人和食草动物的炭疽,如皮肤炭疽、肠炭疽、肺炭疽等,并可以并发败血症,死亡率高。

鼠疫耶尔森菌:引起人和动物(鼠,旱獭,绵羊等)感染后发生鼠疫。临床常见有腺鼠疫、肺鼠疫、败血型鼠疫,死亡率高。

2. 炭疽杆菌的主要致病物质是炭疽毒素和荚膜。炭疽毒素能直接损伤微血管内皮细胞,增加血管通透性而引起组织微循环障碍和DIC,是造成感染者死亡的主要原因。荚膜有抗吞噬作用,有利于该菌在宿主组织内繁殖和扩散,因此可造成宿主皮肤、肠、肺等多组织病理损害。防治原则的重点是要控制家畜的感染和牧场的污染。包括对疫区家畜和易感人群预防接种;对病畜死畜处死深埋,严禁剥皮或煮食;要注意个人防护及环境保护,不能在无防护条件下现场剖检取材。可选用青霉素等抗生素治疗。

3. 鼠感染鼠疫耶尔森菌后,发生鼠疫,经鼠蚤的叮咬,引起鼠疫耶尔森菌在鼠、旱獭等动物中传播。进一步再通过鼠蚤或人蚤的叮咬,鼠疫可以在人群间传播。因此病鼠是该病的传播源,鼠蚤是传播媒介。由于鼠疫耶尔森菌具有 F1、V/W、外膜蛋白和鼠毒素等致病的毒力因子,能抗宿主细胞的吞噬作用,以及损伤宿主血管内皮细胞,引起 DIC 和中毒性休克等,导致死亡率极高。根据感染途径不同,人类可出现腺鼠疫,肺鼠疫或败血症性鼠疫。

五、案例分析题

案例一

1. 初步诊断为布鲁菌病。

2. 引发疾病的病原菌是布鲁氏菌。

3. 该病原菌传播主要通过接触病畜及其分泌物或被污染的畜产品,经皮肤、呼吸道、消化道、眼结膜、生殖道等多种途径感染。

4. 该菌的致病机制:布鲁氏菌侵入机体经 1~6 周的潜伏期,此期细菌被中性粒细胞和巨噬细胞吞噬,成为胞内寄生菌,随淋巴流到局部淋巴结生长繁殖并形成感染灶。当细菌繁殖达一定数量,突破淋巴结而侵入血流,出现菌血症。随后细菌进入肝、脾、骨髓和淋巴结等脏器细胞,发热也渐消退。细菌在脏器细胞内繁殖到一定程度可再度入血,又出现菌血症而致体温升高。如此反复形成的菌血症,使患者的热型呈波浪式,临床上称为波状热。

案例二

1. 患者得的可能是皮肤炭疽。

诊断依据:右手指、手掌肿胀,颜色变深,继而出现坏死并形成特殊的黑色焦痂。

2. 家中病死的牛、羊等应严格隔离,禁止在无保护条件下剖检取材,严禁剥皮、煮食,应予以焚毁,或深埋在 2m 以下。

3. 此病的处置原则:严格隔离治疗,严密监测体温、脉搏、呼吸及血压;禁止用手触摸病变组织,保持呼吸道通畅,必要时给予吸氧;使用青霉素等有效抗生素。

(赵英会)

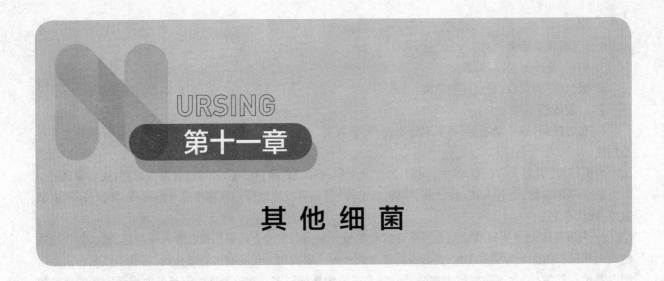

其他细菌

知识要点

第一节 棒状杆菌属

菌体细长、微弯曲,一端或两端稍膨大呈棒状,排列不规则,常呈 V、L、X 等字母形状。无荚膜、无芽孢、无鞭毛。菌体内有着色较深的异染颗粒。需氧或兼性厌氧,营养要求较高,在含血清的吕氏培养基上生长迅速,分离培养常用亚碲酸钾血平板。

白喉棒状杆菌的主要致病物质是白喉外毒素,由 β-棒状杆菌噬菌体的外毒素(tox)基因编码产生。该毒素由 A、B 两个亚单位组成,A 亚单位为毒性部位,B 亚单位为细胞受体结合部位。B 链本身无毒性,但能与心肌细胞、神经细胞等表面受体结合,协助 A 亚单位进入易感细胞内。A 亚单位进入宿主细胞后可灭活肽链延长因子 2(EF-2),阻断蛋白质合成,引起细胞功能障碍。细菌在咽喉局部黏膜表面生长繁殖,引起局部黏膜上皮细胞坏死、炎症细胞及纤维蛋白渗出,形成灰白色假膜,是该菌感染的典型体征,若假膜脱落易导致呼吸道阻塞,甚至窒息,是白喉早期致死的主要原因。细菌分泌的外毒素可入血并随血流到达易感组织(心肌、肝、肾、肾上腺及外周神经等),使细胞变性、坏死,引起心肌炎、软腭麻痹及肾上腺功能障碍等。病后 2~3 周,约 2/3 的患者可发生心肌受损,是白喉晚期致死的主要原因。

白喉的免疫力主要依靠抗毒素的中和作用。目前国内外均使用白喉类毒素、百日咳菌苗、破伤风类毒素的混合制剂(DPT 混合疫苗)进行人工主动免疫,效果良好。

第二节 鲍 特 菌 属

百日咳鲍特菌为革兰氏阴性小球杆菌,用石炭酸甲苯胺蓝染色,两端浓染。无芽孢及鞭毛。有毒菌株有荚膜和菌毛。专性需氧,营养要求高,初次分离需用鲍-金培养基。

致病物质有荚膜、菌毛、内毒素及外毒素。该菌主要侵犯婴幼儿呼吸道,5 岁以下儿童易感。临床病程可分为卡他期、痉咳期和恢复期。痉咳期可出现阵发性痉挛性咳嗽,常伴吸气吼声(鸡鸣样吼声),病程较长,故称百日咳。病后可获得持久免疫力。

目前我国一直采用"百白破"三联疫苗(DPT)进行预防,效果较好。目前已开始使用多价无细胞百日咳疫苗,必要时可用高效价百日咳免疫球蛋白进行紧急预防。治疗首选红霉素、氨苄西林等。

第三节 军 团 菌 属

嗜肺军团菌为革兰氏阴性粗短球杆菌,不易着色。无芽孢,有鞭毛和菌毛,有微荚膜。专性需氧,营养要求高,生长缓慢。在活性炭-酵母浸出液琼脂(BCYE)培养基中,培养可形成圆形凸起、灰白色、黏稠、有光泽的菌落,有特殊臭味。在含 L-酪氨酸-苯丙氨酸琼脂平板上可以产生棕色水溶性色素。该菌不发酵乳糖,可液化明胶,触酶阳性。

本菌可产生多种与致病有关的酶类、毒素和溶血素,直接损害宿主。此外,菌毛的粘附作用、微荚膜的抗吞噬作用也参与致病。嗜肺军团菌主要引起军团病,也可引起医院感染。军团菌病有流感样型、肺炎型和肺外感染三种。

嗜肺军团菌是细胞内寄生菌,主要以细胞免疫为主,病后也可获得保护性抗体。

第四节 嗜血杆菌属

流感嗜血杆菌俗称流感杆菌,革兰氏阴性短小杆菌,两端钝圆,无鞭毛、无芽孢、多数有菌毛,有毒菌株在血琼脂培养基上生长形成荚膜,而上呼吸道正常菌群中的绝大多数流感嗜血杆菌无荚膜。需氧或兼性厌氧,培养较困难,最适生长温度为 35~37℃。生长时需要 X 和 V 种生长辅助因子,以流感嗜血杆菌和金黄色葡萄球菌在同一平皿上培养,由于葡萄球菌能合成较多的 V 因子,能形成"卫星现象",有助于流感嗜血杆菌的鉴定。

其主要致病物质为荚膜、菌毛、IgA 蛋白酶和脂多糖等。该菌是寄居于人类上呼吸道的条件致病菌,以冬春两季多见,可导致原发感染和继发感染。原发感染多为急性化脓性感染,以小儿为主,如化脓性脑膜炎、咽喉炎、鼻咽炎、心包炎和关节炎等,严重者可引发菌血症。继发感染多由呼吸道暂居的无荚膜菌株引起,以成人为主,常继发于流感、百日咳、麻疹和结核病等,临床表现为慢性支气管炎、鼻窦炎和中耳炎等。

根据临床具体症状采集相应标本,直接涂片染色镜检。有些标本如痰可能伴有大量杂菌生长,若在巧克力色琼脂平板内加入该菌可耐受的抗生素,可提高本菌的分离率。将待检标本接种于血琼脂平板,培养后,根据培养特征、菌落形态、卫星现象、生化反应和荚膜肿胀试验进行鉴定。乳胶凝集试验鉴定 b 型抗原是最常用的免疫学方法,可对体液或脓汁中的 b 型抗原进行快速诊断。目前常采用 PCR 技术或 DNA 杂交法检测待检标本中的流感嗜血杆菌基因组 DNA。

现临床常用药物为头孢菌素、氯霉素、氟喹诺酮类药物和红霉素等。脑膜炎须选用能通过血脑屏障且在脑脊液中可达到有效治疗浓度的药物,如氯霉素、头孢噻肟和头孢曲松等。

第五节 假单胞菌属

革兰氏阴性杆菌,直或微弯小杆菌,无芽孢有荚膜,单端有 1~3 根鞭毛,运动活泼。临床分离的菌株常有菌毛。专性需氧,生长过程中会产生带荧光的水溶性色素青脓素和绿脓素,故使培养基变为亮绿色。抵抗力较其他革兰氏阴性菌强,对多种化学消毒剂与抗生素有抗性或者耐药性。

铜绿假单胞菌广泛分布于医院环境中,同时也是人体多个部位的正常菌群之一,其感染多见于烧伤、创伤或手术切口等,也见于因长期化疗或使用免疫抑制剂的患者。在医院感染中,由本菌引起的感染约占10%,但在特殊病房中,如烧伤和肿瘤病房、各种导管和内镜的治疗与检查室内,该菌感染率可高达30%。

铜绿假单胞菌可由各种途径传播,主要是通过污染的医疗器具和医护人员带菌操作引起医源性感染,在防止医院感染中应引起足够的重视。

第六节 弯 曲 菌 属

空肠弯曲菌形态细长,呈弧形、S 形、螺旋形或海鸥展翅状。一端或两端有鞭毛,呈直线或螺旋形运动。无芽孢,无荚膜,革兰氏染色阴性。营养要求高,微氧的条件下 (5%O_2、10%CO_2 和 85%N_2)42℃培养才能生长良好。人通过接触禽和患者粪便,或通过饮食、牛奶、污染水源传播。主要引起婴儿急性肠炎,可暴发流行或集体食物中毒。细菌生长繁殖产生霍乱样肠毒素和释放内毒素,引起炎症反应。临床表现为痉挛性腹痛、腹泻、血便或果酱样便,量多。

预防主要是注意饮水和食品卫生,加强人、畜、禽类的粪便管理。治疗可用红霉素、氨基糖苷类抗生素、氯霉素等。

第七节 其他菌属

一、肺炎克雷伯菌属

肺炎克雷伯菌肺炎亚种俗称肺炎杆菌,广泛分布于自然界以及人和动物肠道、呼吸道及泌尿生殖道,当机体免疫力下降或长期大量使用抗生素导致菌群失调时可引起感染,易感者为年老体弱者和新生儿、糖尿病和肿瘤患者、经外科途径感染者。常见感染为肺炎、支气管炎、泌尿道和创伤感染,已成为仅次于大肠埃希菌的第二大条件致病菌。大多数肺炎克雷伯菌亚种对氨基糖苷类抗生素(如庆大霉素、阿米卡星等)和头孢菌素较为敏感。近年来该菌耐药性尤其是多重耐药性普遍存在,如产超广谱 β 内酰胺酶(ESBL)和产碳青霉烯酶(KPC)的菌株在逐年增加。应在早期诊断、有效治疗和预防感染方面予以重视。

二、弧菌属

创伤弧菌也称海洋弧菌,是常见的海洋致病菌之一,常通过伤口感染。该菌菌体短小,为直杆状或弯曲弧状的革兰氏阴性菌,单鞭毛。营养要求不高,最适合生长温度 30℃。兼性厌氧,具有嗜盐性,可在 0.5% NaCl 及 3% NaCl 的蛋白胨水中生长,在含 6% NaCl 的蛋白胨水中生长良好。高风险的族群经伤口感染,感染发展迅速,最快接触后 4 小时即可出现肿胀、疼痛等症状,引发蜂窝织炎、肌炎、肌膜炎、骨髓炎,引起溃烂、皮肤肌肉坏疽。经口感染时,引起呕吐、发热、腹泻、低血压等,可迅速导致菌血症或败血症,48 小时内发展成感染性休克,进而引发多脏器功能性衰竭。一般使用抗生素静脉注射治疗,若是短时间内没有效果,须将溃烂部分切除。到海边活动做好保护措施;处理海鲜时、应戴手套;海产类食物要煮熟食用。

练 习 题

一、选择题

A1 型题

1. 白喉杆菌有鉴别价值的形态学特征是
   A. 菌体着色不均匀,出现异染颗粒　　　　　　　B. 菌体细长弯曲,一端或两端膨大呈棒状
   C. 无荚膜　　　　　　　　　　　　　　　　　D. 无鞭毛
   E. 不产生芽孢

2. 异染颗粒是
   A. 棒状杆菌的特殊结构　　　B. 存在于胞质中　　　C. 细菌的恒定结构
   D. 见于大多数细菌　　　　　E. 由细菌染色体编码而成

3. 白喉局部病变的特征是
   A. 假膜　　　　　　　　　　B. 溃疡　　　　　　　C. 水肿
   D. 红肿　　　　　　　　　　E. 脓肿

4. 白喉患者早期死亡的原因是
   A. 败血症　　　　　　　　　B. 假膜阻塞呼吸道　　　C. 毒血症
   D. 心肌炎　　　　　　　　　E. 肾上腺功能障碍

5. 白喉患者晚期死亡的原因是
   A. 呼吸道阻塞窒息　　　　　B. 心肌炎　　　　　　　C. 软腭麻痹
   D. 膈肌麻痹　　　　　　　　E. 毒血症

6. 用亚碲酸钾血琼脂平板选择鉴别培养的细菌是
   A. 伤寒杆菌　　　　　　　　B. 结核分枝杆菌　　　　　　C. 艰难梭菌
   D. 白喉杆菌　　　　　　　　E. 肉毒杆菌

7. 嗜肺军团菌的特性是
   A. G⁻杆菌,无鞭毛　　　　　　　　　　B. 最适生长温度为37℃
   C. 最适 pH 7.2~7.6　　　　　　　　　　D. 需氧菌,在2%~5% CO_2 环境中生长良好
   E. 营养要求高,需动物血清

8. 对军团菌**错误**的叙述是
   A. 广泛存在于各种水环境中　　　　　　B. 可以寄生在单核吞噬细胞内
   C. 治疗药物首选红霉素　　　　　　　　D. 是引起医源性肺炎的常见病原
   E. 对外界环境抵抗力低

9. 培养、分离军团菌可以采用
   A. 罗氏培养基　　　　　　　　　　　　B. 血平板
   C. 活性炭-酵母浸液琼脂(BCYE)　　　　D. 沙保弱培养基
   E. 碱性平板

10. 铜绿假单胞菌的特征是
    A. 专性厌氧　　　　　　　　　　　　　B. 在液体培养基中形成菌膜,菌液呈亮绿色
    C. 有周鞭毛的革兰氏阴性菌　　　　　　D. 对青霉素等多种抗生素敏感
    E. 通常只引起创伤感染,较少引起败血症

11. 下列细菌中属于条件致病菌的是
    A. 伤寒沙门菌　　　　　　　　B. 铜绿假单胞菌　　　　　　C. 金黄色葡萄球菌
    D. 结核分枝杆菌　　　　　　　E. 破伤风杆菌

12. 铜绿假单胞菌的主要致病物质是
    A. 内毒素　　　　　　　　　　B. 杀白细胞素　　　　　　　C. 红疹毒素
    D. 蛋白分解酶　　　　　　　　E. 肠毒素

13. 百日咳杆菌光滑性菌株有
    A. 菌毛　　　　　　　　　　　B. 鞭毛　　　　　　　　　　C. 芽孢
    D. 荚膜　　　　　　　　　　　E. 荚膜和菌毛

14. 百日咳病后或者免疫接种后获得的免疫力主要依靠
    A. 细胞免疫　　　　　　　　　B. 血清 IgG　　　　　　　　C. 气管局部黏膜 sIgAsIgA
    D. 血清 IgA　　　　　　　　　E. 血清 IgM

15. 目前我国预防百日咳主要采用
    A. 注射类毒素　　　　　　　　　　　　B. 注射百白破三联疫苗和死疫苗均可
    C. 注射抗毒素　　　　　　　　　　　　D. 注射百白破三联疫苗
    E. 注射减毒活疫苗

16. 白喉杆菌毒素特点中**错误**的是
    A. 干扰细胞蛋白质合成,引起细胞坏死　　B. 溶原性白喉杆菌为产毒株
    C. 毒素耐热　　　　　　　　　　　　　D. 治疗应早期用抗毒素中和毒素
    E. 易作用于心肌

17. 下列细菌中繁殖速度最慢的是
    A. 大肠埃希菌　　　　　　　　B. 丙型链球菌　　　　　　　C. 脑膜炎奈瑟菌
    D. 结核分枝杆菌　　　　　　　E. 百日咳杆菌

18. 致病物质中既无内毒素又无外毒素的细菌是

    A. 白喉棒状杆菌   B. 百日咳鲍特菌   C. 葡萄球菌

    D. 结核分枝杆菌   E. 肺炎链球菌

19. 与金黄色葡萄球菌共培养能形成"卫星现象"的是

    A. 流感嗜血杆菌   B. A 群链球菌   C. 白喉棒状杆菌

    D. 肺炎克雷伯菌   E. 百日咳杆菌

B1 型题

(1~4 题共用备选答案)

    A. 吕氏血清斜面   B. 巧克力(色)平板   C. 鲍-金(B-G)培养基

    D. BCYE 培养基   E. 普通培养基

1. 分离白喉棒状杆菌应用

2. 分离嗜肺军团菌应用

3. 分离百日咳鲍特菌应用

4. 铜绿假单胞菌应用

(5~8 题共用备选答案)

    A. 通过飞沫或气溶胶侵入   B. 通过飞沫传播引起咽喉部感染

    C. 通过飞沫传播引起气管、支气管感染   D. 是医院常见的机会致病菌

    E. 水中常居菌,通过食入引起腹泻

5. 白喉棒状杆菌

6. 百日咳鲍特菌

7. 铜绿假单胞菌

8. 嗜肺军团菌

二、名词解释

1. 异染颗粒: 2. DPT 混合疫苗: 3. BCYE 培养基:

4. BG 培养基: 5. 卫星现象:

三、填空题

1. 白喉棒状杆菌用亚甲蓝或 Albet 染色,可见菌体内出现着色较深的_____,是本菌的特征之一。颗粒的主要成分是_____和_____,对细菌的鉴别有重要意义。

2. 白喉的易感对象是_____,传染源是_____与_____。传播途径主要是_____,也可经_____传播。应用_____进行人工主动免疫,人工被动免疫应用_____。

3. 嗜肺军团菌广泛存在于自然界水环境中,主要以_____方式传播,引起军团病。临床上分为_____、_____、_____三种感染类型,治疗首选_____。

4. 铜绿假单胞菌为直或微弯小杆菌,无_____有_____,单端有_____,运动活泼,临床分离的菌株有_____。在普通培养基上生长良好,最适生长温度_____,最适产毒温度_____。

5. 培养嗜肺军团菌须提供_____和_____。

6. 百日咳传染源为_____与_____,通过_____传播,_____易感,临床表现分_____、_____、_____三期,治疗可首选_____或_____,预防主要依靠_____。

7. 空肠弯曲菌形态细长,呈_____、_____、_____或_____。本菌必须在_____条件下,_____培养才能生长良好。

8. 流感嗜血杆菌曾被误认为流行性感冒的病原体而得名,可引起_____感染和_____感染。

四、简答题

1. 简述白喉毒素的作用机制。

2. 军团病的临床表现有几类? 各有何特点?

3. 铜绿假单胞菌培养时有何特点?

4. 简述百日咳的主要传播方式和预防措施。

5. 简述空肠弯曲菌的致病特点。

6. 简述流感嗜血杆菌引起感染的两种类型。

五、案例分析题

患儿,女,6 岁。发热、声音嘶哑、喉痛伴咳嗽 5 天,急诊入院。查体:T 38.8℃,面色苍白,唇稍紫,咽后壁发现灰白色膜状物,用无菌棉拭子不易擦掉,心率 125 次/min,心律不齐。初诊为白喉。

请回答下列问题:

1. 本病的病菌是什么? 还须做哪些微生物学检查以确定诊断?

2. 该菌是如何传播的? 所致疾病怎样进行特异性预防?

参 考 答 案

一、选择题

A1 型题

1. A;　2. B;　3. A;　4. B;　5. B;　6. D;　7. D;　8. A;　9. C;　10. B;

11. B;　12. A;　13. E;　14. C;　15. D;　16. C;　17. D;　18. D;　19. A

B1 型题

1. A;　2. D;　3. C;　4. E;　5. B;　6. C;　7. D;　8. E

二、名词解释

1. 异染颗粒:胞质颗粒中的一种,其主要成分是 RNA 和多偏磷酸盐,由于具有嗜碱性,以碱性染料染色时着色较深,光镜下明显不同于菌体的颜色,故名,有助于鉴别菌种。

2. DPT 混合疫苗:即由百日咳死菌苗和白喉、破伤风类毒素混合制成的“百白破”三联疫苗,用于百日咳、白喉和破伤风的预防,效果较好。

3. BCYE 培养基:活性炭-酵母浸出液琼脂培养基,含有 L-半胱氨酸、焦磷酸铁,可作为军团菌的培养基。

4. BG 培养基:含有甘油、马铃薯和血液的鲍-金培养基,可用于培养百日咳鲍特菌。

5. 卫星现象:流感嗜血杆菌和金黄色葡萄球菌在同一巧克力琼脂平皿上培养,由于葡萄球菌能合成较多的 V 因子,并弥散到培养基里,可促进流感嗜血杆菌的生长,故在金葡菌菌落周围生长的流感嗜血杆菌菌落较大,距离金葡菌菌落越远的流感嗜血杆菌菌落越小,此现象称为“卫星现象”。

三、填空题

1. 异染颗粒;核糖核酸;多偏磷酸盐

2. 儿童;患者;带菌者;飞沫传播;污染品直接接触;百白破三联疫苗;白喉抗毒素

3. 飞沫;流感样型;肺炎型;肺外感染;红霉素

4. 芽孢;荚膜;鞭毛;菌毛;35℃;26℃

5. L-半胱氨酸;铁

6. 患者;带菌者;飞沫;儿童;卡他期;痉咳期;恢复期;红霉素;氨苄西林;百白破三联疫苗

7. 弧形;S 形;螺旋形;海鸥展翅状;微氧;42℃

8. 原发感染;继发感染

四、简答题

1. 白喉毒素是典型的外毒素,分为 A、B 两个亚单位。B 亚单位是结合片段,可与宿主细胞表面特异性受体结合,使 A 亚单位进入细胞。A 亚单位是毒性中心,可灭活细胞中的肽链延长因子-2,使细胞蛋白质合成终止,造成细胞坏死。

2. 军团菌病有流感样型、肺炎型和肺外感染三种。流感样型症状较轻,表现为肌肉疼痛、发热、寒战、头痛等,一般无需治疗,预后良好;肺炎型亦称军团病,为重症型,多见于夏季,以中老年人多见,起病急骤,先出现轻微头痛、肌肉痛和全身不适,继而出现寒战、高热、干咳、呕吐、腹痛腹泻、肾功能减退等以肺部感染为主的多器官损害,如不及时治疗可导致呼吸衰竭而死亡;肺外感染型为继发性感染,当重症军团菌发生菌血症时细菌可散布全身多部位,出现多脏器感染。

3. 专性需氧,在普通培养基上生长良好,最适温度为35℃,在4℃不生长而在42℃可生长是铜绿假单胞菌的一个特点。最适产毒温度为26℃。生长过程中会产生带荧光的水溶性色素青脓素和绿脓素,故使培养基变为亮绿色。在液体培养基中呈混浊生长,常在其表面形成菌膜。

4. 细菌经呼吸道进入机体。目前我国一直采用死菌苗与白喉、破伤风类毒素混合制成的"百白破"三联疫苗(DPT)进行预防,效果较好。必要时可用高效价百日咳免疫球蛋白进行紧急预防。

5. 空肠弯曲菌是禽类肠道正常寄生菌,人通过接触禽类或患者粪便,或通过污染食物和水源传播。主要引起婴儿急性肠炎,可暴发流行或集体食物中毒。空肠弯曲菌对胃酸敏感,至少需食入 10^4 个细菌才有可能致病。该菌借菌毛定植于小肠黏膜上皮细胞。细菌生长繁殖产生霍乱样肠毒素和内毒素,引起炎症反应。

6. 流感嗜血感染引起原发感染和继发感染。原发感染多为急性化脓性感染,以小儿为主,如化脓性脑膜炎、咽喉炎、鼻咽炎、心包炎和关节炎等,严重者可引发菌血症。继发感染多由呼吸道暂居的无荚膜菌株引起,以成人为主,常继发于流感、百日咳、麻疹和结核病等,临床表现为慢性支气管炎、鼻窦炎和中耳炎等。

五、案例分析题

1. 本病的病菌是白喉棒状杆菌。

还须做以下微生物学检查以确定诊断,取假膜边缘分泌物涂片、革兰氏染色镜检。根据细菌形态、异染颗粒等做出初步诊断。分离培养:吕氏血清斜面,亚碲酸钾血琼脂平板呈黑色。毒力鉴定:采用 SPA 协同凝集试验。也可做动物试验。

2. 该菌是随飞沫经呼吸道侵入机体或污染物品直接接触传播。该病通过注射白喉类毒素、百白破三联疫苗进行特异性预防。

(赵英会)

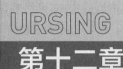

第十二章

其他原核细胞型微生物

知 识 要 点

第一节 放线菌属与诺卡菌属

放线菌是一类丝状或链状、呈分枝生长、革兰氏染色阳性的原核细胞型微生物。放线菌种类繁多,多数不致病,致病性放线菌主要为放线菌属和诺卡菌属中的菌群。放线菌属为人体正常菌群,可引起内源性感染;诺卡菌属为腐物寄生菌,广泛分布于土壤中,可引起外源性感染。

一、放线菌属

革兰氏阳性、非抗酸性丝状菌。在患者病灶组织和脓汁标本中,肉眼可见到硫黄样颗粒,为放线菌在组织中形成的菌落,是诊断放线菌感染的重要依据。放线菌为人体正常菌群,多存在于人体口腔、上呼吸道、胃肠道和泌尿生殖道等与外界相通的腔道中,可引起放线菌病,为内源性感染。常见的致病性放线菌有衣氏放线菌、牛型放线菌、内氏放线菌、黏液放线菌、龋齿放线菌等,其中对人致病性较强的是衣氏放线菌。

二、诺卡菌属

革兰氏阳性杆菌,部分抗酸染色为弱阳性。专性需氧,营养要求不高。广泛分布于土壤和潮湿的生态环境中,对人类致病的诺卡菌主要有星形诺卡菌、巴西诺卡菌、鼻疽诺卡菌,其中星形诺卡菌的致病力最强;引起化脓感染,为外源性感染。

第二节 支 原 体

支原体是一类无细胞壁、呈高度多形性、可通过细菌滤器、能在无生命培养基中生长繁殖的最小的原核细胞型微生物。对人类致病的支原体主要有肺炎支原体、人型支原体、生殖支原体及嗜精子支原体,条件致病性支原体主要有发酵支原体、穿透支原体、解脲脲原体等。

一、概述

支原体无细胞壁。细胞膜分三层,中间层富含胆固醇。兼性厌氧,以二分裂方式繁殖为主,生长缓慢,在低琼脂固体培养基上出现"油煎蛋"样菌落,也可形成颗粒状的"桑椹样"菌落。

二、主要致病性支原体

(一) 肺炎支原体

传染源为患者或带菌者,主要通过飞沫传播,以夏末秋初发病率较高。发病人群以 5~15 岁的儿童、青少年多见。主要侵犯呼吸系统,引起原发性非典型性肺炎,病理变化以间质性肺炎为主。

(二)解脲脲原体

多寄居于人类泌尿生殖道,为条件致病菌,传染源为患者或带菌者,主要通过性接触传播,引起非淋球菌性尿道炎、前列腺炎、附睾炎、阴道炎、宫颈炎、盆腔炎等泌尿生殖道感染;亦可经胎盘感染胎儿或分娩时经产道感染新生儿,引起流产、早产、死胎、新生儿眼炎、新生儿脑膜炎、新生儿呼吸道感染等;还与不孕、不育有关。

第三节 立 克 次 体

一、概述

立克次体是一类以节肢动物为传播媒介、专性细胞内寄生、大小介于细菌和病毒之间的原核细胞型微生物,对多种抗生素敏感,可引起人兽共患病。以二分裂方式繁殖,生长缓慢,可用动物接种、鸡胚接种与细胞培养法进行培养。立克次体抗原有脂多糖群特异性抗原和外膜蛋白种特异性抗原,其中普氏立克次体、斑疹伤寒立克次体、恙虫病东方体等与变形杆菌某些菌株有共同抗原成分,常用这些变形杆菌的菌体抗原(如 OX19、OXK、OX2 等)代替立克次体抗原进行非特异性凝集反应,检测人或动物血清中有无相应抗体,此交叉凝集试验称为外斐反应,可用于立克次体病的辅助诊断。节肢动物如人虱、鼠蚤、蜱或螨常为传播媒介或储存宿主,啮齿类动物常为寄生宿主与储存宿主。大多数立克次体可引起人兽共患病,并且多为自然疫源性疾病。

二、主要致病性立克次体

(一)普氏立克次体

普氏立克次体可引起流行性斑疹伤寒,患者是传染源和储存宿主,人虱(体虱)是主要传播媒介,传播方式为虱-人-虱。主要致病物质是磷脂酶 A 和内毒素。抗感染免疫以细胞免疫为主,体液免疫为辅。免疫反应也可造成对机体的病理性损害。病后免疫力持久,与斑疹伤寒立克次体感染有交叉免疫。

(二)斑疹伤寒立克次体

斑疹伤寒立克次体也称莫氏立克次体,引起地方性斑疹伤寒,啮齿类动物(主要为鼠)是主要传染源和储存宿主,鼠蚤和鼠虱是主要传播媒介,通过鼠蚤和鼠虱在鼠间传播。当鼠蚤叮咬人时,可将斑疹伤寒立克次体传染给人,再通过人虱在人群中传播。

(三)恙虫病东方体

恙虫病东方体是恙虫病的病原体。恙虫病为自然疫源性疾病,鼠是主要传染源,恙螨是传播媒介、储存宿主和寄生宿主。兔类、鸟类等也能感染或携带恙虫病东方体而成为传染源。

(四)嗜吞噬细胞无形体

专性胞内寄生菌,主要寄生在中性粒细胞的胞质空泡中,繁殖后形成类似衣原体的包涵体,称桑葚体。储存宿主是哺乳动物,硬蜱是主要传播媒介。主要通过硬蜱叮咬传播,直接接触危重患者或带菌动物的血液等体液也可能导致传播。人对嗜吞噬细胞无形体普遍易感,感染后可引起人粒细胞无形体病。

(五)查菲埃立克体

储存宿主和传染源是多种哺乳类动物,硬蜱是主要传播媒介,硬蜱叮咬为主要传播途径。主要感染单核细胞和巨噬细胞,引起人单核细胞埃立克体病。

第四节 衣 原 体

衣原体是一类能通过细菌滤器、具有独特发育周期、在真核细胞内专性寄生的原核细胞型微生物。衣原体具有以下共同特性:①圆形或椭圆形小体,有细胞壁,革兰氏染色阴性;②有独特的发育周期,以二分裂方式繁殖;③有 DNA 和 RNA 两种核酸;④有核糖体;⑤严格细胞内寄生,具有独立的酶系统,但不能产生代谢所需的能量;⑥对多种抗生素敏感。

一、概述

在衣原体独特的发育周期中有两种不同的形态:原体和始体。原体是发育成熟的衣原体,无繁殖能力,具有高度感染性;始体也称为网状体,是繁殖型,没有感染性。衣原体抗原主要有属特异性抗原、种特异性抗原、型特异性抗原。衣原体广泛寄生于人、哺乳动物及禽类体内,对人致病的衣原体主要有沙眼衣原体、肺炎衣原体、鹦鹉热衣原体和兽类衣原体的部分菌株。

二、主要致病性衣原体

(一)沙眼衣原体

根据侵袭力与引起人类疾病的部位不同,可将沙眼衣原体分为三个生物型,即沙眼生物型、生殖生物型与性病淋巴肉芽肿生物型(LGV)。主要引起沙眼(沙眼生物型 A、B、BA、C 血清型,主要通过眼-眼或眼-手-眼的途径传播)、包涵体结膜炎(沙眼生物型 B、BA 及生殖生物型 D~K 血清型)、泌尿生殖道感染(生殖生物型 D~K 血清型)、婴幼儿肺炎(生殖生物型 D~K 血清型)、性病淋巴肉芽肿(LGV 生物型的 4 个血清型)等。

(二)肺炎衣原体

只有一个血清型即 TWAR。人类是其唯一的自然宿主,经呼吸道分泌物或飞沫在人群中传播,主要引起青少年急性呼吸道感染,常见疾病包括肺炎、咽炎、鼻窦炎、中耳炎、扁桃体炎与支气管炎等。

(三)鹦鹉热衣原体

鹦鹉热衣原体引起的鹦鹉热是一种自然疫源性人兽共患疾病。人类主要通过呼吸道吸入病鸟粪便或呼吸道分泌物而被感染,也可经破损皮肤、黏膜或眼结膜感染,临床上多表现为非典型性肺炎,以发热、头痛、干咳、间质性肺炎为主要症状,也可表现为大叶性肺炎,偶尔可并发心肌炎、脑炎、心内膜炎与肝炎等。

第五节　螺　旋　体

螺旋体是一类细长、柔软、弯曲、呈螺旋状,运动活泼的原核细胞型微生物,生物学地位介于细菌与原虫之间。对人致病的螺旋体主要分布于钩端螺旋体属、密螺旋体属和疏螺旋体属 3 个属。

一、钩端螺旋体属

螺旋细密而规则,菌体一端或两端弯曲呈问号状或"C"字形、"S"字形。镀银染色法染成金黄色或棕褐色;因菌体折光性强,常用暗视野显微镜观察。营养要求较高,常用 Korthof 或 EMJH 培养基培养,需氧或微需氧。抵抗力弱,对青霉素敏感。

致病性钩端螺旋体能引起人及动物的钩端螺旋体病,简称钩体病,为自然疫源性疾病,是一种典型的人兽共患病。黑线姬鼠、猪、牛等为主要传染源和储存宿主。人因接触污染的水或土壤而被感染。致病物质主要有内毒素、粘附素、溶血素和侵袭性酶等。钩体病临床上分为肺出血型、流感伤寒型、黄疸出血型、肾型和脑膜脑炎型等病型。抗感染主要依赖于特异性体液免疫。预防措施是防鼠、灭鼠,加强对带菌家畜的管理,保护水源,对易感人群接种含有当地流行血清型的多价疫苗。治疗首选青霉素,青霉素过敏者可选用庆大霉素或多西环素。

二、密螺旋体属

苍白密螺旋体苍白亚种俗称梅毒螺旋体,引起人类性传播疾病梅毒。梅毒螺旋体细长且两端尖直,有 8~14 个较致密而规则的螺旋,运动活泼。不能在无生命的人工培养基上生长繁殖。抵抗力极弱,对温度、干燥均特别敏感。血液中的梅毒螺旋体 4℃放置 3 天可死亡。

人是梅毒唯一的传染源,梅毒可分为先天性梅毒(又称胎传梅毒)和后天性梅毒(又称获得性梅毒,分三期),前者由母体经胎盘传染给胎儿,后者主要通过性接触传染。输入含梅毒螺旋体污染的血液或血制品,可引起输血后梅毒。I、II期梅毒,又称为早期梅毒,此期传染性强,但组织破坏性较小;III期梅毒,又称晚期梅毒,传染性小但破坏性大。梅毒的免疫为有菌免疫或传染性免疫。抗感染免疫以细胞免疫为主。预防措施是加强性卫生教育和注重个人性卫生。对患者应早期确诊并彻底治疗。治疗选用敏感抗生素。

三、疏螺旋体属

对人有致病性的主要有伯氏疏螺旋体、回归热疏螺旋体、奋森疏螺旋体等。伯氏疏螺旋体是莱姆病的主要病原体。营养要求高,微需氧。抵抗力弱,对热、干燥和一般消毒剂均较敏感。

莱姆病是自然疫源性传染病,野鼠、鹿等是主要传染源和储存宿主,主要传播媒介是硬蜱。莱姆病病程可分为三期：早期局部性感染、早期播散性感染与晚期持续性感染。早期局部性感染出现特征性的慢性游走性红斑（ECM），伴有发热、头痛、肌肉和关节疼痛、局部淋巴结肿大等症状；早期播散性感染多表现为继发性红斑、面神经麻痹、脑膜炎等；晚期持续性感染表现为慢性关节炎、周围神经炎与慢性萎缩性肌皮炎等。抗伯氏疏螺旋体感染主要依赖于特异性体液免疫。预防措施是疫区工作人员要加强个人保护，避免蜱叮咬。根据患者不同的临床表现及病程，采用不同的抗生素及给药方式。

练 习 题

一、选择题

A1 型题

1. 在放线菌感染的脓汁标本中肉眼可观察到硫黄样颗粒，其本质是
   - A. 包涵体
   - B. 异染颗粒
   - C. 孢子
   - D. 质粒
   - E. 在组织中形成的菌落

2. 下列致病性放线菌中对人致病性较强的是
   - A. 衣氏放线菌
   - B. 牛型放线菌
   - C. 内氏放线菌
   - D. 黏液放线菌
   - E. 龋齿放线菌

3. 放线菌属引起的感染多为
   - A. 内源性感染
   - B. 节肢动物叮咬
   - C. 动物咬伤
   - D. 外源性感染
   - E. 接触感染

4. 衣氏放线菌感染好发部位是
   - A. 脑
   - B. 肠道
   - C. 面颈部
   - D. 骨和关节
   - E. 肺部

5. 星形诺卡菌引起人的主要疾病是
   - A. 肺炎
   - B. 脑膜炎
   - C. 关节炎
   - D. 败血症
   - E. 腹膜炎

6. 能在无生命人工培养基中生长繁殖的最小的原核细胞型微生物是
   - A. 衣原体
   - B. 立克次体
   - C. 病毒
   - D. 支原体
   - E. 细菌

7. 支原体与细菌 L 型的最主要区别是
   - A. 无细胞壁
   - B. 能通过细菌滤器
   - C. 在固体培养基上形成"油煎蛋"样菌落
   - D. 形态结构不因有无诱导因素而改变
   - E. 呈多形性

8. 可引起原发性非典型性肺炎的病原体是
   - A. 肺炎链球菌
   - B. 肺炎支原体
   - C. 嗜肺军团菌
   - D. 流感病毒
   - E. 解脲脲原体

9. 关于肺炎支原体的描述**错误**的是
   - A. 是原发性非典型性肺炎的病原体
   - B. 主要经呼吸道传播
   - C. 侵入人体后可粘附于细胞表面
   - D. 病理变化以间质性肺炎为主
   - E. 首选青霉素治疗

10. 有关立克次体特性的描述，**错误**的是
    - A. 有多种形态，二分裂繁殖
    - B. 专性细胞内寄生
    - C. 以节肢动物为传播媒介
    - D. 可引起人兽共患疾病
    - E. 对抗生素不敏感

11. 可代替立克次体抗原进行外斐反应的细菌是
    A. 大肠埃希菌　　　　　　　B. 痢疾杆菌　　　　　　　C. 变形杆菌
    D. 铜绿假单胞菌　　　　　　E. 百日咳鲍特菌

12. 普氏立克次体的传播媒介是
    A. 硬蜱　　　　　　　　　　B. 蚊　　　　　　　　　　C. 鼠蚤或鼠虱
    D. 恙螨　　　　　　　　　　E. 人虱

13. 恙虫病东方体的传播媒介是
    A. 硬蜱　　　　　　　　　　B. 蚊　　　　　　　　　　C. 鼠蚤或鼠虱
    D. 恙螨　　　　　　　　　　E. 人虱

14. 由普氏立克次体引起的疾病是
    A. 肠伤寒　　　　　　　　　B. 流行性斑疹伤寒　　　　C. 地方性斑疹伤寒
    D. 恙虫病　　　　　　　　　E. 立克次体痘

15. 可引起地方性斑疹伤寒的病原体是
    A. 伤寒沙门菌　　　　　　　B. 普氏立克次体　　　　　C. 斑疹伤寒立克次体
    D. 恙虫病　　　　　　　　　E. 查菲埃立克体

16. 立克次体与细菌的主要区别是
    A. 有细胞壁　　　　　　　　　　　　　B. 专性活细胞内寄生
    C. 含有 DNA 和 RNA 两种核酸　　　　D. 以二分裂方式繁殖
    E. 对抗生素敏感

17. 具有独特发育周期的微生物是
    A. 衣原体　　　　　　　　　B. 立克次体　　　　　　　C. 支原体
    D. 螺旋体　　　　　　　　　E. 细菌

18. 衣原体发育周期中具有繁殖能力的是
    A. 内基小体　　　　　　　　B. 原体　　　　　　　　　C. 始体
    D. 包涵体　　　　　　　　　E. 六邻体

19. 首先采用鸡胚卵黄囊分离培养出沙眼衣原体的学者是
    A. 汤非凡　　　　　　　　　B. 郭霍　　　　　　　　　C. 巴斯德
    D. 列文虎克　　　　　　　　E. 琴纳

20. 可引起性病淋巴肉芽肿的病原体是
    A. 沙眼衣原体　　　　　　　B. 兽类衣原体　　　　　　C. 肺炎衣原体
    D. 鹦鹉热衣原体　　　　　　E. 解脲脲原体

21. 下列与性传播途径相关的疾病是
    A. 沙眼　　　　　　　　　　B. 性病淋巴肉芽肿　　　　C. 鹦鹉热
    D. 婴幼儿肺炎　　　　　　　E. 肺炎衣原体肺炎

22. 检查钩端螺旋体最常用的方法是
    A. 鞭毛染色　　　　　　　　B. 革兰氏染色法　　　　　C. 抗酸染色法
    D. Giemsa 染色法　　　　　　E. 暗视野显微镜法

23. 钩端螺旋体最主要的感染途径是
    A. 接触患者或病兽　　　　　B. 接触疫水或疫土　　　　C. 经呼吸道感染
    D. 经消化道感染　　　　　　E. 经节肢动物叮咬

24. 钩端螺旋体病的主要传染源是
    A. 急性期患者　　　　　　　B. 隐性带菌者　　　　　　C. 带菌的鼠类和猪
    D. 带菌节肢动物　　　　　　E. 慢性感染者

25. 可引起梅毒的螺旋体是
    A. 奋森疏螺旋体   B. 梅毒螺旋体   C. 雅司螺旋体
    D. 钩端螺旋体   E. 回归热疏螺旋体

26. 伯氏疏螺旋体引起的疾病是
    A. 回归热   B. 莱姆病   C. 钩体病
    D. 波状热   E. 梅毒

27. 伯氏疏螺旋体传播媒介是
    A. 蚊   B. 虱   C. 蚤   D. 蝇   E. 硬蜱

A2 型题

1. 患者,男,65 岁。因左颊部红肿、排出带有黄色小颗粒的脓性分泌物一月余而就诊。取脓汁压片镜检,确定为硫黄样颗粒。该患者最可能感染的病原体是
    A. 肺炎支原体   B. 梅毒螺旋体   C. 钩端螺旋体
    D. 沙眼衣原体   E. 放线菌

2. 患者,男,26 岁,东北林区工人。因发热、头痛、肌肉和关节疼痛来就诊。自述 1 周前左前臂被硬蜱叮咬过。检查发现,局部皮肤发红并微微隆起,外周形成一片圆形皮损。该患者可能患何种疾病
    A. 猩红热   B. 恙虫病   C. 麻疹
    D. 莱姆病   E. 皮肤炭疽

A3 型题

(1~2 题共用题干)

患者,男,36 岁。因发热、剧烈头痛、全身肌肉酸痛、皮疹 1 周前来就诊。患者为当地山区农民。查体:体温 40℃,全身皮肤黏膜可见皮疹。实验室检查:外斐反应阳性。

1. 该患者所患疾病可能是
    A. 风湿热   B. 霍乱   C. 痢疾
    D. 地方性斑疹伤寒   E. 肺结核

2. 上述疾病的传播途径是
    A. 鼠蚤叮咬   B. 性接触   C. 消化道
    D. 呼吸道   E. 泌尿生殖道

(3~4 题共用题干)

患者,男,25 岁,农民,农忙进行秋收。主诉:发热、乏力、全身肌肉酸痛 1 周余。检查:眼结膜充血,腹股沟及腋下触及数个淋巴结肿大,腓肠肌压痛明显。显微镜凝集试验 1∶400。

3. 该患者可能诊断的疾病是
    A. 梅毒   B. 流行性出血热   C. 钩端螺旋体病
    D. 斑疹伤寒   E. 淋病

4. 关于该疾病的描述,**不正确**的是
    A. 人兽共患病   B. 猪、鼠等是主要传染源   C. 夏、秋季节流行
    D. 人可因接触污染的水而传播   E. 人虱是主要传播媒介

(5~7 题共用题干)

患者,男,36 岁。因发热、乏力伴背部游走性红斑入院。患者为东北林区居民,经常在树林里劳动。1 周前发热,左侧大腿外侧出现红色斑疹,随后扩大,可游走,伴肌痛等。查体:体温 38.2℃。左侧大腿外侧可见一片圆形皮损,直径约 15cm,外缘有鲜红色边界,中央呈退行性变。

5. 该患者所患疾病可能是
    A. 莱姆病   B. 痢疾   C. 霍乱
    D. 钩端螺旋体病   E. 炭疽

6. 引起该病最可能的病原体是
　　A. 霍乱弧菌　　　　　　　　B. 钩端螺旋体　　　　　　　　C. 痢疾杆菌
　　D. 炭疽杆菌　　　　　　　　E. 伯氏疏螺旋体
7. 该病原体的传播途径是
　　A. 硬蜱叮咬　　　　　　　　B. 消化道传播　　　　　　　　C. 直接接触病原体污染的水源
　　D. 呼吸道传播　　　　　　　E. 性接触传播

B1 型题

（1~4 题共用备选答案）
　　A. 性接触　　　　　　　　　B. 呼吸道　　　　　　　　　　C. 消化道
　　D. 破损的皮肤　　　　　　　E. 硬蜱叮咬传播
1. 肺炎衣原体的主要传播途径是
2. 解脲脲原体的主要传播途径是
3. 梅毒螺旋体的主要传播途径是
4. 伯氏疏螺旋体的主要传播途径是

（5~9 题共用备选答案）
　　A. 硬蜱　　　　　　　　　　B. 恙螨　　　　　　　　　　　C. 人虱
　　D. 蚊　　　　　　　　　　　E. 鼠蚤
5. 普氏立克次体的传播媒介是
6. 斑疹伤寒立克次体的传播媒介是
7. 恙虫病东方体的传播媒介是
8. 嗜吞噬细胞无形体的传播媒介是
9. 查菲埃立克体的传播媒介是

X 型题

1. 支原体的繁殖方式有
　　A. 二分裂　　　　　B. 出芽　　　　　C. 分节　　　　　D. 断裂　　　　　E. 复制
2. 解脲脲原体引起的疾病有
　　A. 非淋球菌性尿道炎　　　　B. 前列腺炎　　　　　　　　C. 阴道炎
　　D. 宫颈炎　　　　　　　　　E. 盆腔炎
3. 立克次体的特点是
　　A. 对抗生素敏感　　　　　　B. 专性活细胞内寄生　　　　C. 二分裂方式繁殖
　　D. 节肢动物为传播媒介　　　E. 多数是人兽共患病病原体
4. 立克次体的传播媒介包括
　　A. 虱　　　　　　　B. 蚤　　　　　　C. 蜱　　　　　　D. 螨　　　　　E. 鼠
5. 立克次体的致病物质应包括
　　A. 血凝素　　　　　　　　　B. 内毒素　　　　　　　　　　C. 外毒素
　　D. 磷脂酶 A　　　　　　　　E. 肠毒素
6. 下列疾病中与性传播途径相关的是
　　A. 沙眼　　　　　　　　　　B. 性病淋巴肉芽肿　　　　　　C. 包涵体结膜炎
　　D. 泌尿生殖道感染　　　　　E. 鹦鹉热
7. 衣原体的传播途径是
　　A. 性接触传播　　　　　　　　　　　　B. 垂直传播
　　C. 通过呼吸道分泌物或飞沫传播　　　　D. 通过公共物品传播
　　E. 通过观赏鸟接触传播

8. 钩端螺旋体病的临床病型包括

    A. 肺出血型   B. 流感伤寒型   C. 黄疸出血型

    D. 肾型   E. 脑膜脑炎型

9. 梅毒常见的传播途径是

    A. 性接触传播   B. 胎盘传播   C. 虫媒传播

    D. 呼吸道吸入传播   E. 粪-口途径传播

10. 可经性传播的病原体是

    A. 沙眼衣原体   B. 人类免疫缺陷病毒   C. 梅毒螺旋体

    D. 淋病奈瑟菌   E. 解脲脲原体

二、名词解释

1. 硫黄样颗粒：   2. 支原体：   3. 立克次体：

4. 衣原体：   5. 螺旋体：

三、填空题

1. 诺卡菌属中对人致病的主要有_____、_____和_____,其中致病力最强的是_____。

2. 放线菌在组织中形成的菌落称为_____。

3. 肺炎支原体主要通过_____传播,引起_____。

4. 菌落呈荷包蛋状的微生物有_____、_____。

5. 支原体缺乏_____结构,故在形态上呈_____。

6. 普氏立克次体以_____为媒介在人与人之间传播,引起_____。

7. 斑疹伤寒根据病原、传播媒介及流行病学特征可分为_____和_____。

8. 嗜吞噬细胞无形体的主要传播媒介是_____,引起_____。

9. 查菲埃立克体的主要传播媒介是_____,引起_____。

10. 衣原体的发育周期有_____、_____两种形态,其中具有高度感染性的是_____,具有增殖能力的是_____。

11. 沙眼衣原体根据侵袭力与引起人类疾病的部位不同,分为_____、_____和_____3个生物型。

12. 钩端螺旋体感染的免疫以_____为主;梅毒螺旋体感染的免疫以_____为主。

13. 钩端螺旋体病根据流行特征和传染源差异,可分为_____、_____和_____3型。

四、简答题

1. 放线菌属中对人致病性较强的是何菌? 如何诊断?

2. 比较支原体与细菌 L 型的主要异同点。

3. 立克次体有哪些共同特点?

4. 简述普氏立克次体、斑疹伤寒立克次体和恙虫病东方体的传播媒介及所致疾病。

5. 试述衣原体的发育周期。

6. 简述钩端螺旋体主要动物宿主、感染途径和主要微生物学检查方法。

7. 简述梅毒螺旋体的免疫性特点。

五、论述题/案例分析题

1. 试述梅毒螺旋体的致病特点。

2. 患者,男,农民。突然出现高热、乏力,伴有腓肠肌疼痛、眼结膜出血以及淋巴结肿大。发病前曾在稻田劳作。

  （1）首先应考虑的疾病是

    A. 钩体病   B. 梅毒   C. 脊髓灰质炎

    D. 风湿性关节炎   E. 莱姆病

（2）该病原体的主要传染源和储存宿主是

  A. 鼠和犬　　　　　　　B. 猪和犬　　　　　　　C. 鼠和猪

  D. 牛和马　　　　　　　E. 羊和牛

（3）为进一步明确诊断，首选检查方法是

  A. CT　　　　　　　　　　　　　　B. 革兰氏染色

  C. 暗视野显微镜或镀银染色法染色　　D. 抗酸染色

  E. X 线透视检查

参 考 答 案

一、选择题

A1 型题

1. E； 2. A； 3. A； 4. C； 5. A； 6. D； 7. D； 8. B； 9. E； 10. E；

11. C； 12. E； 13. D； 14. B； 15. C； 16. B； 17. A； 18. C； 19. A； 20. A；

21. B； 22. E； 23. B； 24. C； 25. B； 26. B； 27. E

A2 型题

1. E； 2. D

A3 型题

1. D； 2. A； 3. C； 4. E； 5. A； 6. E； 7. A

B1 型题

1. B； 2. A； 3. A； 4. E； 5. C； 6. E； 7. A； 8. A； 9. A

X 型题

1. ABCD； 2. ABCDE； 3. ABCDE； 4. ABCD； 5. BD；

6. BCD； 7. ABCDE； 8. ABCDE； 9. AB； 10. ABCDE

二、名词解释

1. 硫黄样颗粒：在放线菌感染的组织和脓汁标本中，肉眼可见到黄色小颗粒，是放线菌在组织中形成的菌落。

2. 支原体：是一类无细胞壁、呈高度多形性、可通过细菌滤器、能在无生命培养基中生长繁殖的最小的原核细胞型微生物。

3. 立克次体：是一类以节肢动物为传播媒介、专性细胞内寄生、大小介于细菌和病毒之间的原核细胞型微生物，对多种抗生素敏感，可引起人兽共患病。

4. 衣原体：是一类能通过细菌滤器、具有独特发育周期、在真核细胞内专性寄生的原核细胞型微生物。

5. 螺旋体：是一类细长、柔软、弯曲、呈螺旋状运动活泼的原核细胞型微生物，生物学地位介于细菌与原虫之间。

三、填空题

1. 星形诺卡菌；巴西诺卡菌；鼻疽诺卡菌；星形诺卡菌

2. 硫黄样颗粒

3. 呼吸道；原发性非典型性肺炎

4. 支原体；细菌 L 型

5. 细胞壁；多形性

6. 人虱；流行性斑疹伤寒

7. 流行性斑疹伤寒；地方性斑疹伤寒

8. 硬蜱;人粒细胞无形体病

9. 硬蜱;人单核细胞埃立克体病

10. 原体;始体;原体;始体

11. 沙眼生物型;生殖生物型;性病淋巴肉芽肿生物型

12. 体液免疫;细胞免疫

13. 稻田型;雨水型;洪水型

四、简答题

1. 放线菌属中对人致病性较强的是衣氏放线菌,主要引起面颈部软组织的化脓性感染,并常伴有多发性瘘管形成。

主要是从患者的脓汁、痰液或组织切片中寻找硫黄样颗粒,压片后革兰氏染色镜检,可见放射状排列的菌丝,菌丝末端膨大呈棒状,形似菊花状。

2. 主要相同点:无细胞壁,呈多形性,能通过细菌滤器,对低渗敏感,形成"油煎蛋"样菌落。

主要区别点:细菌 L 型在脱离诱导因素后可恢复为原型菌,而支原体则是一种独立于细菌外的原核细胞型微生物,在遗传上与细菌无关。

3. 立克次体的共同特点:①有细胞壁,但形态多样;②革兰氏染色阴性;③专性活细胞内寄生,以二分裂方式繁殖;④以节肢动物作为传播媒介或储存宿主;⑤多数是人兽共患的病原体;⑥对多种抗生素敏感。

4. 普氏立克次体以人虱为主要传播媒介在人与人之间传播,引起流行性斑疹伤寒;斑疹伤寒立克次体以鼠蚤或鼠虱为媒介传染给人,引起地方性斑疹伤寒;恙虫病东方体以恙螨为媒介感染人,引起恙虫病。

5. 衣原体在宿主细胞内生长繁殖,具有独特的发育周期,可观察到两种不同的形态:原体和始体。

原体是发育成熟的衣原体,在宿主细胞外较稳定,是细胞外形式,无繁殖能力,具有高度感染性。原体进入宿主细胞,在空泡内逐渐发育、增殖成为始体。

始体是衣原体发育周期中的繁殖型,没有感染性;始体在空泡内以二分裂方式繁殖,形成许多子代原体,成熟的子代原体从感染细胞中释放出,再感染新的易感细胞,开始新的发育周期。

6. 钩端螺旋体主要动物宿主是鼠类、猪、牛等。主要感染途径是接触污染钩端螺旋体的水或土壤,也可通过胎盘感染胎儿。主要检查方法有病原学诊断和血清学诊断,病原学诊断主要采用暗视野显微镜直接镜检或用镀银染色后镜检;血清学诊断主要采用显微镜凝集试验。

7. 梅毒螺旋体感染的免疫以细胞免疫为主,为有菌免疫或传染性免疫,当体内有梅毒螺旋体持续存在时,对再感染有免疫力,一旦体内梅毒螺旋体被清除,免疫力也随之消失。

五、论述题/案例分析题

1. 梅毒螺旋体是引起人类性传播疾病梅毒的病原体,人是梅毒的唯一传染源。根据感染方式不同,梅毒分为先天性梅毒和后天性梅毒。

先天性梅毒又称胎传梅毒,是梅毒螺旋体经胎盘进入胎儿血循环,引起胎儿全身感染,可导致流产、早产或死胎,新生儿可有皮肤病变、马鞍鼻、锯齿形牙、间质性角膜炎、先天性耳聋等特殊体征。

后天性梅毒又称获得性梅毒,是通过性接触传播,临床上分三期。Ⅰ期梅毒:感染后 2~10 周局部出现无痛性硬下疳,多见于外生殖器,此期传染性极强。经 2~3 个月无症状的潜伏期后进入第Ⅱ期。Ⅱ期梅毒:全身皮肤黏膜出现梅毒疹、周身淋巴结肿大,有时累及骨、关节、眼及中枢神经系统。此期传染性强,但组织破坏性较小。Ⅲ期梅毒:也称梅毒晚期,出现全身性梅毒损害,主要表现为结节性梅毒疹和树胶肿为特征的多种晚期皮肤和黏膜损害、全身组织和器官慢性炎性损伤、慢性肉芽肿及组织缺血性坏死、心血管梅毒和神经梅毒,出现梅毒瘤、动脉瘤、脊髓瘤或全身麻痹等。此期梅毒传染性小但破坏性大,病程长,疾病损害呈进展与消退交替出现,可危及生命。

2. (1) A

解析:钩端螺旋体感染以农民等发病率高,患者出现中毒性败血症症状,如发热、寒战、乏力、头痛、全身酸痛、眼结膜充血、腓肠肌疼痛和浅表淋巴结肿大等症状、体征。

(2) C

解析:钩端螺旋体的宿主非常广泛,我国以黑线姬鼠、猪、牛等为主要储存宿主。

(3) C

解析:钩端螺旋体革兰氏染色阴性,但不易着色,Fontana 镀银染色法染成金黄色或棕褐色;因菌体折光性强,常用暗视野显微镜观察。

(石学魁)

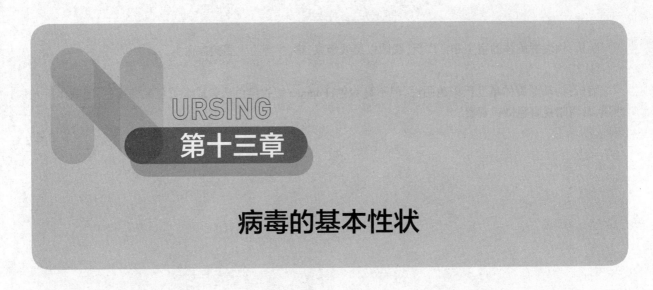

URSING

第十三章

病毒的基本性状

知 识 要 点

病毒是一类非细胞型微生物,只有进入易感细胞后,才能增殖。病毒具有下列特征:①病毒个体微小,能通过细菌滤器,一般需用电子显微镜才能观察到;②结构简单,无完整的细胞结构,只含有一种核酸,即DNA或RNA;③严格细胞内寄生性,以复制方式增殖,因没有完整的酶系统,不能独立进行新陈代谢,必须依赖宿主细胞进行自身核酸和蛋白质的合成;④对常用抗生素不敏感,但对干扰素敏感。

第一节 病毒的形态与结构

一、病毒的大小与形态

发育成熟的、有感染性的、完整的病毒颗粒称为病毒体。病毒体大小的测量单位为纳米(nm)。各种病毒体的大小差别很大,形态各异,有球形或近似于球形,少数呈砖形(如痘病毒)、弹状(如狂犬病病毒)或丝状(如流感病毒)。

二、病毒的结构和化学组成

(一) 病毒的结构

1. 核衣壳 病毒体的基本结构是核衣壳,由核心和衣壳共同组成。最简单的病毒仅由核衣壳构成,称为裸露病毒。部分病毒在核衣壳外尚有包膜,称为包膜病毒。

(1) 核心:位于病毒体中心,主要由一种类型核酸分子(DNA或RNA)组成,以此把病毒分成DNA病毒和RNA病毒两大类。

(2) 衣壳:是包绕在病毒核心外面的一层结构蛋白质——亚单位壳粒。

根据壳粒的排列方式,病毒衣壳结构有下列3种对称类型:螺旋对称;二十面体立体对称;复合对称。

衣壳的主要生物学功能有:①保护核酸免受核酸酶及其他理化因素的破坏;②与易感细胞表面的受体结合,决定病毒感染细胞的亲嗜性;③可作为病毒鉴定分类的依据;④具有免疫原性,可诱发机体产生特异性免疫应答,也可引起免疫病理。

2. 包膜 包膜是包绕在病毒核衣壳外面的脂质双层膜,是病毒在宿主细胞内成熟释放时,以出芽的方式通过细胞膜、核膜或空泡膜时获得的。有包膜病毒对脂溶剂敏感。有些病毒在包膜的表面形成钉状突起,称为包膜子粒或刺突,具有粘附细胞等功能。

病毒包膜的功能有:①保护病毒核衣壳,维护病毒体结构的完整性;②刺突能与宿主细胞膜上的受体结合,介导病毒感染细胞,参与感染过程;③具有病毒的抗原特异性,可用于病毒的鉴定与分型,例如甲型流感病毒根据血凝素 HA 的抗原性不同划分亚型。

3. 其他辅助结构　如腺病毒在二十面体的各个顶角上有触须样纤维,亦称纤维刺突或纤突,能凝集某些动物红细胞并损伤宿主细胞。

(二)病毒的化学组成及其作用

1. 病毒的核酸　病毒核酸的存在形式多样,形状上有线形和环状,构成上可为单链(ss)或双链(ds)和分节段核酸。核酸是病毒的遗传物质,携带有病毒的全部遗传信息,决定病毒多种生物学性状,控制病毒的感染性、复制增殖。

2. 病毒蛋白质　病毒蛋白质可分为结构蛋白和非结构蛋白两大类。

(1) 结构蛋白也称为晚期蛋白,指构成病毒衣壳、包膜和基质的蛋白质。

(2) 非结构蛋白也称为早期蛋白或功能性蛋白,包括一些酶类及蛋白,参与病毒的生物合成,激活癌基因导致细胞转化作用等。

第二节　病毒的增殖

一、病毒的复制周期

从病毒进入宿主细胞开始,经过基因组复制,到最后释放出子代病毒,称为一个复制周期。病毒的复制周期可分为吸附、穿入、脱壳、生物合成、装配与释放等 5 个阶段。

(一)吸附

吸附可分为两个步骤:①非特异性吸附,这一过程是可逆的;②特异性吸附,病毒表面特异性吸附蛋白或表位识别并结合到易感细胞的表面受体上,决定了病毒感染的亲嗜性,这一过程是不可逆的。

(二)穿入

病毒穿入细胞的方式主要有三种:①融合;②吞饮;③直接穿入。

(三)脱壳

病毒进入细胞后,须脱去包绕于核酸外面的衣壳结构蛋白,暴露其核酸才能发挥作用。不同病毒脱壳方式不同。

(四)生物合成

在此阶段,用血清学方法和电镜检查并不能从细胞内检出病毒体,称隐蔽期。病毒的生物合成包括病毒核酸的复制和病毒蛋白质的合成两个方面,其中蛋白质的合成又可分成早期蛋白质合成与晚期蛋白质合成两个阶段。早期蛋白主要是指病毒生物合成中所需要的酶和抑制宿主细胞代谢的酶,晚期蛋白是病毒的结构蛋白。

病毒的生物合成可依核酸类型归纳为 7 大类别,即双链 DNA(dsDNA)病毒、单链 DNA(ssDNA)病毒、单正链 RNA(+ssRNA)病毒、单负链 RNA(−ssRNA)病毒、双链 RNA(dsRNA)病毒、逆转录病毒和嗜肝 DNA 病毒。

(五) 装配与释放

子代病毒核酸与结构蛋白合成后,可在宿主细胞内一定部位装配成子代病毒的核衣壳。装配完后,以 3 种方式释放子代病毒体。

1. 裂解释放　无包膜的子代病毒导致宿主细胞裂解,一次性全部释放出来。

2. 出芽释放　有包膜的子代病毒以出芽的方式释放,并可在释放中获得包膜。

3. 其他方式　还有少数病毒通过细胞间桥或细胞融合,在细胞之间传播。

二、病毒的异常增殖与干扰现象

(一)病毒的异常增殖

1. 顿挫感染　病毒进入宿主细胞后,不能装配成完整的子代病毒颗粒,即为顿挫感染。不能为病毒增殖提供条件的细胞,被称为非容纳细胞。能为病毒提供条件,可产生完整病毒的细胞被称为容纳细胞。

2. 缺陷病毒　因病毒基因组不完整或者因某一基因位点改变,不能进行正常增殖,复制不出完整的有感染性的病毒颗粒,此病毒称为缺陷病毒。

当缺陷病毒与其他病毒共同感染细胞时,若其他病毒能为缺陷病毒提供所需要的条件,缺陷病毒则又能完成正常增殖而产生完整的子代病毒株,将这种有辅助作用的病毒称为辅助病毒。

腺病毒即为腺病毒伴随病毒的辅助病毒。丁型肝炎病毒也是缺陷病毒,必须依赖于乙型肝炎病毒才能复制。缺陷病毒虽然不能复制,但具有干扰同种成熟病毒体进入细胞的作用,称其为缺陷干扰颗粒(DIP)。

(二) 干扰现象

当两种病毒先后或同时感染同一细胞时,可能产生一种病毒抑制另一种病毒的增殖复制,称为病毒的干扰现象。干扰现象不仅发生在异种病毒之间,也可发生在同种、同型及同株病毒之间,甚至灭活病毒也能干扰活病毒。病毒之间干扰现象能够阻止发病,也可以使感染中止,使宿主康复。但在预防病毒性疾病使用疫苗时,应注意避免由于干扰而影响疫苗的免疫效果。

第三节 理化因素对病毒的影响

病毒受到外界理化因素作用后,其结构被破坏而丧失感染性称为灭活。灭活病毒虽然丧失感染性,但仍能保留其他生物学特性,如抗原性、红细胞吸附、血凝及细胞融合等。

一、物理因素对病毒的影响

1. 温度 大多数病毒耐冷不耐热,在 0℃ 以下的温度,特别是在干冰温度(-70℃)和液态氮温度(-196℃)下,可长期保持其感染性。大多数病毒在室温下存活时间不长,加热 50~60℃ 30 分钟,100℃ 数秒钟即可被灭活。反复冻融也能使病毒灭活。

2. 射线 电离辐射(包括 α、β、γ 射线和 X 线等)与紫外线均可使病毒灭活,但所需剂量大于灭菌。有些病毒(如脊髓灰质炎病毒)经紫外线灭活后若再用可见光照射,可使已灭活的病毒复活,故不宜用紫外线来制备灭活疫苗。

3. 干燥 病毒在常温、干燥下易被灭活,但若冷冻后再进行真空干燥,则可使病毒长期存活,故常用于保存病毒毒种或制备冻干活疫苗。

二、化学因素对病毒的影响

1. 脂溶剂 乙醚在脂溶剂中对病毒包膜的破坏力最大,所以乙醚灭活实验可鉴别有包膜和无包膜病毒。

2. 醛类 甲醛对病毒蛋白质和核酸都有破坏作用,使病毒失去感染性,是常用的灭活剂。甲醛对蛋白质的构型作用不强,因此对免疫原性影响不大,故常用于灭活病毒疫苗的制备。

3. 氧化剂、卤素及其化合物 病毒对过氧化氢、漂白粉、高锰酸钾、碘和碘化物及其他卤素类化学物质都很敏感,为有效的病毒灭活剂。

4. 酸碱度 大多数病毒在 pH 5.0 以下或 pH 9.0 以上迅速被灭活。病毒实验室常用酸性或碱性消毒剂处理病毒污染的器材和用具。

5. 抗生素与中草药 一般抗生素对病毒无效,但可以抑制待检标本中的细菌,利于病毒的分离。某些中草药对某些病毒有一定的抑制作用,其机制有待进一步研究。

第四节 病毒的遗传与变异

变异是生物适应环境生存的重要方式。

一、基因突变

病毒在增殖过程中常发生由病毒基因组核酸链中发生碱基置换、缺失或插入引起的基因突变,自发突变率为 10^{-8}~10^{-6}。由基因突变产生的病毒表型性状发生改变的毒株为突变株。常见的有意义的突变株有以下几种,其中最常见的是条件致死性突变株。

1. 条件致死性突变株 只能在某种条件下增殖,而在另一种条件下不能增殖的病毒株,如温度敏感性突变株(ts 株)。ts 株在 28~35℃(容许性温度)条件下可增殖,而在 37~40℃(非容许性温度)条件下不能增殖。ts 突变株多为减毒株,是生产疫苗的理想毒株,经多次诱变后,方可获得稳定的突变株,亦称变异株。脊髓灰质炎病毒活疫苗就是这种变异株。

2. 宿主范围突变株　由于病毒基因组改变影响了病毒对宿主细胞的感染范围,能感染野生型病毒所不能感染的细胞。也可利用此特性制备疫苗,如狂犬病疫苗。

3. 耐药突变株　因编码病毒酶基因的改变而降低了靶酶对药物的亲和力而产生耐药,使病毒对药物不敏感而能继续增殖。

二、基因重组与重配

两种病毒的基因组发生互换,产生具有两个亲代特征的子代病毒,并能继续增殖,该过程称为基因重组。基因重组不仅可发生于两种活病毒之间,也可发生于活病毒与灭活病毒之间,甚至还可发生于两种灭活病毒之间。

不分节段基因组病毒间的重组:两种病毒核酸分子发生断裂和交叉连接,核酸序列重新排列。分节段的 RNA 病毒是通过基因片段的交换使子代基因组发生改变,这种重组又称重配。活病毒与灭活病毒间的基因重组,可使灭活病毒复活,又称交叉复活。

两个或两个以上同种灭活病毒(病毒基因组的不同部位受到损伤)感染同一细胞时,经过基因重组而出现感染性的子代病毒,又称多重复活。

三、基因整合

病毒基因组或某一片段可插入到宿主染色体 DNA 中,这种病毒基因组与细胞基因组的重组过程称为基因整合。多种 DNA 病毒、逆转录病毒等均有整合特性。整合可导致细胞发生恶性转化。

四、病毒基因产物的相互作用

当两种病毒感染同一细胞时,除可发生基因重组外,也可发生病毒基因产物的相互作用,包括互补、表型混合与核壳转移等,导致子代病毒发生表型变异。

1. 互补作用　两种病毒同时感染同一细胞时,通过基因产物之间的相互作用,能产生一种或两种感染性子代病毒。互补作用可发生在两种缺陷病毒间,也可发生于感染性病毒与缺陷病毒或灭活病毒之间,其原因是一种病毒能提供另一缺陷病毒所需要的基因产物。

2. 表型混合与核壳转移　两种具有某些共同特点的病毒感染同一细胞时,一种病毒所产生的衣壳或包膜包绕另一病毒基因组外面,并发生细胞嗜性或耐药性等生物学特征的改变,称表型混合。表型混合只是基因产物的交换,而不是遗传物质的交换,所以不稳定,经细胞培养传代后可恢复亲代的表型。无包膜病毒发生的表型混合称为核壳转移。

第五节　病毒的分类

一、病毒的分类方法

病毒的分类方法有多种,一般采用非系统的、多原则的、非等级的分类法。根据分类原则病毒按科包括亚科、属、种分类。

二、亚病毒

亚病毒是一类比病毒还小、结构更简单的微生物,包括类病毒、卫星病毒和朊粒。

练 习 题

一、选择题

A1 型题

1. 关于病毒的概念,**错误**的是

　　A. 病毒在细胞外不能产生能量

　　B. 病毒在细胞外不能合成蛋白质

  C. 病毒在细胞外不能合成自身复制所需要的酶

  D. 病毒须降解宿主细胞的 DNA 以获得核苷酸

  E. 包膜病毒须用宿主的细胞膜作为包膜成分

2. 病毒与其他微生物最重要的区别是

  A. 体积微小,以纳米为计量单位　　　　　B. 不能在无生命培养基上生长

  C. 对干扰素及中草药敏感　　　　　　　　D. 无细胞结构,仅一种核酸

  E. 严格细胞内寄生

3. 下列**不是**病毒体特征的是

  A. 非细胞结构　　　　　B. 只含一种类型核酸　　　　　C. 可在任何活细胞内增殖

  D. 对抗生素不敏感　　　E. 对干扰素敏感

4. 构成病毒包膜的成分是

  A. 核酸、蛋白质、脂多糖　　　B. 脂质、蛋白质、糖类　　　C. 糖类、脂质、核酸

  D. 酶类、脂质、核酸　　　　　E. 蛋白质、脂质、核酸

5. 关于病毒核酸的描述,**错误**的是

  A. 可控制病毒的遗传和变异　　　　　　　B. 可决定病毒的感染性

  C. RNA 可携带遗传信息　　　　　　　　　D. 每种病毒只有一种类型核酸

  E. 决定病毒包膜所有成分的形成

6. 最简单的病毒体结构组成是

  A. 核酸 + 衣壳　　　　　B. 核心 + 衣壳 + 包膜　　　　　C. 核心 + 衣壳 + 刺突

  D. 核酸 + 蛋白质　　　　E. 核心 + 衣壳

7. 下列与病毒蛋白质特性**无关**的是

  A. 脂溶剂可破坏其敏感性　　　B. 吸附作用　　　C. 保护作用

  D. 病毒包膜的主要成分　　　　E. 免疫原性

8. 决定病毒具有感染性的是

  A. 核酸　　　　　B. 衣壳　　　　　C. 包膜

  D. 神经氨酸酶　　E. 血凝素

9. 可直接作为 mRNA 翻译蛋白质的病毒核酸类型是

  A. 双股 DNA　　　　　B. 双股 RNA　　　　　C. 单负链 RNA

  D. 单正股 RNA　　　　E. 单股 DNA

10. 病毒所合成的晚期蛋白的功能是

  A. 抑制宿主细胞蛋白质的合成　　　　　B. 合成包涵体的基质蛋白

  C. 构成病毒衣壳蛋白　　　　　　　　　D. 抑制宿主细胞核酸的合成

  E. 合成子代核酸所需要的 DNA 多聚酶

11. 病毒的早期蛋白是指

  A. 衣壳蛋白　　　　　B. 膜蛋白　　　　　C. RNA/DNA 多聚酶

  D. 核蛋白　　　　　　E. 间质蛋白

12. 病毒复制周期中隐蔽期是指下列哪个阶段

  A. 吸附　　　　　B. 穿入　　　　　C. 脱壳

  D. 生物合成　　　E. 装配与释放

13. 可将病毒基因整合在宿主细胞的 DNA 上的病毒有

  A. dsDNA 病毒和 +ssRNA 病毒　　　　　B. ssDNA 病毒和 +ssRNA 病毒

  C. dsRNA 病毒和逆转录病毒　　　　　　D. ssRNA 病毒和逆转录病毒

  E. 逆转录病毒和嗜肝 DNA 病毒

14. 有包膜病毒释放的方式多为
    A. 裂解细胞   B. 细胞融合   C. 细胞穿孔
    D. 出芽   E. 胞吐作用

15. 缺陷病毒指的是
    A. 表面缺少刺突的病毒   B. 缺少包膜的病毒
    C. 缺少衣壳的病毒   D. 缺少某些酶的病毒
    E. 基因组缺损不能复制的病毒

16. 判断病毒有无包膜的依据是
    A. 培养有无细胞病变   B. 对乙醚是否敏感
    C. 对酚类是否敏感   D. 超速离心时沉降速度不同
    E. 对 pH 5.0 敏感

17. 保存病毒最适温度是
    A. –70℃   B. –20℃   C. 4℃
    D. 室温   E. 37℃

18. 关于顿挫感染,下列叙述正确的是
    A. 因宿主细胞内有相应抑制物   B. 因宿主细胞 DNA 有关基因激活
    C. 因宿主细胞缺乏有关酶   D. 因感染病毒有核酸缺失
    E. 因感染病毒有抗原性转变

19. 下列哪一项**不用于**病毒分类
    A. 包膜有无   B. 衣壳对称型   C. 壳粒数目
    D. 核酸类型   E. 氨基酸的种类

20. 仅含有蛋白质成分,**不含有**核酸的微生物是
    A. 类病毒   B. 卫星病毒   C. 朊粒
    D. 缺陷病毒   E. 小 DNA 病毒

B1 型题

(1~3 题共用备选答案)
    A. 球形病毒   B. 砖形病毒   C. 弹状病毒
    D. 丝状病毒   E. 蝌蚪状病毒

1. 噬菌体大多是

2. 流感病毒是

3. 狂犬病病毒是

(4~6 题共用备选答案)
    A. 衣壳   B. 壳粒   C. 酶类
    D. 病毒体   E. 刺突

4. 有感染性的病毒颗粒称为

5. 保护病毒核酸不受酶破坏的结构是

6. 决定病毒立体对称型的结构是

(7~9 题共用备选答案)
    A. dsDNA 病毒复制特点   B. ssDNA 病毒复制特点   C. +ssRNA 病毒复制特点
    D. –ssRNA 病毒复制特点   E. dsRNA 病毒复制特点

7. 病毒核酸既起 mRNA 作用,又起模板作用复制病毒核酸

8. 核内复制核酸,胞质内合成病毒蛋白,核内装配成熟

9. 带有 RNA 多聚酶,以病毒核酸为模板转录 mRNA

X 型题

1. 核衣壳包括
   A. 包膜   B. 刺突   C. 核酸
   D. 衣壳   E. 核蛋白

2. 属于病毒复制周期的有
   A. 吸附   B. 穿入   C. 整合
   D. 脱壳   E. 生物合成

3. 关于病毒核酸的叙述,正确的是
   A. 构成病毒体的核心   B. 化学成分为 DNA 或 RNA
   C. 用蛋白印迹检测同源性   D. 具有感染性
   E. 遗传变异的物质基础

4. 病毒的蛋白质有下列哪些功能
   A. 组成病毒衣壳   B. 构成病毒的酶
   C. 组成病毒复制中的调控蛋白   D. 引起特异性免疫应答
   E. 与病毒吸附、感染有关

5. 病毒的干扰现象可发生在以下哪几种情况
   A. 同种病毒之间   B. 同株病毒之间   C. 异种病毒之间
   D. 同型病毒之间   E. 灭活病毒与活病毒之间

二、名词解释

1. 病毒: 2. 病毒体: 3. 壳粒:

4. 刺突: 5. 核衣壳: 6. 复制周期:

7. 缺陷病毒: 8. 病毒灭活: 9. 顿挫感染:

10. 干扰现象:

三、填空题

1. 病毒属于_____型微生物,必须在_____内生存,对抗生素_____。

2. 病毒体积微小,其测量单位是_____,必须在_____下观察。

3. 病毒体的基本结构包括_____和_____构成。

4. 病毒衣壳的排列方式有_____、_____和_____三种对称形式。

5. 病毒包膜的化学成分主要为_____、_____和_____。

6. 病毒体的基本特征包括:_____、_____,必须在_____内生存,以_____方式增殖、对_____不敏感,_____可抑制其增殖。

7. 病毒的复制周期包括_____、_____、_____、_____和_____五个阶段。

8. 病毒对温度的抵抗力表现为耐_____不耐_____。

9. 两种病毒感染同一细胞时,一种病毒抑制另一种病毒增殖称为_____现象。

10. 构成病毒包膜的类脂来源于_____基因编码。

四、简答题

1. 病毒区别于其他微生物的特点是什么?

2. 简述病毒体的结构。

3. 病毒的蛋白质分为哪几种? 分别简述其功能。

五、论述题

1. 病毒的遗传物质有哪些特点?

2. 病毒携带遗传信息的方式与其他微生物有何不同?

3. 病毒增殖方式与其他微生物有何不同?

参 考 答 案

一、选择题

A1 型题

1. D;　2. D;　3. C;　4. B;　5. E;　6. A;　7. A;　8. A;　9. D;　10. C;
11. C;　12. D;　13. E;　14. D;　15. E;　16. B;　17. A;　18. C;　19. E;　20. C

B1 型题

1. E;　2. D;　3. C;　4. D;　5. A;　6. B;　7. C;　8. A;　9. D

X 型题

1. CDE;　　　　2. ABDE;　　　　3. ABDE;　　　　4. ABCDE;　　　　5. ABCDE

二、名词解释

1. 病毒:是一类体积微小、结构简单,核酸类型单一(DNA 或 RNA),严格活细胞内寄生,以复制的方式增殖,对抗生素不敏感,必须借助电子显微镜观察的非细胞型微生物。

2. 病毒体:完整成熟的有感染性的病毒颗粒称为病毒体。

3. 壳粒:为病毒蛋白质衣壳的亚单位,每个壳粒含有一个至数个多肽。根据壳粒的多少和排列形式,将病毒衣壳体分为立体对称、螺旋对称及复合对称等类型。

4. 刺突:为包膜病毒体表面的糖蛋白突起,可吸附易感细胞表面受体,具有抗原性,刺激机体产生中和抗体。

5. 核衣壳:由病毒的基本结构核心和衣壳组成。裸露病毒体即由核衣壳构成。

6. 复制周期:从病毒进入宿主细胞开始,经过基因组复制,到最后释放出子代病毒称为一个复制周期,包括吸附、穿入、脱壳、生物合成和装配释放五个阶段。

7. 缺陷病毒:因病毒基因组不完整或者因某一基因位点改变,不能进行正常增殖,复制不出完整的有感染性的病毒颗粒,此病毒称为缺陷病毒。

8. 病毒灭活:是指在一定的理化因素的作用下,破坏病毒的结构使其失去感染性。被灭活的病毒仍可保留抗原性和血凝特性。

9. 顿挫感染:病毒进入宿主细胞后,细胞不能为病毒增殖提供所需要的酶、能量及必要的成分,导致病毒不能合成本身的成分,或虽合成了部分或全部的病毒成分,也不能装配成完整病毒颗粒,即为顿挫感染。

10. 干扰现象:当两种病毒先后或同时感染同一细胞或机体时,一种病毒抑制另一种病毒的增殖复制的现象,称为病毒的干扰现象。

三、填空题

1. 非细胞;易感活细胞;不敏感

2. 纳米/毫微米;电镜

3. 核酸;衣壳

4. 螺旋对称;二十面体立体对称;复合对称

5. 脂类;多糖;蛋白质

6. 体积微小;结构简单;易感活细胞;复制;抗生素;干扰素

7. 吸附;穿入;脱壳;生物合成;组装与释放

8. 耐冷;热

9. 干扰

10. 宿主

四、简答题

1. ①病毒没有细胞结构;②病毒体积更小,可通过滤菌器,需在电子显微镜下观察;③病毒只含有一种核酸(DNA 或 RNA);④病毒只能在活细胞内寄生,不能在无生命培养基上生长;⑤病毒的繁殖方式为复制;⑥病毒对抗生素不敏感,干扰素可抑制其增殖。

2. (1) 裸露病毒体的结构:①核心,含 RNA 或 DNA。有些病毒还含有辅助酶。②衣壳,由多肽组成壳粒,壳粒按一定的对称方式排列组合成衣壳。核心和衣壳共同组成核衣壳。裸露病毒体即由核衣壳组成。

(2) 包膜病毒体结构:①在核衣壳外还有类脂组成的包膜,包膜是病毒在成熟过程中穿过宿主细胞以出芽方式向细胞外释放时获得的。②包膜表面常有不同类型的突起称为包膜子粒或刺突。

3. 病毒的蛋白质可分为两类:即结构蛋白与非结构蛋白(也可称为功能蛋白)。

(1) 病毒的结构蛋白指的是组成病毒体的蛋白成分,主要分布于衣壳、包膜和基质中,其具有以下功能:①保护病毒核酸;②参与感染过程;③具有抗原性。

(2) 病毒的非结构蛋白是指由病毒基因组编码,但不参与病毒体构成的蛋白多肽,其主要与病毒基因的表达调控有关,包括病毒编码的酶类和特殊功能的蛋白。

五、论述题

1. 病毒遗传物质的特点:①只有一种核酸,但存在形式多样,病毒的 DNA 或 RNA 可以是双链或单链,单链又可分为正链或负链;可以分节段或不分节段,可以呈环状或线状等。②基因数目少、结构简单。③复制方式多样,如半保留复合;经过复制中间型逆转录复制等。④易变异。

2. 病毒携带遗传信息的方式与其他微生物的不同之点在于其他微生物均含两种核酸,遗传信息均携带在 DNA 上,翻译蛋白质均由 DNA → RNA。病毒只含一种类型核酸,因此除 DNA 可携带遗传信息外,RNA 也可携带遗传信息,尤其逆转录病毒,凭借其特有的逆转录酶,可由 RNA → DNA 逆向传递遗传信息。

3. 病毒增殖方式和其他微生物的不同:细菌、真菌等微生物都有细胞结构,因此增殖方式均为细胞分裂。病毒为非细胞型微生物,无细胞结构,无代谢所需的酶类、原料、能量及蛋白质合成场所,因此只能借用宿主细胞的细胞器、酶、能量、原料等,在病毒基因的指导下,合成病毒的核酸和蛋白质,再装配、释放到细胞外,这种增殖方式称为复制。

(强 华)

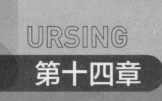

URSING

第十四章

病毒的感染和免疫

知 识 要 点

第一节 病毒的感染

一、病毒感染的传播方式

病毒在机体间的传播方式可分为水平传播和垂直传播两种。

1. **水平传播** 病毒在人群不同个体之间,或受感染动物与人群个体之间的传播称为水平传播,为大多数病毒的传播方式。主要通过破损的皮肤、黏膜侵入机体,也可通过输血、注射、机械损伤、昆虫叮咬等进入血液感染机体。

2. **垂直传播** 病毒通过胎盘或产道直接将病毒由亲代传播给子代的方式称为垂直传播。此外,病毒也可经乳汁传播、密切接触、微生物的基因经生殖细胞的遗传等其他方式进行垂直传播。

二、病毒感染的致病机制

(一)病毒对宿主细胞的致病作用

1. **杀细胞效应** 病毒进入宿主细胞内大量复制,并一次大量释放子代病毒,导致细胞裂解。主要见于无包膜病毒。在病毒体外细胞培养中,可观察到细胞变圆、肿胀、坏死,从瓶壁脱落等现象,称为致细胞病变效应。

2. **稳定状态感染** 病毒进入宿主细胞后能够复制,却不立刻引起细胞溶解、死亡,细胞仍能继续生长与分裂,为稳定状态感染,常见于以出芽方式释放的包膜病毒。包括:①细胞融合,形成多核巨细胞;②细胞表面出现病毒基因编码的抗原,具有诊断价值。

3. **包涵体形成** 在一些受病毒感染的细胞内,用普通光学显微镜可观察到有与正常细胞结构着色不同的嗜酸性或嗜碱性的圆形或椭圆形斑块,称为包涵体。如狂犬病病毒感染后在神经细胞的胞质内出现嗜酸性包涵体,称内基小体(Negri body),可作为病毒感染的辅助诊断。

4. **细胞凋亡** 病毒感染细胞后,病毒本身或病毒编码的蛋白可作为诱导因子激活细胞死亡基因而引发细胞凋亡。

5. **基因整合与细胞转化** 某些 DNA 病毒和逆转录病毒在感染过程中可将经逆转录产生的 DNA,插入到宿主细胞染色体中称为整合。病毒基因组整合有两种方式:①全基因整合;②失常式整合。整合作用可使细胞遗传性改变,引起细胞转化,增殖变快,丧失细胞间的接触抑制。

（二）病毒感染的免疫病理作用

1. 抗体介导的免疫病理作用　某些病毒感染细胞后细胞膜上可出现由病毒基因组决定的新抗原，可与病毒特异性抗体（主要为 IgM、IgG）结合，在补体参与下引起细胞破坏。

2. 细胞介导的免疫病理作用　由病毒抗原致敏的 T 淋巴细胞可通过直接杀伤或释放淋巴因子等作用破坏病毒感染的靶细胞，导致Ⅳ型超敏反应。

3. 致炎性细胞因子的病理作用　INF-γ、TNF-α、IL-1 等细胞因子的大量产生将导致代谢紊乱，并活化血管活化因子，引起休克、DIC、恶病质等严重病理过程。

4. 抑制或破坏免疫系统功能　许多病毒感染能引起宿主免疫功能抑制，甚至导致免疫缺陷，其作用机制是病毒可主动抑制宿主的免疫应答，如导致高亲和力 T 细胞的清除，诱导部分耐受；破坏抗原提呈细胞；抑制效应细胞的功能等。

（三）病毒的免疫逃逸

病毒可能通过逃避免疫防御、防止免疫激活或阻止免疫应答的发生等方式来逃脱免疫应答。免疫逃逸的机制包括：①细胞内寄生；②抗原变异；③抗原结构复杂；④损伤免疫细胞；⑤降低抗原表达；⑥病毒的免疫增强作用。

三、病毒感染的类型

根据有无临床症状，病毒感染分为显性感染和隐性感染；根据病毒在机体内感染的过程、滞留的时间长短，分为急性感染和持续性感染。持续性感染通常包括潜伏感染、慢性感染和慢发病毒感染三种类型。

（一）隐性病毒感染

病毒侵入机体不引起临床症状的感染称为隐性感染或亚临床感染。通过隐性感染，机体可获得特异性免疫力，但也可向外界播散病毒。

（二）显性病毒感染

是指病毒通过不同途径侵入机体，在感染的靶细胞内大量复制增殖，引起细胞结构破坏和组织损伤，机体出现临床症状和体征，即为显性感染或临床感染。显性病毒感染又可分为急性病毒感染和持续性病毒感染。

（三）急性病毒感染

一般潜伏期短，发病急，病程数日至数周，恢复后体内不再存在病毒。

（四）持续性病毒感染

在这类感染中，病毒可在感染的机体内持续存在数月至数年，甚至数十年，可持续性间断性出现症状，也可不出现症状而长期携带病毒，成为重要的传染源。此外，还可诱发自身免疫疾病或与肿瘤有关。持续性病毒感染有下述 3 种类型。

1. 慢性感染　显性或隐性感染后病毒未完全清除，可持续存在于血液或组织中并不断排出体外，病程可长达数月至数十年，患者可表现轻微或无临床症状。

2. 潜伏感染　某些病毒经过显性或隐性感染后，病毒基因存在于一定组织或细胞内，并未复制产生传染性病毒颗粒，即处于不表达状态。此时，病毒、受染细胞及机体的生理与免疫功能处于一种相对平衡之中。

3. 慢发病毒感染　又称迟发病毒感染。指患者显性或隐性感染后，有很长的潜伏期，达数月、数年至数十年，一旦出现临床症状，病情呈亚急性、进行性发展，直至死亡。

四、病毒与肿瘤

病毒与肿瘤的关系可分为两种：一种是已经确定肿瘤由病毒感染所致；另一种是尚未确定，但二者密切相关。

五、病毒与畸胎

在妊娠期发生病毒感染可引起母婴的损害。一些通过垂直传播的病毒感染机体后，可导致细胞染色体的易位、断裂,可能与胎儿的畸形发生有关。

第二节　抗病毒免疫

一、固有免疫

固有免疫主要由屏障结构、固有免疫细胞和固有免疫分子构成,包括各类干扰素、细胞因子、补体系统、巨噬细胞和 NK 细胞等。

(一) 干扰素

1. 概念　是由病毒或其他干扰素诱生剂诱导人或动物细胞产生的一类具有抗病毒、抗肿瘤和免疫调节等多种生物学活性的糖蛋白。

2. 种类　根据干扰素产生细胞和抗原性的不同,将干扰素分为 IFN-α、IFN-β 和 IFN-γ 三种。IFN-α、IFN-β 属于 I 型干扰素,抗病毒作用强于免疫调节作用;IFN-γ 属于 II 型干扰素,又称免疫干扰素,是重要的细胞因子,其免疫调节作用比抗病毒作用强。

3. 产生机制　在正常情况下,基因处于静止状态,干扰素的产生受到抑制。如有病毒感染或非病毒性诱生剂作用于细胞膜上,激活干扰素编码基因,即开始转录干扰素的 mRNA,再转译为干扰素蛋白。

4. 作用机制　诱生的干扰素很快释放到细胞外,作用于邻近的未受感染的细胞膜受体上,使细胞建立抗病毒状态。当 IFN 与受体结合后,产生一种特殊的因子,使抗病毒蛋白(AVP)基因解除抑制,转录并翻译出 AVP,主要是蛋白激酶、2'-5'A 合成酶、磷酸二酯酶,这些酶与发挥抗病毒活性有密切关系。

5. 作用特点　①广谱性;②间接性;③相对种属特异性;④作用迅速。

(二) 单核吞噬细胞和 NK 细胞

对阻止病毒感染及促进病毒感染的恢复具有重要作用。

(三) 先天不感受性和生理屏障

先天不感受性与人体遗传因素有关。生理屏障包括完整的皮肤、黏膜、血脑屏障和血胎屏障等,在一定程度上可阻止病毒侵入机体。

二、适应性免疫

(一) 体液免疫

1. 中和抗体　中和抗体指针对病毒某些表面抗原的抗体,是一类能与病毒结合并使之丧失感染能力的抗体。

2. 血凝抑制抗体　表面含有血凝素的病毒可刺激机体产生抑制血凝现象的抗体。检测该类抗体有助于血清学诊断。

3. 补体结合抗体　此类抗体由病毒内部抗原或病毒表面非中和抗原所诱发,这类抗原与病毒入侵易感细胞不相关,但可通过调理作用增强巨噬细胞的吞噬作用,可协助诊断某些病毒性疾病。

(二) 细胞免疫

机体抗胞内病毒感染主要依赖细胞免疫。构成病毒特异性细胞免疫反应的主要效应因素是 CD8[+] 毒性 T 细胞和 CD4[+]Th1 细胞。

1. CD8[+]CTL 细胞的作用　能特异性杀伤病毒感染的靶细胞,但受 MHC-I 类分子的限制。在多数病毒感染中,因 CTL 可以杀伤靶细胞,达到清除或释放在细胞内复制的病毒体,从而在抗体的配合下清除病毒,因此被认为是终止病毒感染的主要机制。

2. CD4[+]Th1 细胞的作用　激活巨噬细胞和 NK 细胞、诱发炎症反应、促进 CTL 的增殖和分化等,在抗病毒感染中起重要作用。

在抗病毒免疫中,机体的 IFN、NK 细胞、中和抗体和致敏的 T 细胞共同发挥作用。

练 习 题

一、选择题

A1 型题

1. 通常为病毒所特有的感染方式是
   A. 急性感染　　　　　　　B. 慢性感染　　　　　　　C. 隐性感染
   D. 显性感染　　　　　　　E. 慢发病毒感染

2. 脊髓灰质炎病毒的传播途径是
   A. 空气传播　　　B. 经血传播　　　C. 虫媒传播　　　D. 粪-口传播　　　E. 垂直传播

3. 病毒是否能感染某种细胞,取决于
   A. 病毒的感染剂量　　　　　　　B. 与病毒相互作用的细胞量
   C. 病毒量与细胞数的比例　　　　D. 细胞膜上有无该病毒的特异受体
   E. 病毒致病力的强弱

4. 病毒感染后**不出现**明显的临床症状称
   A. 潜伏感染　　　　　　　B. 隐性感染　　　　　　　C. 慢发病毒感染
   D. 持续性感染　　　　　　E. 慢性感染

5. 慢性病毒感染的特点是
   A. 病程可长达数月至数十年　　　B. 症状多为亚急性
   C. 病程中检测不到病毒指标　　　D. 可出现明显的临床症状
   E. 病毒体一般不排出体外

6. 可引起慢发病毒感染的病原体是
   A. 麻疹病毒　　　　　　　B. 流感病毒　　　　　　　C. 沙眼衣原体
   D. 风疹病毒　　　　　　　E. 甲型肝炎病毒

7. 中和抗体对病毒的作用机制主要是
   A. 抑制病毒生物合成　　　　　　B. 诱导干扰素产生
   C. 抑制病毒脱壳　　　　　　　　D. 阻止病毒与靶细胞相互作用
   E. 杀伤细胞内的病毒

8. 干扰素抗病毒作用主要是
   A. 抑制病毒的释放　　　　　　　B. 直接灭活病毒
   C. 抑制病毒的脱壳　　　　　　　D. 限制病毒体与细胞表面受体特异性结合
   E. 作用于受染细胞后,使细胞产生抗病毒蛋白

9. 下列关于干扰素的描述,**错误**的是
   A. 有广谱抗病毒活性　　　　　　B. 抗病毒作用有相对的种属特异性
   C. 可直接作用于病毒　　　　　　D. 可用于治疗病毒性疾病
   E. 有调节免疫功能的作用

10. 关于病毒的致病机制,叙述**错误**的是
    A. 病毒在细胞内的复制抑制了细胞的正常代谢
    B. 病毒合成侵袭性酶类使细胞裂解
    C. 病毒基因组与细胞 DNA 整合,可引起恶性转化
    D. 病毒感染使细胞相互融合而死亡
    E. 病毒感染细胞膜抗原改变,引起机体免疫病理反应

11. 病毒入侵机体后最早产生的免疫物质是
    A. sIgA
    B. IFN
    C. 中和抗体
    D. IgM
    E. 补体结合抗体

12. 机体清除病毒感染细胞的机制中**不包括**
    A. CTL 的直接杀伤作用
    B. 抗体和补体介导的溶细胞作用
    C. $CD4^+T$ 细胞的直接杀伤作用
    D. 高浓度淋巴毒素的杀伤作用
    E. NK 细胞的杀伤作用

13. 经垂直感染导致畸胎的病毒主要有
    A. 麻疹病毒
    B. 风疹病毒
    C. 流感病毒
    D. 乙脑病毒
    E. 甲肝病毒

14. 包膜病毒的感染一般**不直接**导致被感染细胞
    A. 膜抗原性改变
    B. 转化
    C. 融合
    D. 裂解
    E. 出现包涵体

15. 病毒感染宿主细胞后可出现
    A. 细胞溶解死亡
    B. 细胞融合
    C. 细胞转化
    D. 包涵体形成
    E. 以上均可出现

16. 下列病毒感染类型中,与肿瘤发生有关的是
    A. 急性感染
    B. 慢发感染
    C. 潜伏感染
    D. 整合感染
    E. 慢性感染

17. **不能**诱导细胞产生干扰素的诱生剂是
    A. 病毒
    B. 人工合成双股 RNA
    C. 衣原体
    D. 细菌脂多糖
    E. 头孢菌素

18. 对杀伤病毒感染的靶细胞起主要作用的是
    A. 干扰素
    B. 体液免疫
    C. 细胞免疫
    D. 单核吞噬细胞系统
    E. 补体系统

19. 感染病毒的细胞在胞核或胞浆内存在可着色的斑块状结构称为
    A. 包涵体
    B. 蚀斑
    C. 空斑
    D. 极体
    E. 异染颗粒

20. 抗体抗病毒的机制中**不包括**
    A. 在补体参与下裂解病毒
    B. 阻止病毒吸附易感细胞
    C. 增强干扰素的抗病毒作用
    D. 促进巨噬细胞对病毒的吞噬
    E. 阻止病毒穿过血脑屏障

B1 型题

（1~4 题共用备选答案）
    A. 隐性感染
    B. 潜伏感染
    C. 急性感染
    D. 慢性感染
    E. 慢发感染

1. 流行性感冒病毒的常见感染类型是

2. 乙型肝炎病毒常见的临床感染类型是

3. 水痘-带状疱疹病毒的感染类型多为

4. 人类免疫缺陷病毒的感染类型为

（5~7 题共用备选答案）
    A. 杀细胞性效应
    B. 稳定状态感染
    C. 整合感染
    D. 慢发病毒感染
    E. 潜伏感染

5. 脊髓灰质炎病毒感染细胞会引起

6. EB 病毒感染细胞引起

7. 流感病毒感染细胞可引起

（8~10 题共用备选答案）

A. IgG 等循环抗体　　　　　B. sIgA　　　　　　　　C. IgM

D. IgE　　　　　　　　　　E. 细胞免疫

8. 可阻止血浆中游离病毒在宿主体内扩散的是

9. 可阻止病毒由黏膜侵入的是

10. 病毒感染后体内最早出现的抗体是

X 型题

1. 能垂直传播的病毒有

A. 脊髓灰质炎病毒　　　　　B. 风疹病毒　　　　　　C. 巨细胞病毒

D. HIV　　　　　　　　　　E. 柯萨奇病毒 B 组

2. 下列属于持续性感染疾病的有

A. AIDS　　　　　　　　　　B. 亚急性硬化性全脑炎（SSPE）

C. Kuru 病　　　　　　　　　D. 慢性乙型肝炎

E. 脊髓灰质炎

3. 关于潜伏性病毒感染的发病间歇期，叙述正确的是

A. 不能分离出病毒　　　　　B. 无临床症状　　　　　C. 可分离出病毒

D. 不能测出 IgG 型抗体　　　E. 能测出 IgM 型抗体

4. 能诱生干扰素的是

A. 病毒　　　　　　　　　　B. 内毒素　　　　　　　C. 外毒素

D. poly I：C　　　　　　　　E. 支原体

5. 机体清除靶细胞的机制是

A. CTL 的直接杀伤作用　　　　B. 补体介导的溶细胞作用

C. ADCC 效应　　　　　　　　D. 巨噬细胞及细胞因子的作用

E. NK 细胞的杀伤作用

二、名词解释

1. 水平传播：　　　　　　　2. 垂直传播：　　　　　　3. 包涵体：

4. 干扰素：　　　　　　　　5. 持续性感染：　　　　　6. 潜伏感染：

7. 慢发病毒感染：　　　　　8. 中和抗体：　　　　　　9. 细胞病变效应：

三、填空题

1. 杀细胞性感染多见于_____病毒感染，稳定状态的感染多见于_____病毒感染。

2. 水痘-带状疱疹病毒可发生_____感染，而亚急性硬化性全脑炎则属于_____感染。

3. 病毒基因和细胞染色体的结合称为_____，其后果可使细胞发生_____。

4. 能诱导干扰素产生的物质主要是_____和_____。

5. 中和抗体可与病毒表面抗原结合，阻止病毒的_____。

6. 病毒在宿主间可通过_____和_____两种方式传播。

7. 人类细胞诱生的干扰素，根据其抗原性不同可分为_____、_____和_____三种。

8. 病毒感染机体最常见的侵入途径是侵袭_____、_____和_____的黏膜。

9. 病毒感染诱导机体产生的抗体主要具有_____和_____作用。

四、简答题

1. 病毒在宿主体内的传播途径主要有哪几种？

2. 病毒感染细胞后可使细胞发生哪些变化?

3. 简述病毒在机体体内的免疫逃逸机制。

4. 简述机体的抗病毒免疫因素。

五、论述题

1. 比较隐性感染和潜伏感染的不同。

2. 比较慢性感染和慢发病毒感染的不同。

3. 试述干扰素的类型、抗病毒机制、特点及应用。

参 考 答 案

一、选择题

A1 型题

1. E; 　2. D; 　3. D; 　4. B; 　5. A; 　6. A; 　7. D; 　8. E; 　9. C; 　10. B;

11. B; 　12. C; 　13. B; 　14. D; 　15. E; 　16. D; 　17. E; 　18. C; 　19. A; 　20. C

B1 型题

1. C; 　2. D; 　3. B; 　4. E; 　5. A; 　6. C; 　7. B; 　8. A; 　9. B; 　10. C

X 型题

1. BCD; 　　2. ABCD; 　　3. AB; 　　4. ABD; 　　5. ABCDE

二、名词解释

1. 水平传播:病毒在人群不同个体之间,或受感染动物与人群个体之间的传播称为水平传播。

2. 垂直传播:存在于母体的病毒通过胎盘或产道直接将病毒由亲代传播给子代的方式称为垂直传播。

3. 包涵体:有些病毒感染细胞后,在细胞核或细胞质内出现嗜酸或嗜碱性染色,大小不等的圆形或不规则的团块结构,称为包涵体。

4. 干扰素:是由病毒或其他干扰素诱生剂诱导人或动物细胞产生的一类具有抗病毒、抗肿瘤和免疫调节等多种生物学活性的糖蛋白。

5. 持续性感染:是一种常见的病毒感染形式,指病毒感染机体后,可在受感染细胞内长期存在或终身带病毒,包括慢性感染、潜伏感染和慢发病毒感染。

6. 潜伏感染:经急性或隐性感染后,病毒基因存在于一定组织或细胞内,但并不能产生有感染性的病毒颗粒。在一定条件下病毒被激活后又可引起急性发作。

7. 慢发病毒感染:病毒或致病因子感染后,经过很长的潜伏期,以后出现亚急性进行性疾病,直至死亡。

8. 中和抗体:是指一类能与病毒结合并使之丧失感染力的抗体。

9. 细胞病变效应:在体外病毒的细胞培养过程中,因病毒在细胞内复制增殖,导致细胞受损,在显微镜下可观察到细胞变圆、坏死,从瓶壁脱落等现象,称之为细胞病变效应。

三、填空题

1. 无包膜、杀伤性强;包膜

2. 潜伏;慢发病毒

3. 整合;转化

4. 病毒;干扰素诱生剂

5. 吸附

6. 水平传播;垂直传播

7. IFN-α;IFN-β;IFN-γ

8. 皮肤;呼吸道;消化道

9. 中和;调理

四、简答题

1. ①沿腔道局部播散;②沿血液循环播散;③沿神经干移行。

2. 病毒感染细胞后,可使细胞发生下列变化:①细胞破坏死亡;②细胞膜改变,包括膜抗原改变、膜通透性改变等;③细胞转化;④出现包涵体;⑤毒基因的整合与细胞转化。

3. ①细胞内寄生;②抗原变异;③抗原结构复杂;④损伤免疫细胞;⑤降低抗原表达;⑥病毒的免疫增强作用。

4. 机体抗病毒免疫可分为固有免疫及适应性免疫两个方面,固有免疫包括屏障结构(皮肤黏膜屏障、胎盘屏障和血脑屏障)、各类干扰素、细胞因子、巨噬细胞和 NK 细胞等;适应性免疫由体液免疫和细胞免疫组成,体液免疫包括各种中和抗体和非中和抗体,对机体具有保护作用是中和抗体,非中和抗体无抗病毒作用,可用于血清学诊断。构成病毒特异性细胞免疫反应的主要效应因素是 CD8$^+$ 毒性 T 细胞和 CD4$^+$Th1 细胞,前者对病毒感染细胞的直接杀伤是清除病毒最重要的因素。

五、论述题

1. 隐性感染和潜伏感染的不同主要是:隐性感染是指病毒感染机体后,由于病毒入侵数量少、毒力低、机体抵抗力强,病毒造成细胞的损伤轻微,不出现临床症状。一般病毒很快被清除。不在体内长期存在。隐性感染可使机体产生特异性免疫,可以防止发生再感染。如脊髓灰质炎病毒和甲型肝炎病毒的感染类型以隐性感染为主。

潜伏感染是指病毒在原发感染后没有被完全清除,而残留少量病毒长期潜伏在宿主细胞内,但不复制,亦不出现任何临床表现。潜伏感染的病毒在某些条件下被激活(如宿主抵抗力降低),可出现为间歇性的急性发作。

2. 慢性感染和慢发病毒感染的不同:慢性感染是指病毒感染机体经较长的潜伏期后出现症状并维持数月或数年;或急性感染后病毒未被彻底从体内清除,可以持续存在于血液或组织中,并经常向体外排出,临床表现可时好时坏,病程可长达数月或数十年。

慢发病毒感染与慢性感染的不同之处是,慢发病毒感染的潜伏期很长,但一旦出现症状,即呈进行性加重,直至死亡。

3. 干扰素的类型:根据干扰素产生细胞和抗原性的不同,将干扰素分为 IFN-α、IFN-β 和 IFN-γ 三种。IFN-α、IFN-β 属于 I 型干扰素,抗病毒作用强于免疫调节作用;IFN-γ 属于 II 型干扰素,又称免疫干扰素,是重要的细胞因子,其免疫调节作用比抗病毒作用强。

抗病毒机制:诱生的干扰素很快释放到细胞外,作用于邻近的未受感染的细胞膜受体上,使细胞建立抗病毒状态。当 IFN 与受体结合后,产生一种特殊的因子,使抗病毒蛋白(AVP)基因解除抑制,转录并翻译出 AVP,主要是蛋白激酶、2'-5'A 合成酶、磷酸二酯酶,这些酶与发挥抗病毒活性有密切关系。

抗病毒特点:①广谱性;②间接性;③相对种属特异性;④作用迅速。

应用:抗病毒、抗肿瘤和免疫调节等作用。

(强 华)

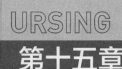

第十五章

病毒感染的检查方法和防治原则

知 识 要 点

第一节 病毒感染的检查方法

一、标本的采集与处理

基本原则与细菌标本相似,另外还应注意:①对污染标本在培养时应使用抗生素抑制细菌或真菌生长;②病毒在室温中易灭活,标本采集后应低温保存、快速送检;③血清学诊断应在感染早期和恢复期采集双份血清。

二、病毒的分离培养与鉴定

目前病毒的分离培养与鉴定仍是病毒病原学诊断的金标准,但方法复杂一般不适用于临床诊断,只适用于实验室研究或流行病学调查。

(一)动物接种

动物接种是最原始的病毒分离方法,目前很少应用。常用动物有小鼠、大鼠、豚鼠、家兔等。

(二)鸡胚培养

是目前流感病毒最常用的培养方法,常用的接种部位有卵黄囊、绒毛尿囊膜、尿囊腔和羊膜腔。其他病毒的分离基本已被细胞培养所取代。

(三)细胞培养

目前病毒分离培养最常用的方法。根据细胞来源、染色体特征及传代次数可将细胞分为原代细胞、二倍体细胞和传代细胞系;根据细胞生长特点分为悬浮细胞和贴壁细胞。

1. 病毒在细胞内增殖的指征

(1)细胞代谢的改变:病毒感染细胞后可抑制细胞代谢,使培养液 pH 保持稳定甚至上升。

(2)细胞病变效应:部分病毒在敏感细胞内增殖时引起细胞发生的特殊病变特征。常见的病变有细胞变圆、细胞内颗粒增多、聚集或融合,有的可形成包涵体,最后出现细胞溶解、脱落或死亡。

(3)红细胞吸附:包膜上带有血凝素的病毒感染细胞后,宿主细胞膜表达病毒血凝素,能吸附加入的脊椎动物(如鸡、豚鼠等)红细胞的现象,常用作正黏病毒和副黏病毒检测的间接指标。

(4)干扰现象:某些病毒感染细胞后不出现细胞病变效应(CPE),但能抑制后接种病毒的增殖,进而阻抑后者所特有的 CPE。

2. 病毒数量与感染性测定

对于已增殖的病毒,进行感染性和数量的测定,常用方法有:

(1) 50% 组织细胞感染量(CID_{50})测定,判断病毒的感染性和毒力。

(2) 红细胞凝集试验:亦称血凝试验,可半定量检测病毒颗粒含量。

(3) 空斑形成试验:将适量稀释的病毒悬液接种于敏感单层细胞中,经一定时间培养后,形成肉眼可见的空斑。一个空斑是由一个病毒增殖所致,计数空斑数可推算样品中活病毒数量,通常以每毫升病毒液的空斑形成单位(PFU)表示,即 PFU/ml。

三、病毒感染的快速诊断与常用检查方法

1. 形态学检查 电镜下直接观察病毒形态特征或光镜下观察病毒感染细胞的形态变化。

2. 病毒成分检测 包括病毒蛋白质和核酸的检测。前者常采用免疫学技术,后者采用分子生物学手段进行检测。如聚合酶链反应(PCR)、核酸杂交、基因芯片等。

3. 血清学诊断 用已知病毒抗原检测患者血清中有无相应抗体及抗体效价,辅助诊断病毒感染性疾病。包括急性期单份血清的 IgM 检测和双份血清的 IgG 检测。常用的方法有免疫荧光试验、酶免疫试验、放射免疫试验等。

第二节 病毒感染的防治原则

一、病毒感染的特异性预防

1. 人工主动免疫 是将抗原性物质接种于人体,刺激机体免疫系统产生相应抗体或致敏淋巴细胞,从而对感染病原体产生特异性免疫应答的预防措施。常用生物制品有:灭活疫苗、减毒活疫苗、基因工程疫苗、亚单位疫苗、多肽疫苗和核酸疫苗等。

2. 人工被动免疫 人工被动免疫是将含特异性抗体的血清或细胞因子等制剂注入人体,使机体立即获得特异性免疫力的方法,被动免疫力维持时间短,主要用于紧急预防和治疗。常用的生物制品有:免疫球蛋白如动物免疫血清、人血清丙种球蛋白、胎盘球蛋白;细胞免疫制剂如干扰素(IFN)、白细胞介素等。

二、病毒感染的治疗

1. 抗病毒化学制剂 抗病毒药物作用靶位均是病毒复制周期中的某一环节。主要有核苷类药物、非核苷类反转录酶抑制剂、蛋白酶抑制剂等。

2. 免疫治疗 免疫治疗病毒感染可应用特异性抗体、非特异性免疫调节剂和治疗性疫苗等。干扰素 IFN、IFN 诱生剂以及 IL-2、TNF 等细胞因子也都具有抑制病毒的作用,其中 IFN 的临床作用较肯定。

3. 基因治疗 开展的基因治疗研究有反义核苷酸(AsON);小干扰 RNA(siRNA);核酶。

4. 其他 某些中草药及新抗生素。

练 习 题

一、选择题

A1 型题

1. 预防病毒感染最有效的方法是

    A. 使用抗生素   B. 使用干扰素   C. 使用抗毒素

    D. 接种疫苗   E. 接种类毒素

2. 采集病毒标本时,**错误**的做法是

    A. 采集早期或急性期标本   B. 无菌采集

    C. 污染标本使用抗生素   D. 尽快送检

    E. 室温保存

3. 下列**不属于**细胞病变效应的是
   A. 细胞圆缩、脱落　　　　　　B. 细胞融合　　　　　　　　C. 形成包涵体
   D. 干扰现象　　　　　　　　　E. 细胞裂解

4. 下列**不能**用来分离培养病毒的是
   A. 肉汤培养　　　　　　　　　B. 鸡胚培养　　　　　　　　C. 细胞培养
   D. 组织培养　　　　　　　　　E. 动物培养

5. 目前用于测定病毒感染数量准确的方法是
   A. 电镜下直接记数　　　　　　B. 红细胞凝集试验　　　　　C. 空斑形成试验
   D. ID_{50}　　　　　　　　　　E. $TCID_{50}$

6. 最有效的干扰素诱生剂是
   A. 多聚肌苷酸　　　　　　　　B. 甘草甜素　　　　　　　　C. 脂多糖
   D. 新霉素　　　　　　　　　　E. 金刚烷胺

7. 下列**不属于**抗病毒药物的是
   A. 金刚烷胺　　　　　　　　　B. 阿昔洛韦　　　　　　　　C. 叠氮脱氧胸苷
   D. 干扰素　　　　　　　　　　E. 头孢曲松

8. 不能立即送检的病毒标本,最好采用的保存方法是
   A. 50% 中性甘油盐水中保存　　　　　　　　B. 室温保存
   C. –70℃冰箱保存　　　　　　　　　　　　　D. 冷冻真空干燥
   E. 细胞培养传代保存

9. 病毒感染的病原学检查,决定结果准确性的关键是
   A. 病毒种类　　　　　　　　　B. 病毒毒力　　　　　　　　C. 病毒抗原性
   D. 标本的采集与运送　　　　　E. 机体免疫力

10. 最直接和最能说明病毒在组织细胞中生长的指标是
    A. pH 改变　　　　　　　　　B. 细胞病变　　　　　　　　C. 干扰现象
    D. 红细胞吸附　　　　　　　　E. 空斑形成

11. 下列**不能**检测病毒抗原及其抗体的方法是
    A. 免疫荧光技术　　　　　　　B. 酶免疫技术　　　　　　　C. 放射免疫法
    D. 中和试验　　　　　　　　　E. 电镜直接检查

12. 治疗病毒感染**无效**的药物是
    A. 干扰素　　　　　　　　　　B. 抗生素　　　　　　　　　C. 聚肌苷酸
    D. 黄连、黄芩　　　　　　　　E. 利巴韦林

13. 血凝试验的机制是
    A. 红细胞表面抗原和血凝素抗体结合　　　　B. 红细胞表面受体与病毒表面血凝素结合
    C. 红细胞表面病毒抗原与相应抗体结合　　　D. 病毒与结合在红细胞表面的抗体结合
    E. 红细胞上的血凝素与病毒结合

14. 以下描述正确的是
    A. 人工被动免疫接种的物质为抗原　　　　　B. 人工被动免疫不能用于治疗
    C. 人工主动免疫接种的物质为丙种球蛋白　　D. 人工主动免疫主要用于治疗
    E. 人工被动免疫主要用于紧急预防

15. **不能**作为病毒在细胞内增殖指标的是
    A. 致细胞病变作用　　　　　　　　　　　　B. 红细胞凝集
    C. 培养液变混浊　　　　　　　　　　　　　D. 干扰现象
    E. 培养液 pH 改变

B1 型题

（1~3 题共用备选答案）

A. 鼻咽漱液   B. 粪便   C. 血液

D. 脑组织   E. 尿

1. 分离狂犬病毒应采集

2. 分离脊髓灰质炎病毒最好采集

3. 分离流感病毒应采集

（4~6 题共用备选答案）

A. 中和试验   B. 血凝抑制试验   C. 补体结合试验

D. 血凝试验   E. 聚合酶链反应（PCR）

4. 鉴定流感病毒型别或亚型的试验是

5. 测定病毒感染力的试验是

6. 可体外扩增病毒核酸的试验是

X 型题

1. 送检病毒标本时,应注意的是

A. 冷藏保存、尽快送检

B. 加入苯酚防止污染

C. 60℃加热灭菌

D. 组织标本置 50% 甘油盐水保存运送

E. 污染标本加入青霉素、链霉素抗菌

2. 病毒感染的检查方法包括

A. 病毒分离培养   B. 病毒鉴定   C. 药敏试验

D. 血清学诊断   E. 光镜直接观察包涵体

3. 病毒分离培养的方法有

A. 细胞培养   B. 组织培养   C. 鸡胚培养

D. 动物培养   E. 卵黄琼脂培养

4. 常见的细胞病变效应有

A. 形成包涵体   B. 细胞皱缩、变圆   C. 细胞脱落、溶解

D. 红细胞吸附   E. 细胞融合

二、名词解释

1. 二倍体细胞：   2. 传代细胞系：   3. 细胞病变效应：

4. 红细胞吸附试验：   5. 血凝试验：   6. 血凝抑制试验：

三、填空题

1. 分离培养病毒的方法有_____、_____和_____。

2. 常用于培养病毒的细胞类型有_____、_____和_____。

3. 常用的动物接种途径有_____、_____、_____、_____、_____和_____。

4. 常用的鸡胚接种部位有_____、_____、_____和_____。

四、简答题

1. 简述常用的病毒培养方法。

2. 人工主动免疫常用的生物制品有哪些?

3. 简述病毒在细胞培养中的增殖指标。

参 考 答 案

一、选择题

A1 型题

1. D;　2. E;　3. D;　4. A;　5. C;　6. A;　7. E;　8. C;　9. D;　10. B;

11. E;　12. B;　13. B;　14. E;　15. C

B1 型题

1. D;　2. B;　3. A;　4. B;　5. A;　6. E

X 型题

1. ADE;　2. ABDE;　3. ABCD;　4. ABCE

二、名词解释

1. 二倍体细胞:在体外分裂50~100代后仍保持二倍体数目的单层细胞。

2. 传代细胞系:是由肿瘤细胞或二倍体细胞突变而来并能在体外持续传代的细胞株。

3. 细胞病变效应(CPE):部分病毒在敏感细胞内增殖时引起细胞发生的特殊病变特征。

4. 红细胞吸附现象:包膜上带有血凝素的病毒感染细胞后,宿主细胞膜表达病毒血凝素,能吸附加入的脊椎动物(如鸡、豚鼠等)红细胞的现象。

5. 血凝现象:具有血凝素的病毒能凝集禽类或哺乳动物红细胞的现象,是病毒增殖的指标。

6. 血凝抑制试验:在病毒悬液中预先加入特异性抗体,相应抗体与病毒结合后,阻抑病毒表面血凝素与红细胞的结合,称为血凝抑制现象。

三、填空题

1. 动物接种;鸡胚培养;细胞培养

2. 原代细胞;二倍体细胞;传代细胞系

3. 皮内接种;皮下接种;肌肉接种;腹腔接种;静脉接种;脑内接种

4. 卵黄囊;羊膜腔;绒毛尿囊膜;尿囊腔

四、简答题

1. ①细胞培养:是最常用的病毒分离方法。常用细胞有原代细胞、二倍体细胞和传代细胞系。②鸡胚培养:常选用9~14天鸡胚,常见的接种部位是卵黄囊、羊膜腔、绒毛尿囊膜和尿囊腔。③动物培养:是最早的分离病毒方法,很少应用。常用的接种途径有皮内接种、皮下接种、肌肉接种、腹腔接种、静脉接种和脑内接种。

2. 常用的生物制品有灭活疫苗、减毒活疫苗、基因工程疫苗、亚单位疫苗、多肽疫苗和核酸疫苗等。

3. ① 细胞代谢的改变:细胞培养液 pH 保持稳定甚至上升。②细胞病变效应:部分病毒在敏感细胞内增殖时引起细胞发生的特殊病变特征。常见的病变有细胞变圆、细胞内颗粒增多、聚集或融合,有的可形成包涵体,最后出现细胞溶解、脱落或死亡。③红细胞吸附:包膜上带有血凝素的病毒感染细胞后,宿主细胞膜表达病毒血凝素,能吸附随后加入的脊椎动物(如鸡、豚鼠等)红细胞的现象,常用作正黏病毒和副黏病毒检测的间接指标。④干扰现象:某些病毒感染细胞后不出现 CPE,但能抑制后接种病毒的增殖,进而阻抑后者所特有的 CPE,借此检测病毒的存在。

(强　华)

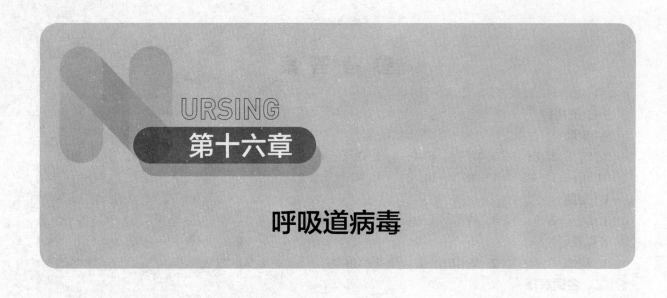

呼吸道病毒

知识要点

一、流行性感冒病毒

1. 生物学性状

（1）形态与结构：流感病毒呈球形或丝状，其结构包括包膜和核衣壳，包膜又有两层结构，其内层为基质蛋白 M1，外层是来自宿主细胞膜的脂质双层结构，甲型和乙型流感病毒包膜上镶嵌有 3 种膜蛋白：血凝素（HA）、神经氨酸酶（NA）和基质蛋白 M2。

HA 的主要功能：①与易感细胞表面的唾液酸受体结合，介导病毒包膜与细胞膜融合，释放病毒核衣壳进入细胞质；②能与人、鸡、豚鼠等多种动物红细胞表面受体结合出现血凝现象，故称"血凝素"，可通过血凝试验检测其有无；③刺激机体产生中和抗体，中和相同亚型流感病毒，具有保护作用，该抗体可抑制血凝现象，称血凝抑制抗体。

NA 的主要功能：①具有神经氨酸酶活性，水解宿主细胞表面糖蛋白末端的 N-乙酰神经氨酸，利于成熟病毒释放，促进流感病毒扩散；②能刺激机体产生抗体，降低病毒扩散，但不能中和流感病毒。

M2 蛋白：是离子通道型跨膜蛋白，参与病毒复制，但不能诱导中和抗体产生。

（2）分型与变异：根据核蛋白（NP）和 M 蛋白抗原的不同将人流感病毒分为甲、乙、丙三型。甲型流感病毒又根据 HA 和 NA 抗原性的不同分为若干亚型（H1~H16，N1~N9）。流感病毒的抗原变异有两种形式：①抗原性漂移，与同一亚型内 HA 和 NA 基因发生点突变有关，属量变，可引起中、小型流行；②抗原转换，抗原发生大幅度变异，属质变，往往形成新亚型，易造成大流行。

（3）抵抗力：弱，不耐热，56℃ 30 分钟即被灭活。对干燥、紫外线及乙醚等理化因素敏感。

2. 致病性与免疫性 传染源主要是患者及隐性感染者。传播途径为形成感染性气溶胶，由空气飞沫传播。病毒与呼吸道上皮细胞表面的受体结合。病毒核衣壳进入细胞内增殖，引起呼吸道纤毛上皮细胞变性、坏死和脱落，引起流行性感冒。病毒可诱导机体产生体液免疫和细胞免疫。

3. 防治与护理措施 隔离与治疗流感患者；流行期间避免人群聚集；对公共场所进行空气消毒；接种与当前流行株型别基本相同的疫苗。使用抗病毒药物防治如金刚烷胺、神经氨酸酶抑制剂等。护理时急性期应卧床休息，发热期应多饮水，给予易消化、营养丰富的富含维生素的流质或半流质饮食。伴呕吐或腹泻严重者，可通过静脉供给营养。对高热者可行物理降温，必要时用解热镇痛药物；患者出现咳嗽、胸闷气短、发绀等肺炎症状时，应取半坐卧位，吸氧、必要时吸痰、严重时可予以呼吸机辅助呼吸。

二、麻疹病毒和腮腺炎病毒

1. 麻疹病毒

(1) 生物学性状:单负链 RNA 病毒,有包膜。只有一个血清型。

(2) 致病性与免疫性:急性期患者为主要传染源,通过呼吸道或密切接触传播。主要侵犯部位为眼结膜、呼吸道、泌尿道、皮肤、小血管及中枢神经系统,机体出现二次病毒血症。发病早期有上呼吸道卡他性症状,发病 2~3 天后出现口腔黏膜斑(科氏斑,Koplik spot),然后进入出疹期,全身皮肤黏膜相继出现皮疹。部分患者出现并发症,以细菌性肺炎最为常见。最严重的并发症是脑炎,亚急性硬化性全脑炎(SSPE)是麻疹晚期的中枢神经系统并发症,但发生率很低。自然感染后可获得终生免疫力。

(3) 防治与护理措施:对儿童进行 MMR 接种。对于接触麻疹的易感者可采用丙种球蛋白作紧急预防。室内应保持空气新鲜,光线宜柔和。绝对卧床休息至皮疹消退、发热期应多饮水,给予易流质或半流质饮食,少食多餐。恢复期应添加高蛋白、高维生素的饮食。出疹期发热不超过 39℃ 不予处理,并且不宜用药物或物理方法强行降温,禁用冰枕、冷敷及乙醇擦浴,以免影响透疹。如体温过高可用退热剂或温湿敷,以免发生惊厥。眼部炎性分泌物多而形成眼痂者,可用生理盐水清洗双眼,再滴入抗生素眼液或眼膏,可加服维生素 A 预防眼干燥症。

2. 腮腺炎病毒　腮腺炎病毒主要通过空气飞沫或密切接触传播。病毒在呼吸道黏膜上皮细胞和周围淋巴结内增殖,机体可出现短暂的病毒血症。主要引起流行性腮腺炎,还可引起睾丸、卵巢、肾脏等其他脏器的感染。腮腺炎病毒只有一个血清型,病后可获持久免疫。预防可对易感人群接种减毒活疫苗或麻疹-流行性腮腺炎-风疹三联疫苗。

三、冠状病毒

目前从人分离的冠状病毒主要有普通冠状病毒 229E、OC43、NL63A、HKU1、SARS 冠状病毒、中东呼吸综合征冠状病毒和新型冠状病毒(SARS-CoV-2)七个型。

普通冠状病毒主要引起普通感冒和咽喉炎,偶尔可引起成人腹泻及胃肠炎。在引起感冒的病原体中仅次于鼻病毒。

SARS 冠状病毒是一种新的冠状病毒,引起严重急性呼吸综合征(SARS)。传染源为患者,主要通过近距离飞沫传播。SARS 冠状病毒抵抗力较普通冠状病毒强。感染后可产生特异性中和抗体。预防措施主要是严格隔离和治疗 SARS 患者及疑似患者,流行期避免人群聚集及进行空气消毒。治疗主要采取支持疗法。目前尚无有效的疫苗。

新型冠状病毒主要是通过呼吸道传播,也可以通过接触传播而感染,这是目前最主要的传播途径。目前新冠肺炎主要的传染源是新型冠状病毒感染者。轻型患者的典型首发症状表现为发热、干咳、乏力,无肺炎症状;普通型患者表现为鼻塞、流涕、咽痛、肌痛和肺炎症状。少数患者以腹泻或结膜炎为首发症状。部分重症或危重症患者的主要症状为发热、咳嗽,肺泡脱落、肺斑片状灰白色改变,出现呼吸困难和/或低氧血症,部分出现乏力、全身肌肉酸痛、腹泻等。部分危重患者还会出现因炎症因子风暴而导致的多器官功能衰竭,甚至休克。部分新型冠状病毒携带者由于自身产生抗体以无症状体征出现,而成为隐形传染源。

针对新冠肺炎的灭活疫苗和重组亚单位疫苗我国已研制成功,并开始大规模接种。对新冠肺炎患者的治疗主要是支持疗法,及时采取有效的氧疗;目前尚未证实有特效的抗病毒药物。中药治疗对新冠肺炎的早期患者,尤其是对轻度患者有一定的疗效。

四、其他呼吸道病毒

1. 腺病毒　为双链 DNA 病毒,无包膜,至少有 51 个血清型可引起人类疾病,一种血清型可引起不同的疾病,不同血清型可引起同一种疾病;腺病毒主要通过呼吸道、胃肠道、眼结膜等途径传播,可引起呼吸道、消化道、眼部及其他系统的感染。感染后对同型有持久免疫力。

2. 风疹病毒　为单股正链 RNA 病毒,有包膜。病毒经呼吸道传播,主要感染儿童,引起风疹。若成人感染则症状较重,孕妇妊娠早期感染风疹病毒,可通过胎盘感染胎儿,发生流产、死胎或先天性畸形。风疹病毒只有一个血清型,自然感染后可获得持久免疫力。特异性预防可接种风疹减毒活疫苗。

3. **鼻病毒** 为单股正链 RNA 病毒,鼻病毒是普通感冒最重要的病原体。婴幼儿和慢性呼吸道疾病患者感染后可导致支气管炎和支气管肺炎。

练 习 题

一、选择题

A1 型题

1. 流感病毒最易变异的成分是

  A. 核蛋白   B. M 蛋白   C. 甲型流感病毒 HA

  D. 乙型流感病毒 HA   E. RNA 多聚酶

2. 流感病毒的血凝素的描述**错误**的是

  A. 三聚体糖蛋白   B. 具有抗原性

  C. 是划分流感病毒亚型的依据之一   D. 其红细胞表面受体是神经节苷酯

  E. 能使人红细胞发生凝集

3. 禽流感病毒属于

  A. 甲型流感病毒   B. 乙型流感病毒   C. 丙型流感病毒

  D. 副流感病毒   E. 鼻病毒

4. 流感病毒容易引起世界大流行的原因是

  A. 型别多   B. 抗原转换   C. 抗原漂移

  D. 抗原性弱   E. 多个亚型同时流行

5. 下列有关麻疹病毒致病特点中,**错误**的是

  A. 大多数为隐性感染   B. 经飞沫或接触传播

  C. 出现二次病毒血症   D. 科氏斑有早期诊断意义

  E. 可侵犯中枢神经系统

6. 孕妇在感染风疹病毒引起胎儿患先天性风疹综合征的发病率最高的时期是

  A. 孕前 3 个月   B. 孕期最初 3 个月   C. 孕期最后 3 个月

  D. 孕期最后 1 个月   E. 分娩前后

7. 引起普通感冒的最主要病原体是

  A. 流感病毒   B. 副流感病毒   C. 腺病毒

  D. 鼻病毒   E. 呼吸道合胞病毒

8. 可引起亚急性硬化性全脑炎的病毒是

  A. 腮腺炎病毒   B. 脊髓灰质炎病毒   C. 麻疹病毒

  D. 疱疹病毒   E. 狂犬病毒

A2 型题

1. 一位感冒患者,其急性期咽漱液或鼻咽拭子标本,接种于 12 日龄鸡胚,35℃培养 3 天后,收集的羊水和尿囊液,经检测已诊断为流感病毒,拟进一步鉴别流感病毒的型、亚型和毒株,下一步适用的试验方法应该是

  A. 间接凝集试验   B. 细胞吸附(血吸)试验   C. 血吸抑制试验

  D. 红细胞凝集(血凝)试验   E. 血凝抑制试验

2. 7 个月患儿,发热 3 天,体温 39℃,流涕,咳重。皮肤出现红色斑丘疹,体温升至 40℃。颊黏膜粗糙,可见白色斑点。最可能的诊断是

  A. 风疹   B. 水痘   C. 麻疹   D. 猩红热   E. 幼儿急疹

B1 型题

（1~3 题共用备选答案）

　　A. 流感病毒　　　　　　　　B. 麻疹病毒　　　　　　　　C. 腮腺炎病毒

　　D. SARS 冠状病毒　　　　　　E. 鼻病毒

1. 仅是表面感染，**不引起**病毒血症的病毒是

2. 引起两次病毒血症的病毒是

3. 可致男性不育的病毒是

（4~6 题共用备选答案）

　　A. 流感病毒　　　　　　　　B. 麻疹病毒　　　　　　　　C. 腺病毒

　　D. 风疹病毒　　　　　　　　E. 呼吸道合胞病毒

4. 可引起全球爆发流行的病毒是

5. 可通过胎盘传给胎儿发生率很高的病毒是

6. 感染后可引起亚急性硬化性全脑炎的病毒是

X 型题

1. 呼吸道病毒的特点是

　　A. 主要以呼吸道传播

　　B. 均为有包膜的 RNA 病毒

　　C. 除呼吸道局部病变外，还可导致全身症状

　　D. 各种病毒培养特性差别很大

　　E. 机体免疫力不牢固，可反复感染

2. 流感病毒的特性是

　　A. 核酸为分节段的单负链 RNA

　　B. 包膜上有血凝素和神经氨酸酶，其抗原性易变

　　C. 血凝素的相应抗体是主要保护性抗体

　　D. 神经氨酸酶的活性能破坏血凝作用

　　E. 初次分离病毒最好将标本接种鸡胚羊膜腔

二、名词解释

1. 抗原漂移：　　　　　　　2. 抗原转换：　　　　　　　3. SARS：

4. 科氏斑：　　　　　　　　5. 先天性风疹综合征：

三、填空题

1. 目前感染人类的禽流感病毒主要有_____、_____、_____、_____。

2. 根据 HA 抗原性的差异，甲型流感病毒可分为_____亚型。

3. 引起人类流感大流行的流感病毒有_____、_____、_____。

4. 人类普通感冒最常见的病原体是_____。

四、简答题

1. 试述流感病毒抗原性变异与流行的关系。

2. 简述 SARS-CoV 的生物学特性、致病特点及防治原则。

3. 试述目前对流感和人禽流感的主要防治措施。

4. 试述新型冠状病毒的致病特点。

五、案例分析题

　　某患者急起畏寒、高热持续 3 天、头痛剧烈、严重全身酸痛、乏力，并伴有咽痛、干咳等呼吸道症状和呕吐、腹泻等胃肠道症状。患者所在地近期有 H1N1 流感的流行。实验室检查：血 WBC（白细胞）总数不高。

　　请回答下列问题：

1. 流感的病原体是什么？该病原体结构有哪些特征？和流感的流行有何关系？
2. 如何确诊是 H1N1 流感病毒感染？如何控制感染、阻止新病例发生？

参 考 答 案

一、选择题

A1 型题

1. C；　2. D；　3. A；　4. B；　5. A；　6. B；　7. D；　8. C

A2 型题

1. E；　2. C

B1 型题

1. A；　2. B；　3. C；　4. A；　5. D；　6. B

X 型题

1. ACD；　　　　2. ABCDE

二、名词解释

1. 抗原漂移：是指抗原变异幅度小，HA、NA 氨基酸的变异率小于 1%，属于量变。这种变异是由病毒基因点突变引起的，人群免疫力起选择性作用，不会引起流感大规模流行，仅引起中、小规模流行。

2. 抗原转换：是指抗原变异幅度大，属于质变，HA 或 NA 氨基酸变异率为 20%~50%，常形成新的亚型，易造成流感大流行。

3. SARS：即严重急性呼吸综合征（SARS），一种急性呼吸道传染病，是由 SARS 冠状病毒引起。主要症状有急起高热，头痛，乏力，关节、肌肉酸痛，干咳，少痰等；严重者肺部病变进展快，可在短时间内出现呼吸窘迫综合征。

4. 科氏斑：机体感染麻疹病毒后，在全身出疹前 1~2 天，患者口腔两侧颊黏膜可出现中心灰白、周围红晕的斑点，称科氏斑，可作为临床早期诊断的参考指标。

5. 先天性风疹综合征：是指孕妇在妊娠 5 个月内感染风疹病毒可经胎盘垂直传播，胎儿感染风疹病毒，引起胎儿畸形，表现为新生儿先天性心脏病、白内障、耳聋三大主症。

三、填空题

1. H5N1；H7N2；H7N7；H9N2

2. H1~H16

3. H1N1；H2N2；H3N2

4. 鼻病毒

四、简答题

1. 流感病毒抗原性变异主要是指血凝素（HA）和神经氨酸酶（NA）的变异。甲型流感病毒的抗原性变异有两种形式：抗原漂移和抗原转换。

抗原漂移是指亚型内 HA 和/或 NA 蛋白发生抗原变异。造成病毒抗原漂移的原因是其 RNA 多聚酶缺少 DNA 多聚酶所具有的纠错功能使得基因本身突变率高，以及人群自然选择压力导致 HA 和/或 NA 基因快速变化，这种快速变化可影响抗原位点的结构或者造成抗原蛋白糖化位点的增减，从而改变病毒的抗原性，使人群的特异性免疫力失效。发生抗原性漂移的变异株出现后可先在局部地区引起小规模流感暴发流行，然后逐步向其他地区扩散。因此，抗原漂移往往是流感病毒流行的预兆。

抗原转换是指流感病毒抗原性出现较大幅度的变异，导致一种新 HA 和/或 NA 亚型在人群中突然出现。这种抗原变异株常是由动物流感病毒与人流感病毒杂交而产生的重组株，但也可能是非基因重配的动物流感病毒直接传播到人。由于人群对新亚型缺乏特异性免疫，因此容易造成新型流感大流行。

2. (1)生物学特征:SARS 冠状病毒是一种新的冠状病毒。形态与冠状病毒类似,核心为单正链 RNA 与 N 蛋白,外层为包膜,包膜上有 E、M、S 等结构蛋白,S 蛋白构成包膜上的刺突,是病毒的主要抗原,与细胞受体结合,是 SARS 病毒感染细胞的关键蛋白。SARS 冠状病毒可用 Vero-E6 细胞和 FRhK-4 细胞培养,培养必须在三级生物安全实验室进行。SARS 冠状病毒抵抗力较普通冠状病毒强。

(2)致病特点:SARS 冠状病毒引起严重急性呼吸综合征(SARS),传染源主要是患者,经近距离飞沫传播,也可经接触患者呼吸道分泌物传播。有家庭和医院明显聚集现象。主要流行季节为冬、春季。感染 SARS 冠状病毒后潜伏期为 2~10 天,主要症状有急起高热,一般高于 38℃,头痛,乏力,关节、肌肉酸痛,干咳,少痰等;X 线可见明显病理变化,严重者肺部病变进展快,可在短时间内出现呼吸窘迫综合征。

(3)防治原则:①隔离患者。SARS 是法定传染病,对 SARS 患者及疑似病例要进行及时严格的隔离和治疗。②切断传播途径。卫生防疫部门准确掌握和上报疫情,严防患者及疑似病例与外界接触,流行期间避免到人群聚集的地方。公共场所进行空气消毒。③保护易感人群。对人群进行预防健康教育,提高机体免疫力。④对患者主要采用支持疗法,也可用恢复期血清治疗,但须慎重使用。

3. 流感和人禽流感主要防治措施:①及时隔离与治疗流感患者是减少发病和传播的有效措施。②流行期间应尽量避免人群聚集,公共场所可用乳酸进行空气消毒,通常每 100m³ 空间可用 2~4ml 乳酸加 10 倍水混匀,加热熏蒸,灭活空气中的流感病毒。③免疫接种是预防流感最有效的方法,但所用的疫苗必须与当前流行株的型别基本相同。目前 WHO 推荐使用的是三联灭活疫苗,疫苗成分包括当前正在流行的 H1N1、H3N2 和乙型流感病毒。人禽流感灭活疫苗正在研制中。④流感尚无特效疗法,金刚烷胺及其衍生物甲基金刚烷胺是目前常用的抗流感病毒药物,可用于预防和治疗流感。磷酸奥司他韦也是目前临床常用的抗流感药物,其优点是对甲、乙型流感病毒均有效,较少产生耐药性。干扰素滴鼻及中药板蓝根、大青叶等对流感有一定的疗效。

4. 新型冠状病毒主要是通过呼吸道传播,也可以通过接触传播而感染,这是目前最主要的传播途径。在相对的封闭环境中,也可能存在气溶胶传播,同时注意尿液和粪便的气溶胶和接触传播,因为有从患者的粪便中病毒核酸检测呈阳性,这表明新型冠状病毒可能通过粪便途径传播。目前新冠肺炎主要的传染源是新型冠状病毒感染者。新型冠状病毒感染的潜伏期为 1~14 天,多为 3~7 天,少数的最长的潜伏期可为 21~24 天。轻型患者的典型首发症状表现为发热、干咳、乏力,无肺炎症状;普通型患者表现为鼻塞、流涕、咽痛、肌痛和肺炎症状。少数患者以腹泻或结膜炎为首发症状。部分重症或危重症患者的主要症状为发热、咳嗽、肺泡脱落、肺斑片状灰白色改变,出现呼吸困难和/或低氧血症,部分出现乏力、全身肌肉酸痛、腹泻等。部分危重患者还会出现因炎症因子风暴而导致的多器官功能衰竭,甚至休克。部分新型冠状病毒携带者由于自身产生抗体以无症状体征出现,而成为隐形传染源。

五、案例分析题

1. 流感病毒核酸分节段,病毒复制时易发生基因重排,导致基因编码的蛋白抗原发生变异而出现新亚型。流感病毒包膜上有 HA 和 NA,其抗原性易发生变异。通过病毒抗原漂移,引起甲型流感周期性的局部中、小型流行;而病毒抗原转变,因变异幅度大,属质变,会产生新亚型,由于人群对变异病毒株缺少免疫力,故每次新亚型出现都会引起流感大流行,甚至世界性流感大流行。

2. 通过病毒核酸检测:即以 RT-PCR(最好采用 real-time RT-PCR)法检测呼吸道标本(咽拭子、口腔含漱液、鼻咽或气管抽取物、痰)中的甲型 H1N1 流感病毒核酸,结果呈阳性,就能确诊 H1N1。要加强流感病毒变异性的检测,以便进行有针对性的疫苗接种;切断流感病毒在人群中的传播,尽早发现流感患者、对公共场所使用化学消毒剂熏蒸等;流感患者,使用干扰素、抗病毒等药物进行治疗。

(钟民涛)

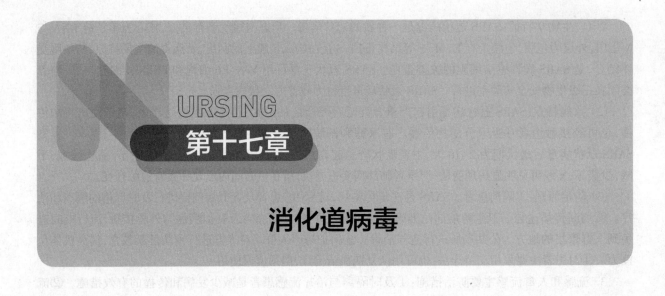

消化道病毒

知 识 要 点

一、肠道病毒

1. **种类及致病性** 肠道病毒包括脊髓灰质炎病毒、柯萨奇病毒、埃可病毒及新型肠道病毒68~71型,所致疾病临床表现多样化。

(1) 脊髓灰质炎病毒:有三个血清型,三型之间没有交叉反应。所致疾病为脊髓灰质炎,俗称小儿麻痹症。

(2) 柯萨奇病毒和埃可病毒:柯萨奇病毒包括A、B两组,共有29个血清型,埃可病毒共有31个血清型。可引起多种疾病:脑膜炎、脑炎和肌肉麻痹;上呼吸道感染、疱疹性咽峡炎、支气管炎和肺炎;病毒性心肌炎、心包炎及全心炎;手足口病;急性出血性结膜炎(俗称红眼病)等。

(3) 新型肠道病毒:68型引起儿童肺炎和毛细支气管炎;70型引起急性出血性结膜炎;71型引起无菌性脑膜炎、脑膜脑炎,还可引起手足口病。69型致病性目前尚不清楚。

2. **共同生物学特性**

(1) 病毒颗粒呈球形,直径24~30nm,衣壳二十面体立体对称,无包膜。

(2) 基因组为单正链RNA(+ssRNA)。

(3) 在易感细胞中增殖,引起典型细胞病变。

(4) 对理化因素抵抗力较强,耐酸、乙醚,对热、干燥敏感,对氧化剂敏感。

(5) 主要经粪-口途径传播,以隐性感染为主。虽在肠道中增殖,却引起多种肠道外感染性疾病,如脊髓灰质炎、无菌性脑炎、心肌炎等。

3. **脊髓灰质炎防治原则** 目前预防脊髓灰质炎的疫苗有灭活脊髓灰质炎疫苗(IPV)和口服脊髓灰质炎减毒活疫苗(OPV),二者都是三型脊髓灰质炎病毒的混合疫苗,免疫后可获得针对三个血清型病毒的保护性抗体。由于OPV热稳定性差,使用要求高,存在毒力回复的潜在可能。因此,新的免疫程序建议首先使用IPV免疫两次,然后再口服OPV进行全程免疫,可消除或降低疫苗相关麻痹型脊髓灰质炎(VAPP)。

4. **手足口病的致病性与防治原则** 手足口病是一种急性传染病,主要由柯萨奇病毒A16和EV71引起,传染源为患者和隐性感染者,通过消化道、呼吸道和密切接触等途径传播。感染多见于儿童,突然发病,主要表现为手、足、臀部皮肤出现皮疹,伴有口腔黏膜溃疡等。EV71感染后,可诱生机体产生特异性中和抗体。目前我国已有EV71疫苗,可用于预防EV71感染所致的手足口病。但针对于手足口病无特效抗病毒药物和特异性治疗手段,一般采用常规的抗病毒和对症处理方法。

二、急性胃肠炎病毒

1. 种类　急性胃肠炎病毒包括轮状病毒、杯状病毒、星状病毒和人类肠道腺病毒。

2. 轮状病毒　人类轮状病毒是双链 RNA 病毒,由 11 个基因片段组成,双层衣壳,无包膜。依据衣壳蛋白抗原性,轮状病毒分为 7 个组(A~G)。A~C 组轮状病毒能引起人类和动物腹泻,D~G 组只引起动物腹泻,最主要的病原体是 A 组。

(1) A 组:是 2 岁以下婴幼儿严重腹泻最主要的病原体。主要在秋冬季流行,故又称为婴幼儿"秋季腹泻"。

(2) B 组:可引起年长儿童和成人腹泻,常呈爆发流行,在中国首先发现。

(3) C 组:散发流行,发病率很低 。

练 习 题

一、选择题

A1 型题

1. 下列**不属于**人类肠道病毒的是

　　A. 脊髓灰质炎病毒　　　　　B. 鼻病毒　　　　　　　　C. 柯萨奇病毒

　　D. 埃可病毒　　　　　　　　E. 新型肠道病毒

2. 肠道病毒共同特征**不包括**

　　A. 球形,二十面体立体对称,无包膜

　　B. 对理化因素抵抗力较强

　　C. 核酸类型为单正链 RNA

　　D. 不同肠道病毒可引起相同临床症状,同一病毒可引起不同临床表现

　　E. 病毒在肠道内增殖,只引起人类消化道传染病

3. 肠道病毒的核酸类型是

　　A. 单正链 RNA　　　　　　　B. 单负链 RNA　　　　　　C. 双链 RNA

　　D. 双链 DNA　　　　　　　　E. 单链 DNA

4. 脊髓灰质炎病毒主要侵犯的是

　　A. 脑神经节　　　　　　　　B. 三叉神经节　　　　　　C. 脊髓前角神经细胞

　　D. 神经肌肉接头　　　　　　E. 运动终板

5. 下列主要通过粪-口途径传播的一组病毒是

　　A. 脊髓灰质炎病毒,HAV,埃可病毒,柯萨奇病毒

　　B. EBV,ECHO 病毒,柯萨奇病毒,HEV

　　C. 冠状病毒,ECHO 病毒,柯萨奇病毒,麻疹病毒

　　D. 柯萨奇病毒,麻疹病毒,脊髓灰质炎病毒,HAV

　　E. 腺病毒,流感病毒,脊髓灰质炎病毒,柯萨奇病毒

6. 脊髓灰质炎病毒最常见的感染类型是

　　A. 隐性感染　　　　　　　　B. 急性感染　　　　　　　C. 慢性感染

　　D. 潜伏感染　　　　　　　　E. 慢发感染

7. 脊髓灰质炎特异性预防措施是

　　A. 搞好饮食卫生　　　　　　B. 疫苗主动免疫　　　　　C. 注射抗生素

　　D. 消灭苍蝇　　　　　　　　E. 注射抗毒素

8. 下列关于脊髓灰质炎病毒描述,正确的是
    A. 耐乙醚,但易被胃酸和胆汁灭活　　　　　B. 基因组是单正链 RNA
    C. 仅能在神经细胞中增殖　　　　　　　　　D. 利用补体结合试验鉴定有五个血清型
    E. 以显性感染多见,约占 90% 以上

9. 有关脊髓灰质炎减毒活疫苗的描述,**不正确**的是
    A. 疫苗株有毒力回复的可能　　　　　　　　B. 疫苗随粪便排出,扩大了免疫覆盖面
    C. 口服方便,儿童易接受　　　　　　　　　D. 疫苗可置室温下长期保存
    E. 能诱发血清抗体,又能产生局部 sIgA

10. 引起疱疹性咽峡炎的肠道病毒是
    A. 脊髓灰质炎病毒　　　　B. 柯萨奇病毒　　　　　　C. 杯状病毒
    D. 埃可病毒　　　　　　　E. 轮状病毒

11. 脊髓灰质炎患者传染性排泄物主要是
    A. 血液　　　　　B. 尿液　　　　　C. 粪便　　　　　D. 痰液　　　　　E. 脓汁

12. 引起婴幼儿秋季腹泻的病毒主要是
    A. 脊髓灰质炎病毒　　　　B. 杯状病毒　　　　　　　C. 星状病毒
    D. 埃可病毒　　　　　　　E. 轮状病毒

13. 柯萨奇病毒的主要传播途径是
    A. 呼吸道　　　　　　　　B. 消化道　　　　　　　　C. 蚊虫叮咬
    D. 血液和血制品　　　　　E. 母婴传播

14. 手足口病的病原体是
    A. 脊髓灰质炎病毒　　　　B. 人类轮状病毒　　　　　C. 埃可病毒
    D. 柯萨奇病毒　　　　　　E. 星状病毒

15. 下列**不能**取粪便标本作为检查材料的是
    A. 脊髓灰质炎病毒　　　　B. 柯萨奇病毒　　　　　　C. 流感病毒
    D. 埃可病毒　　　　　　　E. 轮状病毒

16. **不属于**轮状病毒特点的是
    A. 电镜下,病毒颗粒外形酷似"车轮状"　　　B. 核酸为双链 RNA
    C. 主要经粪-口途径传播　　　　　　　　　D. 衣壳二十面体对称,无包膜
    E. 基因组不分节段

17. 下列**不能**灭活肠道病毒的因素是
    A. 脂溶剂　　　　　　　　B. 加热　　　　　　　　　C. 高压
    D. 紫外线　　　　　　　　E. 含氯消毒剂

18. 最易引起病毒性心肌炎的是
    A. 脊髓灰质炎病毒　　　　B. 柯萨奇病毒　　　　　　C. 新型肠道病毒 70 型
    D. 新型肠道病毒 71 型　　　E. 星状病毒

19. 急性出血性结膜炎的病原体是新型肠道病毒
    A. 68 型　　　　　B. 69 型　　　　　C. 70 型　　　　　D. 71 型　　　　　E. 72 型

20. 肠道病毒**不会**引起的疾病是
    A. 脊髓灰质炎　　　　　　B. 流行性乙型脑炎　　　　C. 流行性胸痛
    D. 手足口病　　　　　　　E. 中枢神经系统感染

A2 型题

1. 一名 8 岁男孩儿,两天前左眼充血,有分泌物和流泪。今早右眼出现同样症状。体检发现结膜充血,但无出血,角膜有病变。耳前淋巴结肿胀且有压痛、诊断为急性出血性结膜炎。下列能引起本病的病毒是

　　A. 肠道病毒 69 型　　　　　　B. 肠道病毒 70 型　　　　　C. 肠道病毒 71 型

　　D. 埃可病毒　　　　　　　　E. 柯萨奇病毒

2. 患者,男,35 岁,出现肌痛、低烧、恶心、呕吐、腹部痉挛和腹泻等症状。粪便检查无病原菌、寄生虫卵或寄生虫,但免疫电镜显示许多无包膜、二十面体立体对称的小球形病毒。经负染色可见病毒衣壳表面有杯状结构。该病毒最有可能是

　　A. 诺如病毒　　　　　　　　B. 人星状病毒　　　　　　　C. 冠状病毒

　　D. 肠道腺病毒　　　　　　　E. 轮状病毒

A3 型题

(1~2 题共用题干)

　　某幼儿,18 个月。3 天前开始发热,出现严重水样腹泻并伴有呕吐,口服抗生素无效,就诊后粪便标本检查未见致病菌、寄生虫及虫卵。

1. 该患儿最可能感染的病原体是

　　A. 轮状病毒　　　　　　　　B. 肠产毒性大肠埃希菌　　　C. 肠出血性大肠埃希菌

　　D. 霍乱弧菌　　　　　　　　E. 新型肠道病毒

2. 该病原体常用的分离培养方法是

　　A. 动物培养　　　　　　　　B. 细胞培养　　　　　　　　C. 巧克力琼脂培养

　　D. 肉汤培养　　　　　　　　E. 血琼脂培养

A4 型题

(1~3 题共用题干)

　　患儿,女,3 岁。三天前出现低热、腹痛,随后两天口腔黏膜、牙龈、咽部以及手和脚后跟边缘出现疼痛性小水疱,臀部亦有皮疹出现,水疱内无白细胞和致病菌。

1. 该患儿最可能的临床诊断是

　　A. 疱疹性咽峡炎　　　　　　B. 风疹　　　　　　　　　　C. 麻疹

　　D. 单纯疱疹　　　　　　　　E. 手足口病

2. 该病的病原体是

　　A. 麻疹病毒　　　　　　　　B. 风疹病毒　　　　　　　　C. 柯萨奇病毒

　　D. 单纯疱疹病毒　　　　　　E. 埃可病毒

3. 该病最主要的传播途径是

　　A. 呼吸道传播　　　　　　　B. 消化道传播　　　　　　　C. 接触传播

　　D. 血液传播　　　　　　　　E. 蚊虫叮咬

B1 型题

(1~3 题共用备选答案)

　　A. 肠道腺病毒　　　　　　　B. 脊髓灰质炎病毒　　　　　C. 轮状病毒

　　D. 埃可病毒　　　　　　　　E. 柯萨奇病毒

1. 基因组分节段的病毒是

2. 手足口病的病原体是

3. 可用疫苗有效预防的是

(4~6 题共用备选答案)

　　A. 毛细支气管炎和肺炎　　　B. 小儿麻痹症　　　　　　　C. 急性胃肠炎

　　D. 慢性腹泻　　　　　　　　E. 急性出血性结膜炎

4. 脊髓灰质炎病毒可引起

5. 新型肠道病毒 68 型可引起

6. 新型肠道病毒 70 型可引起

X 型题

1. 属于肠道病毒的有
   A. 脊髓灰质炎病毒　　　　B. 轮状病毒　　　　C. 柯萨奇病毒
   D. 麻疹病毒　　　　　　　E. 埃可病毒
2. 肠道病毒引起的疾病有
   A. 无菌性脑炎　　　　　　B. 流行性胸痛　　　　C. 心肌炎
   D. 慢性腹泻　　　　　　　E. 急性出血性结膜炎

二、名词解释

1. 肠道病毒：　　　　　　　2. 新型肠道病毒：

三、填空题

1. 人类肠道病毒包括_____、_____、_____、_____。
2. 常见的急性胃肠炎病毒有_____、_____、_____、_____。
3. 肠道病毒的核酸类型为_____，衣壳呈_____对称。
4. 预防脊髓灰质炎的疫苗有_____和_____两种。

四、简答题

1. 简述肠道病毒的种类及所致疾病。
2. 简述肠道病毒的共同特性。
3. 简述脊髓灰质炎的特异预防措施。

五、案例分析题

患儿，男，6 岁。4 个月前出现低热、头痛、呕吐、全身不适等症状，休息两天后症状自然消失。几周后体温又升高，达到 38.5℃，伴有头痛、肢体疼痛，右腿行走不便。查体发现该患儿双下肢不对称，右下肢细短无力，右腿深部腱反射消失，但无感觉障碍。上肢活动正常，精神状态及头部神经反射正常。请回答下列问题：

1. 该患者最可能的疾病是什么？引起该病最可能的病原体是什么？
2. 简述该病的临床表现。
3. 如何特异性预防该疾病的发生？

参 考 答 案

一、选择题

A1 型题

1. B;　2. E;　3. A;　4. C;　5. A;　6. A;　7. B;　8. B;　9. D;　10. B;
11. C;　12. E;　13. B;　14. D;　15. C;　16. E;　17. A;　18. B;　19. C;　20. B

A2 型题

1. B;　2. A

A3 型题

1. A;　2. B

A4 型题

1. E;　2. C;　3. B

B1 型题

1. C;　2. E;　3. B;　4. B;　5. A;　6. E

X 型题

1. ACE;　　　　　　2. ABCE

二、名词解释

1. 肠道病毒:是一组经消化道感染,引起肠道或肠道以外组织器官病变的病毒。

2. 新型肠道病毒:1969 年以后分离并鉴定的肠道病毒,按发现序号命名,包括 68、69、70 和 71 型。

三、填空题

1. 脊髓灰质炎病毒;柯萨奇病毒;埃可病毒;新型肠道病毒

2. 轮状病毒;杯状病毒;星状病毒;肠道腺病毒

3. 单正链 RNA;二十面体立体

4. 灭活脊髓灰质炎疫苗(IPV);口服脊髓灰质炎减毒活疫苗(OPV)

四、简答题

1. 肠道病毒的种类及所致疾病:

(1) 脊髓灰质炎病毒:有 3 个血清型,三型之间没有交叉反应。所致疾病为脊髓灰质炎,俗称小儿麻痹症。

(2) 柯萨奇病毒和埃可病毒:柯萨奇病毒包括 A、B 两组,共有 29 个血清型,埃可病毒共有 31 个血清型。可引起多种疾病:脑膜炎、脑炎和肌肉麻痹;上呼吸道感染、疱疹性咽峡炎、支气管炎和肺炎;病毒性心肌炎、心包炎及全心炎;手足口病;急性出血性结膜炎(红眼病)等。

(3) 新型肠道病毒:68 型引起儿童肺炎和毛细支气管炎;70 型引起急性出血性结膜炎;71 型引起无菌性脑膜炎、脑膜脑炎,还可引起手足口病。

2. 肠道病毒的共同特性:

(1) 病毒体直径 22~30nm,呈球形,衣壳呈二十面体立体对称,无包膜。

(2) 核酸为单股正链 RNA。

(3) 耐乙醚、耐酸(pH 3~5)、耐胆汁。

(4) 主要经粪-口途径传播,均能在肠道细胞中增殖,并能侵入血流产生病毒血症,主要表现为肠道外疾病,临床表现多样化。

3. 脊髓灰质炎的特异预防措施:

目前预防脊髓灰质炎的疫苗有灭活脊髓灰质炎疫苗(IPV)和口服脊髓灰质炎减毒活疫苗(OPV),二者都是三型脊髓灰质炎病毒的混合疫苗,免疫后可获得针对三个血清型病毒的保护性抗体。建议首先使用 IPV 免疫两次,再口服 OPV 进行全程免疫,可消除或降低疫苗相关麻痹型脊髓灰质炎(VAPP)。

五、案例分析题

1. 该患者最可能的临床诊断是脊髓灰质炎,病原体是脊髓灰质炎病毒。

2. 该病的临床表现主要有以下几种。

(1) 隐性感染:病毒在咽、扁桃体、颈深淋巴结及肠道集合淋巴结中增殖,感染者多无症状或症状轻微,如咽红、低热、肠道症状等。

(2) 顿挫感染:病毒在上述淋巴组织内增殖并侵入血流,形成第一次病毒血症。患者出现发热、头痛、咽痛、恶心呕吐、腹痛腹泻等症状,并迅速恢复,不发生神经系统病变。

(3) 非麻痹型脊髓灰质炎:病毒侵入脊髓前角运动神经细胞内增殖,引起无菌性脑膜炎,患者出现颈背强直、肌肉痉挛等症状。

(4) 麻痹型脊髓灰质炎:患者产生最严重的结局,出现麻痹型脊髓灰质炎,以下肢麻痹多见。严重者病变可累及延髓和脑桥,导致患者呼吸、心脏衰竭而死亡。脊髓灰质炎流行期间,扁桃体摘除、拔牙等手术或接种其他各种疫苗等可增加麻痹病例的发生。

3. 接种预防脊髓灰质炎疫苗,目前有灭活脊髓灰质炎疫苗(IPV)和口服脊髓灰质炎减毒活疫苗(OPV)。建议首先使用 IPV 免疫两次,再口服 OPV 进行全程免疫。

(钟民涛)

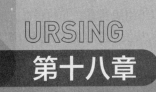

第十八章

虫媒病毒和出血热病毒

知 识 要 点

第一节 虫 媒 病 毒

一、流行性乙型脑炎病毒

流行性乙型脑炎病毒是乙脑的病原体,经蚊虫叮咬传播,通常在蚊-猪-蚊等动物间循环,多在夏秋季节流行,主要侵犯中枢神经系统,病死率高,幸存者常留下各种神经系统并发症。

1. 生物学性状 球形颗粒,有包膜,核衣壳呈二十面立体对称。核酸为单正链 RNA,全长为 11kb,编码 3 种结构蛋白和至少 7 种非结构蛋白。其中结构蛋白 E 为包膜糖蛋白,参与病毒吸附,同时具有血凝活性。乙脑病毒能在 C6/36 细胞、Vero 细胞及 BHK21 细胞等多种细胞中增殖并引起明显的细胞病变,易感动物为乳鼠。抗原性稳定,只有 1 个血清型,抵抗力弱,对热和脂溶剂敏感。

2. 流行病学特征 传染源是带病毒的动物如猪、牛、羊等,主要传播媒介是三带喙库蚊等,蚊子叮咬带毒动物而被感染,带毒蚊子叮咬人类引起感染。受感染的蚊子可带毒越冬并可经卵传代。乙脑主要在亚洲的热带和亚热带国家和地区流行,有明显的季节性,流行季节与蚊子密度的高峰期一致,以夏、秋季为主,人群对乙脑病毒普遍易感。

3. 致病性与免疫性 病毒经带毒蚊子叮咬进入人体后,可入血形成病毒血症。第二次病毒血症,患者表现为发热、头痛、寒战、全身不适等流感样症状。绝大多数感染者成为顿挫感染,少数免疫力低下者,病毒突破血脑屏障侵犯中枢神经系统,引起中枢神经系统症状,表现为高热、头痛、意识障碍、抽搐和脑膜刺激征等,严重者可进一步发展为昏迷、中枢性呼吸衰竭或脑疝,病死率可高达 10%~30%,5%~20% 的幸存者留下后遗症。乙脑病毒抗原性稳定,病后可获得稳定而持久的免疫力。

4. 微生物学检查法与防治原则 采集发病早期患者血液、脑脊液或尸检脑组织用于分离病毒,或通过免疫学或者分子生物学方法检测病毒抗原、核酸片段以及血清特异性抗体。尚无有效的治疗方法。预防乙型脑炎的关键措施是疫苗接种、防蚊灭蚊和动物宿主的管理。乙脑疫苗有灭活疫苗和减毒活疫苗两大类。

二、登革病毒

登革病毒是登革热、登革出血热/登革休克综合征(DHF/DSS)的病原体,主要经埃及伊蚊和白纹伊蚊传播,人类和灵长类动物是登革病毒的自然宿主。登革热已成为世界上分布最广、发病最多的虫媒病毒病。

1. 生物学性状 登革病毒生物学性状同乙脑病毒,可在多种昆虫和哺乳动物细胞中增殖,引起明显的细胞病变,最易感动物为乳鼠。猕猴、大猩猩和长臂猿等灵长类动物对登革病毒易感,并可诱导特异性免疫反应,抵抗力弱,对热和脂溶剂敏感。

2. 流行病学特征　人和灵长类动物是登革病毒的主要储存宿主,白纹伊蚊和埃及伊蚊是主要传播媒介。动物感染后无明显的症状及体征,但有病毒血症,蚊子叮咬带毒动物,而后人被带毒蚊子叮咬而感染,在人体内可形成病毒血症,血液中含有大量的病毒,在此期间通过蚊虫叮咬而传播,形成人-蚊-人循环。登革热的流行季节与蚊虫的消长一致,广泛分布于热带和亚热带有蚊虫媒介存在的地方。

3. 致病性与免疫性　登革病毒感染多引起无症状的隐性感染,少数患者可表现为 DF 和 DHF/DSS。登革热为自限性疾病,病情较轻;DHF/DSS 是登革热的严重临床类型,初期有典型登革热的症状体征,随后病情迅速发展,出现严重出血现象,进一步可发展为出血性休克,循环衰竭,病死率高。DHF/DSS 发病机制至今尚未完全清楚,目前普遍认为与抗体依赖增强(ADE)作用与免疫病理作用有关。

4. 微生物学检查法与防治原则　微生物学检查包括病毒的分离培养与鉴定、血清学检查和病毒核酸检测。尚无有效的治疗方法和疫苗。预防关键措施是防蚊灭蚊。

三、其他虫媒病毒

1. 森林脑炎病毒　引起森林脑炎,其形态、结构、培养特性和抵抗力与乙型脑炎病毒相似。感染者以林区人员、野外工作者为主,主要流行于俄罗斯、东欧、北欧及我国东北和西北林区。森林中蝙蝠、野鼠、松鼠、野兔、刺猬等野生动物以及牛、马、羊等家畜均可作为传染源,蜱是传播媒介。病毒不仅能在蜱体内增殖,还能经卵传代,并能在蜱体内越冬。人感染病毒后,大多数成为隐性感染,少数出现神经系统症状,病死率可高达 30%,但感染后可获得持久的免疫力。检测方法同乙脑病毒,无特效的治疗方法,可用灭活疫苗预防。

2. 西尼罗病毒　属于黄病毒科,形态及结构与其他黄病毒科病毒相似。主要通过蚊虫叮咬传播,库蚊是主要传播媒介。在自然界中西尼罗病毒可在鸟-蚊-鸟之间传播,因此感染的鸟类是主要传染源。人感染后 80% 无明显症状,20% 出现西尼罗热,重症患者会发展为西尼罗病毒性脑炎,可遗留有神经系统后遗症。少数重症患者会出现急性迟缓性麻痹。病毒可通过直接损伤或免疫机制间接造成神经元损伤。感染后可以产生一定的免疫力。

3. 寨卡病毒　属黄病毒科、黄病毒属,目前认为主要在野生灵长类动物和蚊子(埃及伊蚊)中循环,埃及伊蚊和白纹伊蚊是主要传播媒介,流行方式与登革病毒相似,此外寨卡病毒也可经胎盘传播,引起宫内感染,亦可经围产期、性接触和输血传播。人对寨卡病毒普遍易感,绝大多数感染者为隐性感染。寨卡病毒可突破血胎、血眼、血睾和血脑 4 道屏障,且具有嗜神经性,可能与先天性小头畸形和自身免疫系统神经系统疾病等有关。目前尚无有效的预防和治疗方法,防止蚊虫叮咬、保护孕妇和胎儿是目前预防寨卡病毒病的主要手段。

第二节　出血热病毒

一、汉坦病毒

汉坦病毒属于布尼亚病毒科汉坦病毒属,是肾综合征出血热(HFRS)和汉坦病毒肺综合征(HPS)的病原体。

1. 生物学性状　球形颗粒,有包膜,核衣壳为螺旋对称。基因组为单负链 RNA,由大(L)、中(M)、小(S)三个片段组成,分别编码 RNA 多聚酶(L)、包膜糖蛋白 G1、G2 和核蛋白 N。G1 和 G2 均可诱导产生中和抗体,G2 还具有血凝素活性。病毒可在 Vero 细胞、人胚肺二倍体细胞等中增殖,一般不引起明显的细胞病变。啮齿动物(黑线姬鼠、小白鼠、大白鼠、长爪沙鼠等)等易感。对脂溶剂敏感,对酸、热的抵抗力弱。

2. 流行病学特征　HFRS 的发生和流行具有明显的地区性和季节性。我国汉坦病毒的主要宿主和传染源是黑线姬鼠和褐家鼠,可经动物源性传播(包括通过呼吸道、消化道和伤口途径)、垂直(胎盘)传播和虫媒(螨媒)传播。动物源性传播是主要的传播途径,即携带病毒的动物通过唾液、尿、粪等排出病毒污染环境,人或动物通过呼吸道、消化道摄入或直接接触感染动物而被感染。尚无人-人传播的报道,人群普遍易感。

3. 致病性与免疫性　HFRS 的潜伏期一般为 2 周左右,起病急,发展快。典型的临床表现为高热、出血和肾功能损害。严重者可表现为多脏器出血及肾衰竭,致病机制与病毒的直接损伤作用和免疫病理损伤有关。HFRS 病后可获稳定而持久的免疫力。

4. 微生物学检查法与防治原则 微生物学检查包括病毒的分离培养与鉴定、血清学检查和病毒核酸检测。一般预防主要采取灭鼠、防鼠、灭虫、消毒和个人防护措施。可采用 HFRS 灭活疫苗预防,患者一般均采用卧床休息,以及以"液体疗法"(输液调节水与电解质平衡)为主的综合对症治疗措施。

二、埃博拉病毒

埃博拉病毒可引起高致死性的出血热,其主要临床特征为高热、全身疼痛、广泛性出血、多器官功能障碍和休克,病死率为 50%~90%,是人类迄今为止所发现的致死率最高的病毒之一。

1. 生物学性状 病毒颗粒为多形性的细长丝状,基因组为单股负链 RNA,编码 7 种蛋白。核衣壳螺旋对称,有包膜,包膜上仅含一种糖蛋白,可分为扎伊尔型、苏丹型、本迪布焦型、塔伊森林型及莱斯顿型。病毒可在多种培养细胞中生长,最常用的是 Vero 细胞、MA-104、SW-13 及人脐静脉内皮细胞等。埃博拉病毒的抵抗力不强,对紫外线、脂溶剂,以及热敏感,但室温(20℃)下病毒可稳定地保持其感染性。

2. 致病性与免疫性 终末宿主是人类及非人灵长类动物。病毒通过皮肤黏膜侵入宿主,导致血管内皮细胞损伤、组织细胞溶解、器官坏死和严重的病毒血症。患者常因休克、多器官功能障碍而死亡。发病 7~10 天后出现特异性 IgM、IgG 抗体,但难检出中和抗体。

3. 微生物学检查法与防治原则 实验室检查中,必须仔细收集和处理标本,必须在高等级生物安全实验室中进行。微生物学检查包括病毒的分离培养与鉴定、血清学检查和病毒核酸检测。尚无安全有效的疫苗和治疗药物。

练 习 题

一、选择题

A1 型题

1. 乙型脑炎的传播媒介是
   A. 幼猪　　　　　B. 蚊　　　　　C. 蜱　　　　　D. 白蛉　　　　　E. 鼠

2. 乙型脑炎的传染源是
   A. 幼猪　　　　　B. 蚊　　　　　C. 蜱　　　　　D. 白蛉　　　　　E. 患者

3. 乙型脑炎的病原体是
   A. 森林脑炎病毒　　　　　B. 日本脑炎病毒　　　　　C. 西尼罗病毒
   D. 西部马脑炎病毒　　　　　E. 东方马脑炎病毒

4. 在乙型脑炎的流行环节中,蚊子是
   A. 传染源　　　　　B. 储存宿主　　　　　C. 中间宿主
   D. 传播媒介　　　　　E. 传染源和储存宿主

5. 乙脑病毒具有血凝活性的蛋白是
   A. M 蛋白　　　　　B. C 蛋白　　　　　C. P 蛋白
   D. E 蛋白　　　　　E. L 蛋白

6. 我国乙脑病毒的主要传播媒介是
   A. 伊蚊　　　　　B. 库蚊　　　　　C. 按蚊　　　　　D. 蚤　　　　　E. 蜱

7. 登革病毒的传播媒介是
   A. 伊蚊　　　　　B. 库蚊　　　　　C. 按蚊　　　　　D. 蚤　　　　　E. 蜱

8. 森林脑炎病毒的传播媒介是
   A. 蚊　　　　　B. 虱　　　　　C. 蚤　　　　　D. 鼠　　　　　E. 蜱

9. 汉坦病毒的传播媒介是
   A. 蚊　　　　　B. 虱　　　　　C. 蚤　　　　　D. 鼠　　　　　E. 蜱

10. 登革病毒的核酸类型是
    A. 单股负链 DNA
    B. 单股负链 RNA
    C. 单股正链 RNA
    D. 单股正链 DNA
    E. 双链 RNA

11. 汉坦病毒的核酸类型是
    A. 单股负链 DNA
    B. 单股负链分节段 RNA
    C. 单股正链 RNA
    D. 单股正链 DNA
    E. 双链 DNA

12. 汉坦病毒的 RNA 分为几个片段
    A. 2
    B. 3
    C. 4
    D. 7
    E. 8

13. 肾综合征出血热的病原体是
    A. 登革病毒
    B. 新疆出血热病毒
    C. 埃博拉病毒
    D. 汉坦病毒
    E. 刚果出血热病毒

14. 关于汉坦病毒的叙述,下列哪项是正确的
    A. 传播媒介为蜱
    B. 是无包膜的 RNA 病毒
    C. 耐受脂溶剂
    D. 可引起肾综合征出血热
    E. 不凝集动物红细胞

B1 型题

(1~4 题共用备选答案)
    A. 传染源
    B. 传播媒介
    C. 扩散宿主
    D. 储存宿主
    E. 传播媒介和储存宿主

1. 蚊是登革病毒的
2. 患者是登革病毒的
3. 幼猪是乙脑病毒传播的
4. 蜱是森林脑炎病毒的

(5~8 题共用备选答案)
    A. 蚊
    B. 蜱
    C. 鼠
    D. 幼猪
    E. 蚤

5. 登革病毒的传播媒介是
6. 乙脑病毒的传染源是
7. 汉坦病毒的传播媒介是
8. 森林脑炎病毒的传播媒介是

X 型题

1. 黄病毒的共同特点为
    A. 病毒基因组为单正链 RNA
    B. 有包膜和血凝素
    C. 二十面体立体对称
    D. 蚊、蜱等为传播媒介和储存宿主
    E. 所致疾病多较严重

2. 通过病毒血症感染中枢神经系统的病毒有
    A. 麻疹病毒
    B. 流行性乙型脑炎病毒
    C. 登革病毒
    D. 汉坦病毒
    E. 脊髓灰质炎病毒

3. 流行性乙型脑炎的预防措施包括
    A. 婴儿接种乙脑灭活疫苗
    B. 幼猪接种乙脑疫苗
    C. 从非流行区进入流行区的易感者接种疫苗
    D. 防鼠灭鼠
    E. 防蚊灭蚊

4. 乙型脑炎病毒的致病性和免疫性特点有
    A. 大多数为隐性感染
    B. 病毒经感觉神经进入大脑
    C. 全身症状明显
    D. 病后免疫力持久
    E. 隐性感染无免疫力

5. 关于乙型脑炎病毒的叙述,下列哪些是正确的
    A. 抗原性稳定,很少变异
    B. 病毒在 pH 6.0~6.5 范围能凝集雏鸡、鸽和鹅的红细胞
    C. 隐性感染率高,发病后病死率也高
    D. 流行高峰与蚊密度高峰相一致
    E. 可通过接种疫苗预防

6. 分离乙脑病毒可采用的标本是
    A. 血液   B. 粪便   C. 尿液
    D. 死者脑组织   E. 咽漱液

7. 寨卡病毒的传播途径有
    A. 皮肤黏膜   B. 蚊子叮咬   C. 胎盘传播
    D. 性接触   E. 输血传播

8. 关于登革热的叙述,正确的是
    A. 主要流行于热带、亚热带地区   B. 形态结构与乙脑病毒相似
    C. 分为 4 个血清型   D. 人和猴为其储存宿主
    E. 病后免疫力牢固

9. 蜱是森林脑炎病毒的
    A. 传染源   B. 中间宿主   C. 传播媒介
    D. 储存宿主   E. 扩散宿主

10. 可侵犯中枢神经系统的病毒有
    A. 乙型脑炎病毒   B. 单纯疱疹病毒   C. 脊髓灰质炎病毒
    D. 登革病毒   E. 寨卡病毒

11. 目前可特异性预防的疾病有
    A. 乙型脑炎   B. 乙型肝炎   C. 森林脑炎
    D. 登革热   E. 埃博拉出血热

12. 肾综合征出血热病毒可以通过感染鼠的下列哪项传播
    A. 血液   B. 尿液   C. 粪便
    D. 唾液   E. 脑组织

二、名词解释

1. 虫媒病毒: 2. 出血热病毒:

三、填空题

1. 黄病毒常见的传播媒介有_____和_____等。

2. 流行性乙型脑炎病毒的形态为_____,核酸类型为_____。

3. 乙脑病毒的结构蛋白有 3 种(C、M 和 E),其中具有血凝活性的是_____蛋白,可吸附敏感细胞的是_____蛋白。

4. 登革病毒的传播媒介主要为_____,传染源为_____和_____。

5. 汉坦病毒可通过感染动物的_____、_____或_____等分泌物、排泄物污染周围环境。

6. 肾综合征出血热的临床表现为发热,_____和_____;病后可获得_____。

四、简答题

1. 简述流行性乙型脑炎病毒的致病性、免疫性和防治原则。

2. 简述肾脏综合征出血热病毒的致病特点。

参 考 答 案

一、选择题

A1 型题

1. B;　2. A;　3. B;　4. D;　5. D;　6. B;　7. A;　8. E;　9. D;　10. C;

11. B;　12. B;　13. D;　14. D

B1 型题

1. B;　2. A;　3. A;　4. E;　5. A;　6. D;　7. C;　8. B

X 型题

1. ABCDE;　2. ABE;　3. ABCE;　4. ACD;　5. ABCDE;

6. AD;　7. BCDE;　8. ABCD;　9. CD;　10. ABCE;

11. ABC;　12. BCD

二、名词解释

1. 虫媒病毒:指一大类通过吸血节肢动物叮咬人、家畜和野生动物而传播疾病的病毒,因此虫媒病毒多引起自然疫源性疾病,其中许多病是人兽共患病。虫媒病毒主要包括流行性乙型脑炎病毒、森林脑炎病毒、登革病毒、黄热病病毒等。

2. 出血热病毒:引起出血热的病毒称为出血热病毒。在分类上属于多种不同的病毒,在我国发现的出血热病毒有汉坦病毒、新疆出血热病毒和登革病毒。

三、填空题

1. 蚊;蜱

2. 球形颗粒;单股正链 RNA

3. E;E

4. 伊蚊;人;灵长类动物

5. 唾液;粪便;尿液

6. 出血;肾脏损害;持久免疫力

四、简答题

1. 流行性乙型脑炎病毒通过蚊子叮咬传播引起流行性乙型脑炎。该病毒是一种嗜神经病毒。在我国,三带喙库蚊不仅是乙型脑炎的主要传播媒介,也是储存宿主。家畜、家禽,尤其是幼猪是乙型脑炎病毒的主要传染源和中间宿主。人感染乙型脑炎病毒后,多数人为隐性感染,少数人可引起中枢神经系统症状,发生脑炎。病后可获得持久免疫力。中和抗体约在病后 1 周出现,可维持数年甚至终生。防蚊灭蚊是预防乙型脑炎的有效措施。接种乙型脑炎灭活疫苗是当前保护易感者的主要手段。

2. 肾综合征出血热病毒的致病特点有以下几方面。

(1) 宿主动物与传染源:鼠类为肾综合征出血热病毒的主要储存宿主和传染源。病毒可随感染鼠的唾液、尿和粪便排出体外污染环境。

(2) 传播途径:主要是通过人与感染鼠的血液及其排泄物接触而感染。病毒随污染物可经呼吸道、消化道、破损的皮肤黏膜进入人体。螨虫叮咬也可传播本病毒。

(3) 感染类型:以显性感染为主;隐性感染少见,病后可获得牢固免疫力。

(4) 临床特点:发病急骤,主要症状为高热、皮下出血和肾脏损害。

(5) 致病机制:病毒对细胞的直接损伤及免疫病理损伤,尤其是Ⅲ型超敏反应参与致病过程。

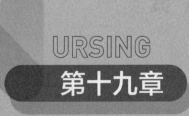

NURSING
第十九章

肝 炎 病 毒

知 识 要 点

第一节 甲型肝炎病毒

一、生物学性状

1. 形态与结构 与肠道病毒相似。小球形颗粒,无包膜,核衣壳呈二十面立体对称。基因组为单正链 RNA(+ssRNA),分别编码病毒结构蛋白 VP1、VP2、VP3、VP4 以及 RNA 聚合酶、蛋白酶等非结构蛋白。甲型肝炎病毒(HAV)抗原性稳定,只有一个血清型。

2. 细胞培养与动物模型 HAV 可在多种细胞中增殖,但增殖缓慢,一般不引起细胞病变。黑猩猩、狨猴、猕猴等多种灵长类动物对 HAV 易感,感染后出现急性肝炎的表现,粪便内可检出 HAV,恢复期血清中可检测出 HAV 相应抗体。

3. 抵抗力 HAV 对理化因素的抵抗力强,可耐受有机溶剂,对温度的抵抗力较强,在 pH 3 的酸性环境中稳定,对紫外线、甲醛和含氯消毒剂敏感。

二、致病性与免疫性

1. 传染源 甲型肝炎的传染源为急性期患者和隐性感染者。

2. 传播途径 HAV 主要通过粪-口途径传播,传染性极强。病毒通过污染的水源、食物、海产品、食具等造成散发流行或暴发流行。

3. 致病性与免疫性 HAV 经口进入机体后可入血形成短暂的病毒血症,最终侵犯靶器官肝脏,并在肝细胞内增殖。病毒一般不直接造成肝细胞的损害,其致病机制主要与细胞免疫介导的病理反应有关。患者表现为急性肝炎的症状,一般为自限性疾病,预后较好。

HAV 感染可诱导机体产生持久的免疫力,以体液免疫为主。成人多因隐性感染获得免疫力,我国成人血清 HAV 抗体阳性率达 70%~90%。

三、微生物学检查法与防治原则

1. 微生物学检查法 一般不做病毒分离,可检测病毒核酸或抗原,或检测血清中 HAV 特异性抗体。

2. 防治原则 尚无有效的抗病毒药物治疗甲肝,临床上以对症治疗和支持治疗为主。可接种减毒疫苗或灭活疫苗用于甲型肝炎的特异性预防。

第二节 乙型肝炎病毒

一、生物学性状

1. 形态与结构 电镜下观察,乙型肝炎患者血清中可见大球形颗粒、小球形颗粒和管形颗粒三种形态 HBV 颗粒。其中大球形颗粒又称 Dane 颗粒,是具有感染性的完整的乙型肝炎病毒颗粒。直径约 42nm,具有双层衣壳。外衣壳由 S 蛋白、M 蛋白和 L 蛋白组成。S 蛋白为乙型肝炎病毒(HBV)表面抗原(HBsAg),M 蛋白含 HBsAg 及前 S2 抗原(preS2Ag),L 蛋白含 HBsAg、preS1Ag 和前 S2 抗原(preS2Ag)。内衣壳为二十面体对称结构,由核心抗原(HBcAg)组成,直径约 27nm,内含病毒的双链 DNA 和 DNA 多聚酶。小球形颗粒和管形颗粒成分为 HBsAg,不含 DNA 和 DNA 多聚酶,不具有感染性。

2. 基因结构 HBV 的基因为不完全双链环状 DNA 结构,由长链和短链组成。长链为负链(L−),约 3 200 个核苷酸;短链为正链(S+),长度可变,为负链的 50%~99%。HBV 负链 DNA 上有 4 个开放读码框(ORF),分别称为 S、C、P 和 X 区。S 区分别编码 S 蛋白、M 和 L 蛋白,构成病毒外衣壳。C 区包含前 C 基因及 C 基因,分别编码 HBeAg 和 HBcAg,HBeAg 可分泌入血。P 区编码 DNA 聚合酶,该酶还具有逆转录酶活性和 RNA 酶 H 活性。X 区编码 HBxAg。

3. HBV 的抗原组成 HBsAg 大量存在于感染者的血液中,是 HBV 感染的主要指标。具有免疫原性,可刺激机体产生保护性抗-HBs,是制备疫苗的主要成分。preS1 和 preS2 由前 S 基因编码,可使 HBV 吸附于肝细胞表面,常在感染早期出现。HBcAg 为 HBV 的内衣壳成分在外周血中很难检出,是 CTL 细胞识别和清除病毒感染肝细胞的靶抗原之一。HBcAg 抗原性强,可刺激机体产生相应抗体(抗-HBc),为非保护性抗体。抗-HBc IgM 出现则提示 HBV 正在肝内增殖,是 HBV 感染的标志,抗-HBc IgG 在血清中维持时间较长。HBeAg 为可溶性蛋白,游离存在于血循环中,在血液中的消长与病毒体及 DNA 聚合酶一致,是 HBV 复制及具有强传染性的指标之一,抗-HBe 对机体有一定保护作用,被认为是预后良好的征象。HBxAg 被认为与肝癌的发生与发展密切相关。

4. HBV 的复制 病毒侵入机体后,通过 preS1 和 preS2 与肝细胞受体特异性结合,侵入肝细胞,脱衣壳后释放出 DNA;DNA 入核,以负链为模板,在病毒 DNA 聚合酶的作用下形成完整的双链闭合环状 DNA;在细胞 RNA 聚合酶作用下以负链 DNA 为模板,转录形成 0.8kb(编码 HBxAg)、2.1kb(编码 preS2 和 HBsAg)、2.4kb(编码 preS1、preS2 和 HBsAg)和 3.5kb 的四种 mRNA,后者作为病毒的前基因组 RNA,还编码 P 蛋白、HBcAg、HBeAg 前体蛋白;病毒的前基因组、蛋白引物及 DNA 聚合酶共同进入组装好的病毒核衣壳当中;在逆转录酶作用下,以前基因组 RNA 为模板,逆转录出全长的 HBV DNA 负链。同时,在 RNA 酶作用下 RNA 链被降解而消失。以负链 DNA 为模板,由 DNA 聚合酶再合成互补的正链 DNA;此正负双链 DNA 被包装于衣壳中,再获得包膜及 HBsAg,装配成完整的病毒颗粒,释放到肝细胞外。

5. 细胞培养与动物模型 HBV 的体外培养迄今尚未成功,可将 HBV 的 DNA 转染细胞培养系统建立 HBV 模型或者在人肝来源的肝细胞株表达外源的 NTCP 建立 HBV 感染复制细胞模型。黑猩猩对 HBV 对最易感,鸭乙型肝炎病毒、土拨鼠肝炎病毒和地松鼠肝炎病毒感染的动物模型也可被用于筛选抗病毒药物及免疫耐受机制的研究。

6. 抵抗力 HBV 对理化因素抵抗力强,对低温、干燥、紫外线和一般消毒剂均有耐受性。

二、致病性与免疫性

1. 传染源 主要传染源是患者和无症状 HBV 携带者。

2. 传播途径 HBV 主要经血液或血制品、母婴、性传播及密切接触传播等途径传播。

3. 致病性与免疫性 HBV 的致病机制尚未完全明了,一般认为病毒对肝细胞的直接损害并不明显,其抗原成分诱发机体的免疫病理损害导致了肝细胞的破坏,免疫病理反应及病毒与宿主间的相互作用是肝细胞损伤的主要原因。患者感染后可从无症状携带者到急性、慢性、重症肝炎。HBV 特异性抗体可参与破坏病毒感染的肝细胞及中和病毒,CTL 在清除病毒感染的肝细胞中发挥重要作用。

三、微生物学检查法与防治原则

1. 微生物学检查法 可通过血清学方法检测 HBV 的抗原、抗体,或采用核酸杂交、常规 PCR 技术或荧光定量 PCR 技术,接检测 HBV DNA。

2. 防治原则 乙型肝炎治疗尚无特效疗法,主要依靠严格管理传染源、切断传播途径和保护易感人群进行预防控制。接种乙肝疫苗是最预防乙型肝炎最有效的方法。注射高效价人血清免疫球蛋白(HBIg),可用于被 HBV 感染者血液污染伤口者,或母亲为 HBsAg 阳性的新生儿以及误用 HBsAg 阳性的血液或血制品者紧急预防。

第三节 丙型肝炎病毒

一、生物学性状

1. 形态与结构 球形颗粒,有包膜,基因组为单正链 RNA,可分别编码结构蛋白(核心蛋白 C 和包膜蛋白 E1、E2)及非结构蛋白。其中 E 区基因具有高度变异性,致使其编码的包膜蛋白 E1 和 E2 的抗原性发生快速变异,因而造成免疫逃逸,导致感染慢性化。

2. 体外培养及抵抗力 丙型肝炎病毒(HCV)体外培养困难,目前仅 2A 型 HCV JFH1 毒株在体外细胞培养中获得成功,黑猩猩易感。抵抗力弱,对热、脂溶剂等敏感。

二、致病性与免疫性

1. 致病性 传染源主要为患者和病毒携带者,传播途径与 HBV 类似,主要通过输血或血制品传播。患者感染后易发展成慢性,部分与肝癌有关,致病性与病毒的直接致病作用、免疫病理损伤及细胞凋亡有关。

2. 免疫性 由于病毒的高度变异,HCV 感染后不能诱导有效的免疫保护反应。

三、微生物学检查法与防治原则

1. 微生物学检查法 包括 HCV 核酸检测和抗体检测。

2. 防治原则 丙型肝炎的防治与乙型肝炎相似,但目前尚无有效的疫苗。主要以管理传染源、切断传播途径为主要预防措施。蛋白酶抑制剂、聚合酶抑制剂等直接抗病毒药物可使大多数丙型肝炎患者治愈。

第四节 丁型肝炎病毒

一、生物学性状

丁型肝炎病毒(HDV)为有包膜、核衣壳呈二十面体对称的球形颗粒,核心为一单负链环状 RNA,长度仅 1.7kb,编码抗原 HDAg,感染后可诱导机体产生特异性抗体;HDV 为缺陷病毒,HDV 的包膜蛋白是由 HBV 编码产生的 HBsAg,可保护 HDV RNA 免受水解酶水解,在 HDV 感染中发挥重要作用。

二、致病性与免疫性

HEV 的传染源为戊型肝炎患者和猪、牛、羊等动物,主要经粪-口途径传播,常因病人的粪便污染水源和食物所致,青壮年多见。临床表现与甲型肝炎相似。本病呈自限性,不发展为慢性肝炎或病毒携带者。少部分可表现为重症肝炎,病死率高。尤其孕妇感染后,可引起流产和死胎,病死率高达 10%~20%。HEV 可通过对肝细胞的直接损伤和免疫病理作用引起肝细胞的炎症和坏死。病后有一定的免疫力,机体可产生保护性的中和抗体,但免疫力持续时间较短。

三、微生物学检查法与防治原则

1. 微生物学检查法 包括血清学(抗原、抗体)检测和病毒核酸的检查。

2. 防治原则 防治方法与 HBV 相同,目前对 HDV 感染尚无特效疗法。

第五节 戊型肝炎病毒

一、生物学性状

戊型肝炎病毒(HEV)颗粒球形,无包膜,表面有锯齿状刻缺和突起,形似杯状。HEV 核酸为单正链 RNA,全长约 7.5kb。HEV 尚不能在细胞中大量增殖。易感动物有猕猴、食蟹猴、黑猩猩和乳猪等。HEV 对高盐、氯化铯、三氯甲烷等敏感。

二、致病性与免疫性

HEV 的传染源为戊型肝炎患者和猪、牛、羊等动物,主要经粪-口途径传播,常因患者的粪便污染水源和食物所致,青壮年多见。临床表现与甲型肝炎相似。本病呈自限性,不发展为慢性肝炎或病毒携带者。少部分可表现为重症肝炎,病死率高。尤其孕妇感染后,可引起流产和死胎,病死率高达 10%~20%。HEV 可通过对肝细胞的直接损伤和免疫病理作用引起肝细胞的炎症和坏死。病后有一定的免疫力,机体可产生保护性的中和抗体,但免疫力持续时间较短。

三、微生物学检查法与防治原则

1. 微生物学检查法　ELISA 检测 HEV 的抗体与 HAV 相区分,也可用电镜或免疫电镜检测患者粪便中的病毒颗粒,或用 RT-PCR 法检测 HEV RNA 进行诊断。

2. 防治原则　与甲型肝炎相同,以切断传播途径为主要预防措施,可接种戊肝疫苗进行特异性预防,目前尚无有效的抗 HEV 治疗的药物。

练 习 题

一、选择题

A1 型题

1. 对乙型肝炎病毒具有保护作用的是

    A. HBsAg　　　　　　　　B. HBsAb　　　　　　　　C. HBeAg

    D. HBcAg　　　　　　　　E. HBeAb

2. 乙肝的紧急预防使用

    A. 乙肝疫苗　　　　　　　B. 胎盘丙种球蛋白　　　　C. 血清丙种球蛋白

    D. 乙肝免疫球蛋白　　　　E. 人全血

3. 下列哪种肝炎病毒的基因组为 DNA

    A. HAV　　　　　　　　　B. HBV　　　　　　　　　C. HCV

    D. HDV　　　　　　　　　E. HEV

4. HCV 与 HEV 的核酸类型皆为

    A. ssRNA　　　　　　　　B. dsRNA　　　　　　　　C. +ssRNA

    D. −ssRNA　　　　　　　E. ±ssRNA

5. 血液中**不易**检出的是

    A. HBsAg　　　　　　　　B. HBsAb　　　　　　　　C. HBeAg

    D. HBcAg　　　　　　　　E. HBeAb

6. 具有较强中和能力的抗体为

    A. 抗 HBx　　　　　　　　B. 抗 HBe　　　　　　　　C. 抗 HBc IgM

    D. 抗 HBc IgG　　　　　　E. 抗 HBs

7. HAV 的主要传播途径为是

    A. 粪-口途径　　　　　　　B. 血液和血制品　　　　　C. 性传播

    D. 母婴传播　　　　　　　E. 虫媒传播

8. 具有高度传染性的 HBV 感染者血液中可检测到

    A. HBsAg　HBcAg　HBeAg　　　　　　B. HBsAg　抗-HBe　抗-HBc

    C. HBsAg　抗-HBc　HBeAg　　　　　　D. 抗-HBe　抗-HBc　HBsAg

    E. HBsAg　抗-HBc　HBcAg

9. Dane 颗粒是

    A. HBV 的小球形颗粒   B. HBV 的大球形颗粒   C. HBV 的管型颗粒

    D. HDV 颗粒   E. HCV 颗粒

10. HCV 最主要的传播途径是

    A. 粪-口途径   B. 母婴传播   C. 血液和血制品

    D. 性传播   E. 日常生活接触

11. 控制 HCV 传播的主要措施是

    A. 注射高效价免疫血清   B. 对献血员进行抗-HCV 筛选

    C. 接种疫苗   D. 注射丙种球蛋白

    E. 注射干扰素

12. 孕妇感染后发病率高、病情严重的是

    A. HAV   B. HBV   C. HCV

    D. HDV   E. HEV

13. δ 因子是指

    A. HAV   B. HBV   C. HCV

    D. HDV   E. HEV

14. 对乙型肝炎的叙述**错误**的是

    A. 人感染后可表现为无症状抗原携带者

    B. 可经血液和血制品传播

    C. 有些可以发展成为肝硬化或肝癌

    D. 致病主要是 HBV 直接杀细胞效应

    E. 可用疫苗预防

15. 以下哪种病毒为缺陷病毒

    A. HAV   B. HBV   C. HCV

    D. HDV   E. HEV

B1 型题

(1~4 题共用备选答案)

    A. HAV   B. HBV   C. HCV

    D. HDV   E. HEV

1. 属于小 RNA 病毒科的是

2. 基因组为 DNA 的是

3. 孕妇感染后病死率高的是

4. 属于缺陷病毒的是

(5~8 题共用备选答案)

    A. HBsAg   B. PreS1 和 PreS2   C. HBcAg

    D. HBeAg   E. HBsAb

5. 目前 HBV 疫苗的主要成分是

6. 哪种成分在血液中不易检出

7. 与肝细胞表面受体结合的成分是

8. 具有保护作用的成分是

X 型题

1. 以粪-口途径为主要传播途径的肝炎病毒有

    A. HAV   B. HBV   C. HCV   D. HDV   E. HEV

2. 主要经血源性传播的肝炎病毒有

    A. HAV   B. HBV   C. HCV   D. HDV   E. HEV

3. 感染后容易引起慢性肝炎的病毒有

    A. HAV   B. HBV   C. HCV   D. HDV   E. HEV

4. 一般为自限性感染的肝炎病毒是

    A. HAV   B. HBV   C. HCV   D. HDV   E. HEV

5. 核酸类型为 RNA 的肝炎病毒有

    A. HAV   B. HBV   C. HCV   D. HDV   E. HEV

6. 乙型肝炎的一般性预防措施包括

    A. 严格筛选供血人员

    B. 阻断母婴垂直传播

    C. 严格消毒医疗器械

    D. 隔离患者、防止医源性感染

    E. 加强对无症状 HBsAg 携带者的检出及治疗

7. HBV 基因组负链上含有基因

    A. S 区   B. P 区   C. C 区   D. E 区   E. X 区

8. 丁型肝炎病毒的描述中**错误**的是

    A. 核酸类型为闭合环状 RNA

    B. 病毒颗粒包膜由 HDAg 组成

    C. 可与 HBV 联合感染

    D. 乙肝疫苗不能预防丁肝病毒的感染

    E. 检查主要以粪便中查出抗-HDIgM 抗体为指标

9. 关于 HCV 的描述正确的是

    A. 核酸类型为-ssRNA

    B. 脂溶剂可去除病毒颗粒的感染性

    C. 主要分 6 个基因型,其中我国以 II 型为主

    D. 致病可有肝外症状

    E. HBV 常协同感染

10. 可传播乙型肝炎病毒的途径有

    A. 分娩和哺乳   B. 共用牙刷、剃须刀等

    C. 输血,血浆及血液制品   D. 性接触

    E. 消化道传播

二、名词解释

1. Dane 颗粒: 2. 小球形颗粒:

三、填空题

1. 人类肝炎病毒可分为_____、_____、_____、_____和_____等。

2. 丁型肝炎病毒为一种_____病毒,必须在_____病毒等辅助下方可进行复制。

3. 由粪-口途径进行传播的肝炎病毒有_____和_____。

4. 感染后一般不发展为慢性的肝炎病毒有_____和_____。

5. 感染后易发展为慢性的肝炎病毒有_____、_____和_____。

四、简答题

1. 简述 HBV 的血清学主要抗原抗体标志物并列表说明其在疾病诊断中的意义。

2. 简述 HBV 的形态、结构及基因组的功能。

参 考 答 案

一、选择题

A1 型题

1. B;　　2. D;　　3. B;　　4. C;　　5. B;　　6. E;　　7. A;　　8. C;　　9. B;　　10. C;

11. B;　　12. E;　　13. D;　　14. D;　　15. D

B1 型题

1. A;　　2. B;　　3. E;　　4. D;　　5. A;　　6. C;　　7. B;　　8. E

X 型题

1. AE;　　　　2. BCD;　　　　3. BCD;　　　　4. AE;　　　　5. ACDE;

6. ABCE;　　　7. ABCE;　　　8. BDE;　　　9. CDE;　　　10. ABCD

二、名词解释

1. Dane 颗粒:HBV 具有感染性的完整病毒颗粒,可在乙肝感染的血清中发现。1970 年由 Dane 发现,故称为 Dane 颗粒。

2. 小球形颗粒:HBV 多余的表面抗原聚集组成,存在于 HBV 感染的血液中,是一种无感染性的颗粒。

三、填空题

1. HAV;HBV;HCV;HDV;HEV

2. 缺陷病毒;乙肝

3. HAV;HEV

4. HAV;HEV

5. HBV;HCV;HDV

四、简答题

1. 乙型肝炎主要有 3 个抗原抗体系统。

(1) 乙型肝炎表面抗原(HBsAg)抗体(抗-HBs)系统:为 HBV 病毒体外壳蛋白、小球状颗粒及管状颗粒成分,包含 S、前 S2 和前 S1 蛋白。HBsAg 是检查 HBV 感染的主要标志,并刺激机体、产生特异性中和抗体抗-HBs。HBsAg 始于感染后 19 天即潜伏期早期便可检出,它分为 Adr,Adw,Ayw 等 10 个亚型,各亚型间有部分交叉免疫,其分布有地域性。

(2) 乙型肝炎核心抗原(HBcAg)抗体(抗-HBc)系统:HBcAg 为 HBV 大球状颗粒的核衣壳成分。因为它被外衣壳蛋白(HBsAg)所包裹,在感染者血清中难以检测到 HBcAg。HBcAg 有很强的抗原性,刺激机体产生抗-HBc lgM 和抗-HBc lgG 两种非中和抗体,前者出现于发病早期,但一过性感染者其持续时间短,在 IgM 高峰之后,抗-HBc lgG 出现且持续数年。

(3) e 抗原(HBeAg)和 e 抗体(抗-HBe)系统:HBeAg 于 HBV 感染后与 HBcAg 同时出现,HBeAg 阳性与抗-HBc lgM 阳性均为 HBV 复制活跃的指标。一过性感染患者,HBeAg 持续时间较短,一般在其阴转后,出现对应的抗-HBe,为感染后时间较长以及有一定的保护作用,预后较好的征兆。

2. HBV 的形态、结构及基因组的功能　HBV 归于嗜肝病毒科嗜肝 DNA 病毒属,人类乙型肝炎病毒在电镜下观察有 3 种病毒颗粒,即直径 22nm 的小球状颗粒,直径 22nm、长 40~200nm 的管状颗粒和直径 42nm 的大球状颗粒或称 Dane 颗粒,后者为完整的病毒体,前二者为缺少病毒核心的外衣壳蛋白,仅具有抗原性。病毒体即 Dane 颗粒有 3 层结构,即外部包裹外衣壳蛋白(相当于病毒包膜即 HBsAg、前 S2 和前 S1 抗原),内为衣壳体,依次包括 HBcAg 为主的核衣壳和核心的核酸及 DNA 聚合酶成分。

HBV 基因组为双股环状 DNA,其中长股或称负股为完整链。在长股 DNA 链上主要含有 S 区、C 区、P 区和 X 区等 4 个开放读框(ORF)。

（1）S 区：由 S、前 S2 和前 S1 基因构成，它们编码的基因产物构成 HBV 的外衣壳。

（2）C 区：由 C 和前 C 两个基因构成，e 抗原（HBeAg）的编码区主要在前 C 区段。

（3）P 区：最长，为病毒复制酶。

（4）X 区：编码 X 蛋白（HBxAg），目前认为它可反式激活一些细胞的癌基因及病毒基因，可能与 HBV 致癌性有关。

（揣　侠）

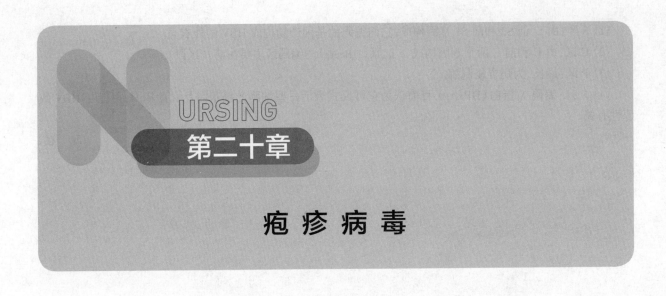

疱疹病毒

知识要点

疱疹病毒是一群生物学特性基本相似,中等大小,有包膜的 DNA 病毒。分为 α、β、γ 三个亚科,与人类感染有关的人类疱疹病毒有:单纯疱疹病毒(HSV-1 和 HSV-2)、水痘-带状疱疹病毒(VZV)、人巨细胞病毒(HCMV)、EB 病毒(EBV)和人疱疹病毒 6、7、8 型(HHV-6、HHV-7 和 HHV-8)8 种。

疱疹病毒具有以下共同特征。

1. 形态结构 球形,直径 120~300nm,核衣壳呈二十面体对称,核衣壳周围有被膜,最外层是包膜。表面含有病毒编码的糖蛋白刺突。

2. 基因组 线形双链 DNA,125~245kb,具有独特序列。

3. 增殖 HSV、VZV、HCMV 能在人二倍体细胞核内复制,产生明显细胞病变。病毒可通过细胞间桥直接扩散,感染细胞与邻近未感染细胞发生融合,形成多核巨细胞。

4. 感染类型

(1) 增殖性感染:病毒大量增殖、破坏细胞,出现临床症状和体征。

(2) 潜伏感染:病毒持续存在于体内,不增殖,也不破坏细胞,与宿主处于暂时平衡状态,激活后疾病复发。

(3) 整合感染:病毒基因组的一部分整合于宿主细胞的 DNA 中,导致细胞转化,与某些疱疹病毒的致癌机制有关。

(4) 先天性感染:病毒经胎盘感染胎儿,可引起先天畸形,如巨细胞病毒。

第一节 单纯疱疹病毒

一、生物学性状

单纯疱疹病毒(herpes simplex virus,HSV)是疱疹病毒的典型代表,有 HSV-1 和 HSV-2 两个血清型,两型间有共同抗原,也有特异性抗原。

二、致病性

1. 传染源 患者和健康带毒者。

2. 传染途径 主要通过直接密切接触和性接触传播,也可经呼吸道传播。HSV 经口腔、呼吸道、生殖道黏膜和破损皮肤等多种途径侵入机体。

3. 致病性　常见的临床表现是黏膜或皮肤局部集聚的疱疹,偶尔也可发生严重甚至致死的全身性疾病。

(1) 原发感染:初次感染约90%无临床症状,多为隐性感染。HSV-1原发感染常见龈口炎,以发热、口腔内水疱性损伤为主。还可引起疱疹性角膜结膜炎、皮肤疱疹性湿疹、疱疹性甲沟炎或疱疹性脑炎。HSV-2的原发感染主要引起生殖器疱疹,病变多为水疱、脓疱和浅表溃疡,男女均可发生。

(2) 潜伏与再发感染:原发感染后,部分病毒可沿神经髓鞘到达三叉神经节(HSV-1)和脊神经节(HSV-2)细胞中,以潜伏状态持续存在,不引起临床症状。当人体受到各种非特异性刺激,如发热、寒战、日晒、月经来潮、情绪紧张或在某些细菌、病毒感染或用肾上腺皮质激素等影响下,潜伏的病毒基因被激活,病毒又重新沿着神经纤维轴突移行至神经末梢支配的上皮细胞内增殖,引起复发性局部疱疹。其特点是每次复发病变往往发生于同一部位。

(3) 先天性感染:妊娠期妇女因原发感染或潜伏感染的病毒被激活,HSV可通过胎盘、产道传播。

三、防治原则

无可使用疫苗。孕妇生殖器疱疹感染者,可剖宫产。阿昔洛韦(ACV)对单纯疱疹病毒感染有很好效果。

第二节　水痘-带状疱疹病毒

一、生物学性状
水痘-带状疱疹病毒(VZV)基本特性与HSV相似,只有一个血清型。

二、致病性
VZV是同一种病毒在不同年龄段的两种表现。人是唯一的自然宿主,皮肤上皮细胞是病毒的主要靶细胞。

1. 水痘　是具有高度传染性的儿童常见病,好发于2~6岁,主要传染源是患者,病毒经呼吸道、口、咽、结膜、皮肤等处侵入人体。经2~3周潜伏期后,全身皮肤广泛发生丘疹、水疱疹和脓疱疹。水痘消失后不遗留瘢痕,病情一般较轻,但偶有并发间质性肺炎和感染后脑炎。成人水痘症状较严重,常并发肺炎,死亡率较高。如孕妇患水痘除病情严重外,可导致胎儿畸形、流产或死亡。

2. 带状疱疹　常见于中老年人或有免疫缺陷和免疫抑制的患者,是由潜伏在体内的VZV被激活所致。儿童时期患过水痘痊愈后,病毒潜伏在脊髓后根神经节或颅神经的感觉神经节中,当机体受到某些刺激或细胞免疫功能低下时,潜伏病毒激活,沿感觉神经轴索下行到达该神经所支配的皮肤细胞内增殖,在沿感觉神经的通路发生串联的水疱疹,形似带状。多见于胸、腹或头颈部,呈单侧分布,少数可侵犯三叉神经眼侧枝,波及角膜引起角膜溃疡甚至失明。

三、防治原则
水痘病毒减毒活疫苗效果良好。含特异抗体的水痘-带状疱疹病毒免疫球蛋白有预防效果。有效的抗病毒药物如阿昔洛韦等主要用于治疗免疫功能低下的水痘患者和带状疱疹。

第三节　人巨细胞病毒

一、生物学性状
人巨细胞病毒(HCMV),病毒感染的宿主范围和细胞范围较狭窄,对宿主或培养细胞有高度的种特异性。人巨细胞病毒体外培养只能在人成纤维细胞中增殖,且增殖缓慢,复制周期长。主要表现为细胞肿胀、核变大,形成巨大细胞,核内和细胞质可见嗜酸性包涵体,宛如"猫头鹰眼"样。

二、致病性
HCMV在人群中的感染极为普遍,多呈隐性感染,少数人有临床症状。病毒潜伏于唾液腺、乳腺、肾、白细胞及其他腺体,长期或间歇随尿、唾液、泪液、乳汁、精液、宫颈及阴道分泌物等排出体外,经密切接触、生殖道、胎盘、输血、器官移植等传播,引起多种类型感染。

1. 先天性感染　妊娠母体HCMV感染可通过胎盘侵袭胎儿引起先天性感染,少数造成早产、流产、死胎或生后死亡。孕妇原发感染常引起胎儿和新生儿严重疾病。

2. 儿童和成人原发感染 大多数不表现临床症状，感染后多数可长期带毒，表现为潜伏感染，少数感染者出现轻微症状，并发症少见。

3. 免疫功能低下人群感染 器官移植、获得性免疫缺陷综合征获得性免疫缺陷综合征、肿瘤、长期使用免疫抑制剂等因素可激活体内潜伏的病毒，引起肺炎、视网膜炎、食管炎、结肠炎和脑膜脑炎等。

三、防治原则

目前尚无安全有效的 HCMV 疫苗。丙氧鸟苷（GCV）是目前临床认为有效的抗人巨细胞病毒药物。

第四节 EB 病 毒

一、生物学性状

1. 增殖感染期表达的抗原

(1) EBV 早期抗原（EA）：是病毒的非结构蛋白，其表达表明病毒增殖活跃。

(2) EBV 晚期抗原：是病毒的结构蛋白，包括 EBV 衣壳抗原（VCA）和膜抗原（MA），在病毒增殖时大量表达。其中，MA 是 EBV 的中和性抗原，能诱导机体产生中和抗体。

2. 潜伏感染期表达的抗原

(1) EBV 核抗原（EBNA）：存在于所有 EBV 感染和转化的 B 淋巴细胞核内。

(2) 潜伏膜蛋白（LMP）：存在于 B 淋巴细胞膜表面。

二、致病性

1. 传播途径 病毒主要通过唾液传播，也可经输血传染。

2. 所致疾病

(1) 传染性单核细胞增多症：一种急性淋巴组织增生性疾病。多见于青春期初次感染 EBV 后。临床表现多样，典型症状为发热、咽炎和颈淋巴结肿大。

(2) 伯基特淋巴瘤：即 Burkitt 淋巴瘤，多见于 6~7 岁儿童，在中非、新几内亚和美洲温热带地区呈地方性流行，与非洲儿童恶性淋巴瘤密切相关。好发部位为颜面、腭部。所有患者血清含 EBV 抗体，其中 80% 以上滴度高于正常人。

(3) 鼻咽癌（NPC）：是与 EBV 密切相关的一种常见上皮细胞恶性肿瘤。中老年多见。NPC 活检组织中均检出病毒的基因组 DNA 和 EBNA 表达；患者血清中有高效价的 EBV 特异性 VCA-IgA 或 EA-IgA，这种抗体往往出现于临床肿瘤表现前。

(4) 淋巴组织增生性疾病：在免疫缺损患者中，易发生 EBV 诱发的淋巴组织增生性疾病。获得性免疫缺陷综合征获得性免疫缺陷综合征患者常会发生 EBV 相关淋巴瘤、舌毛状白斑症。

第五节 新型人疱疹病毒

HHV-6 原发感染后，多数婴儿表现为隐性感染，少数可出现丘疹或玫瑰疹，伴发热，称为婴儿玫瑰疹。HHV-7 原发感染与疾病的关系尚待证实，可能与幼儿玫瑰疹、神经损伤和器官移植并发症有关。HHV-8 目前认为与卡波西肉瘤（Kaposi sarcoma, KS）的发生密切相关。

练 习 题

一、选择题

A1 型题

1. 疱疹病毒**不包括**

  A. HSV   B. VZV   C. HCMV   D. HBV   E. EBV

2. HSV-1 和 HSV-2 常见的潜伏部位,分别为
    A. 脑神经的感觉神经节,脊髓后根神经节　　　　B. 脑神经的感觉神经节,运动神经
    C. 三叉神经节,脑神经的感觉神经节　　　　　　D. 三叉神经节,骶神经节
    E. 骶神经节,颈上神经节
3. 中年人出现了带状疱疹,提示其在儿童期可能患过
    A. 水痘　　　　　　　　　B. 玫瑰丘疹　　　　　　　　C. 麻疹
    D. 皮炎　　　　　　　　　E. 风疹
4. 孕妇感染人巨细胞病毒后,常引起的疾病是
    A. 唇疱疹　　　　　　　　B. 带状疱疹　　　　　　　　C. 先天性畸形
    D. 病毒性心肌炎　　　　　E. 传染性单核细胞增多症
5. 与鼻咽癌有关的病毒是
    A. 鼻病毒　　　　　　　　B. 单纯疱疹病毒　　　　　　C. 腺病毒
    D. 巨细胞病毒　　　　　　E. EB 病毒
6. 在感染细胞内形成"猫头鹰眼"样包涵体的是
    A. 麻疹病毒　　　　　　　B. 单纯疱疹病毒　　　　　　C. 腺病毒
    D. 水痘-带状疱疹病毒　　E. 人巨细胞病毒
7. EB 病毒主要潜伏的细胞是
    A. $CD4^+T$ 淋巴细胞　　　B. $CD8^+T$ 淋巴细胞　　　C. 红细胞
    D. B 淋巴细胞　　　　　　E. 巨噬细胞
8. 通过性接触传播的病毒有
    A. HSV-2、HHV-8　　　　　B. HSV-1、HHV-6　　　　　C. VZV、HHV-8
    D. HSV-1、VZV　　　　　　E. HHV-6、HHV-7
9. HSV-1 感染引起的疾病一般**不包括**
    A. 龈口炎　　　　　　　　B. 唇疱疹　　　　　　　　　C. 角膜结膜炎
    D. 脑炎　　　　　　　　　E. 生殖器疱疹
10. 被称为卡波西(Kaposi)肉瘤相关疱疹病毒的是
    A. HSV-1　　　　　　　　B. HSV-2　　　　　　　　　C. HHV-6
    D. HHV-7　　　　　　　　E. HHV-8

B1 型题
(1~4 题共用备选答案)
    A. HSV-1　　　　　　　　B. HSV-2　　　　　　　　　C. VZV
    D. EBV　　　　　　　　　E. HCMV

1. 引起传染性单核细胞增多症的是
2. 引起原发性生殖器疱疹的是
3. 主要侵犯 B 淋巴细胞的是
4. 获得性免疫缺陷综合征获得性免疫缺陷综合征患者最常见机会感染的病原体是
(5~7 题共用备选答案)
    A. 单纯疱疹病毒 1 型(HSV-1)　　　　　　　　B. 单纯疱疹病毒 2 型(HSV-2)
    C. 水痘-带状疱疹病毒(VZV)　　　　　　　　D. 巨细胞病毒(CMV)
    E. EB 病毒
5. 潜伏于三叉神经节的是
6. 潜伏于骶神经节的是
7. 潜伏于脊髓后根神经节的是

(8~10 题共用备选答案)

  A. 唇疱疹   B. 生殖器疱疹   C. Burkitt 淋巴瘤

  D. 水痘   E. 巨细胞病毒病

8. 单纯疱疹病毒可引起

9. 单纯疱疹病毒可引起

10. EB 病毒可引起

X 型题

1. 疱疹病毒的共同特征包括

  A. 衣壳呈二十面体对称   B. 核酸为 dsDNA

  C. 通过细胞间桥扩散导致病变发展   D. 可以将基因整合在宿主细胞染色体上

  E. 除 EBV 外均可在二倍体细胞中增殖

2. 与 EB 病毒密切相关的疾病是

  A. 生殖器疱疹   B. 传染性单核细胞增多症   C. 带状疱疹

  D. 非洲儿童恶性淋巴瘤 E. 鼻咽癌

3. 唇疱疹多为复发性感染,不发作时病毒的潜伏部位是

  A. 三叉神经节   B. 骶神经节   C. 颈上神经节

  D. 颅神经感觉神经节 E. 脊髓后根神经节

4. VZV 可引起的疾病有

  A. 带状疱疹   B. 生殖器疱疹   C. 传染性单核细胞增多症

  D. 麻疹   E. 水痘

5. HCMV 可以通过多途径感染人体,包括

  A. 接触感染   B. 输血感染   C. 消化道感染

  D. 宫内感染   E. 围产期感染

二、名词解释

1. 疱疹病毒: 2. 巨细胞包涵体病(CID):

三、填空题

1. 疱疹病毒包括_____、_____、_____三个亚科。

2. 人疱疹病毒中,最常引起胎儿先天感染的是_____;与鼻咽癌有关的_____。

3. HSV 中易引起口龈炎的为_____,易引起生殖器疱疹的为_____型。

4. HSV-1 主要潜伏在_____和_____;HSV-2 主要潜伏在_____;VZV 可长期潜伏在_____和_____神经节。

四、简答题

1. 简述人类疱疹病毒的种类。

2. 简述人类疱疹病毒 1 型、2 型、3 型、4 型和 5 型引起的主要疾病。

3. 与疱疹病毒感染相关的肿瘤有哪些?

参 考 答 案

一、选择题

A1 型题

1. D; 2. D; 3. A; 4. C; 5. E; 6. E; 7. D; 8. A; 9. E; 10. E

B1 型题

1. D；　2. B；　3. D；　4. E；　5. A；　6. B；　7. C；　8. A；　9. B；　10. C

X 型题

1. ABCD；　　　　2. BDE；　　　　3. AC；　　　　4. AE；　　　　5. ABDE

二、名词解释

1. 疱疹病毒：是一群生物学特性基本相似，中等大小，有包膜的 DNA 病毒。

2. 巨细胞包涵体病（CID）：HCMV 通过胎盘传播引起的先天性感染，典型表现为新生儿黄疸、肝脾肿大、血小板减少性紫癜、溶血性贫血和不同程度的神经系统损害。

三、填空题

1. α；β；γ

2. HCMV；EBV

3. HSV-1；HSV-2

4. 三叉神经节；颈上神经节；骶神经节；脊髓后跟神经节；颅神经节

四、简答题

1. 与人类感染有关的人类疱疹病毒有：单纯疱疹病毒（HSV-1 和 HSV-2）、水痘-带状疱疹病毒（VZV）、人巨细胞病毒（CMV）、EB 病毒（EBV）和人疱疹病毒 6、7、8（HHV-6、HHV-7 和 HHV-8）8 种。

2. 人类疱疹病毒 1 型、2 型、3 型、4 型和 5 型引起的主要疾病：

（1）单纯疱疹病毒（人类疱疹病毒 1 型和 2 型）：1 型常引起龈口炎、唇疱疹、疱疹性角膜结膜炎、皮肤疱疹性湿疹等。2 型主要引起生殖器疱疹。

（2）水痘-带状疱疹病毒（人类疱疹病毒 3 型）：儿童原发感染引起水痘，成人复发感染为带状疱疹。

（3）EB 病毒（人类疱疹病毒 4 型）：青春期后的初次感染表现为传染性单核细胞增多症，并与鼻咽癌和非洲儿童恶性淋巴瘤有关。

（4）人巨细胞病毒（人类疱疹病毒 5 型）：可引起先天性感染，是造成胎儿畸形的最常见病毒，患儿可表现为巨细胞包涵体病，严重者可致死胎、流产或先天畸形；后天感染可导致输血后单核细胞增多症、肝炎、间质性肺炎、脑膜炎等。

3. 与疱疹病毒感染相关的肿瘤有以下几种。

（1）单纯疱疹病毒 2 型与子宫颈癌的发生有密切关系。

（2）人疱疹病毒 8 型是 Kaposi 肉瘤的致病因子。

（3）EB 病毒与 Burkitt 淋巴瘤、鼻咽癌关系十分密切。

（4）人巨细胞病毒具有潜在致癌能力，在宫颈癌、前列腺癌、结肠癌等组织中可检出 HCMV 的 DNA 序列。

（姚淑娟）

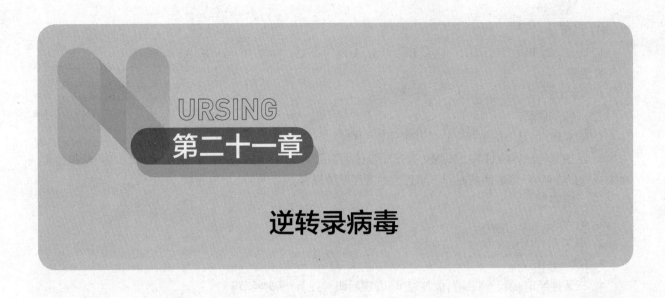

逆转录病毒

知 识 要 点

逆转录病毒是一类含有逆转录酶的 RNA 病毒,对人致病的主要有人类免疫缺陷病毒(HIV)和人类嗜 T 细胞病毒(HTLV)。

逆转录病毒有以下共同特性:①病毒呈球形,有包膜,表面有糖蛋白刺突。②病毒基因组由两条相同单正链 RNA 组成,含有 *gag*、*pol* 和 *env* 3 个结构基因及多个调节基因;病毒核心中含有逆转录酶(依赖 RNA 的 DNA 多聚酶)及整合酶。③病毒复制包括逆转录及整合过程,即以病毒 RNA 为模板,在逆转录酶的作用下首先合成 DNA,其 DNA 进入细胞核作为前病毒整合于宿主细胞的染色体上。

第一节 人类免疫缺陷病毒

一、生物学性状

1. 形态与结构　HIV 是逆转录病毒科慢病毒属的一种。HIV 为有包膜的 RNA 病毒。基因组由 2 条相同的正链 RNA 组成,含 *gag*、*pol* 和 *env* 3 个结构基因和 6 个调节基因。

2. 病毒的复制　CD4 分子是 HIV 的主要受体,CCR5 和 CXCR4 等为辅助受体。病毒的 gpl20 与靶细胞 CD4 分子结合,在辅助受体的协同下,病毒包膜与细胞膜发生融合,核衣壳进入细胞并脱去衣壳,释放基因组 RNA。最终装配为成熟的病毒颗粒,以出芽方式释放到细胞外。

3. 类型与变异　HIV 有 HIV-1 和 HIV-2 两个血清型。HIV 是一种高度变异的病毒,病毒包膜糖蛋白的变异导致病毒对宿主细胞的亲嗜性和抗原性的改变。

二、致病性与免疫性

1. 传染源与传播途径　传染源为 HIV 无症状携带者和 AIDS 患者,传播途径主要包括性传播、血液传播、母婴传播。

2. 临床过程　病情可持续 10 年以上,历经原发感染急性期、无症状潜伏期、AIDS 相关综合征期和典型 AIDS 期等四个临床阶段。死亡通常在发生临床疾病(如机会性感染和肿瘤)的 2 年后,死因主要为罕见机会感染和神经系统综合征。AIDS 获得性免疫缺陷综合征相关癌包括卡波氏肉瘤、子宫颈癌、非霍奇金淋巴瘤等。

3. 致病机制　HIV 利用 CD4 分子和趋化因子受体作为受体和辅助受体,选择性侵犯表达 CD4[+] 分子的辅助性 T 淋巴细胞,导致严重细胞免疫免疫缺陷,还出现体液免疫功能障碍和迟发型超敏反应减弱或消失等。HIV 也可以感染单核巨噬细胞,在这些细胞内潜伏和繁殖导致间质性肺炎和中枢神经系统症状。

4. HIV 感染的免疫应答　HIV 感染可诱导机体产生细胞免疫和体液免疫应答。CTL、NK 细胞和 ADCC 作用是机体清除 HIV 的主要机制。可产生高滴度的抗 gp120 的中和抗体及抗 HIV 多种蛋白的抗体。但机体产生的体液免疫和细胞免疫反应不足以清除病毒,HIV 仍能在体内持续地复制,构成长时期的慢性感染状态。

三、微生物学检查法

1. 检测抗体　ELISA 检测 HIV 抗体是最常用的 HIV 感染初筛试验,免疫印迹试验为确证试验。

2. 检测病毒核酸　核酸杂交试验、RT-PCR 和定量 RT-PCR 检测病毒 RNA。

3. 检测病毒抗原　常用 ELISA 法检测 HIV 的 p24 抗原。

四、防治原则

尚无安全、有效的疫苗。广泛开展宣传教育和切断传播途径是当前重要的预防措施。目前临床上用于治疗获得性免疫缺陷综合征获得性免疫缺陷综合征的药物有三类:核苷类反转录酶抑制剂、非核苷类反转录酶抑制剂和蛋白酶抑制剂。联合用药可避免病毒耐药性的产生,目前公认的最有效的抗 HIV 疗法是高效抗反转录病毒疗法(HAART)。

第二节　人类嗜 T 细胞病毒

人类嗜 T 细胞病毒(HTLV)分 HTLV-1 和 HTLV-2 两个型别。病毒的形态结构和复制与 HIV 相似。包膜糖蛋白 gp46 与细胞表面的 CD4 分子结合,介导病毒侵入 CD4$^+$ T 细胞,并使受感染细胞转化为白血病细胞。

HTLV 可经输血、共用注射器、性接触、母婴途径等方式传播。HTLV-1 引起成人 T 细胞白血病、热带痉挛性下肢瘫、慢性进行性脊髓病和 B 细胞淋巴瘤等。HTLV-2 型可能与毛细胞白血病有关。

练 习 题

一、选择题

A1 型题

1. HIV 的分类属于
   - A. 泡沫病毒属
   - B. 慢病毒属
   - C. α 逆转录病毒属
   - D. γ 逆转录病毒属
   - E. ε 逆转录病毒属

2. 长期储存 HIV 的宿主细胞是
   - A. CD4$^+$T 细胞
   - B. CD8$^+$ T 细胞
   - C. NK 细胞
   - D. 巨噬细胞
   - E. B 细胞

3. AIDS 患者最常见的机会性感染之一是间质性肺炎,其病原体主要是
   - A. 鼠弓形体
   - B. 隐孢子菌
   - C. 鸟-胞内结核分枝杆菌
   - D. 卡氏肺孢菌
   - E. 巨细胞病毒

4. 确诊 AIDS 的最常用方法是
   - A. 分离培养病毒
   - B. ELISA 法
   - C. 放射免疫法
   - D. RT-PCR
   - E. 免疫印迹法

5. 难以分离出 HIV 的获得性免疫缺陷综合征获得性免疫缺陷综合征患者标本是
   - A. 血液
   - B. 脑脊液
   - C. 精液
   - D. 粪便
   - E. 中枢神经组织

6. HIV 的传播方式**不包括**
   - A. 血液
   - B. 性接触
   - C. 消化道
   - D. 母婴途径
   - E. 唾液

7. HIV 的基因最容易发生变异的基因是

A. *tat*　　　　　B. *env*　　　　　C. *gag*　　　　　D. *rev*　　　　　E. *pol*

8. 近年治疗 AIDS 常用齐多夫定(ZDV)与 indinavir 联用,后者的作用机制是

A. 抑制 HIV 蛋白水解酶

B. 抑制 HIV 逆转录酶

C. 阻断 DNA 聚合酶的焦磷酸结合位点

D. 作为离子通道阻断剂,阻止 HIV 侵入易感细胞

E. 作为核苷类似物阻断病毒复制

9. 获得性免疫缺陷综合征患者的淋巴细胞**不可能**出现的是

A. CD4⁺ T 细胞减少

B. CD4⁺ T 细胞增加

C. CD4⁺ T 细胞/CD8⁺ T 细胞比例倒置

D. CD4⁺ T 细胞相对减少,CD8⁺ T 细胞相对增加

E. CD8⁺ T 细胞增加

10. 慢性 CD4⁺ T 细胞淋巴瘤的病原体是

A. HTLV-1　　　　　B. HTLV-2　　　　　C. HIV

D. HSV　　　　　E. HDV

11. 人类嗜 T 细胞病毒 1 型在感染流行地区最重要的传播途径是

A. 输血或共用注射器　　　　B. 性接触　　　　C. 母婴传播

D. 消化道　　　　E. 蚊虫叮咬

12. 预防 AIDS 的措施**不包括**

A. 宣传教育　　　　B. 疫苗注射　　　　C. 建立监测系统

D. 提倡安全性生活　　　　E. 保证用血安全

13. HIV 疫苗研究,目前遇到的最大问题是

A. 病毒型别多　　　　B. 无可用的动物模型　　　　C. HIV 的敏感细胞特殊

D. 病毒突变引起抗原性改变　　　　E. 病毒不易培养

14. 人免疫缺陷病毒引起的感染类型是

A. 隐性感染　　　　B. 潜伏感染　　　　C. 慢性感染

D. 急性感染　　　　E. 慢发病毒感染

15. HIV 感染人体后,其潜伏期是

A. 数天　　　　B. 数周　　　　C. 数月

D. 数年　　　　E. 数十年

B1 型题

(1~5 题共用备选答案)

A. gp41　　　　　B. p24　　　　　C. gp120　　　　　D. p17　　　　　E. p7

1. HIV 最易变异的蛋白是

2. 构成 HIV 内膜(基质蛋白)的蛋白是

3. HIV 中特异性最高的蛋白是

4. 可与宿主 CD4 分子结合的是

5. 可介导病毒包膜与宿主细胞融合的是

(6~7 题共用备选答案)

A. 病毒分离培养　　　　B. 检测抗病毒抗体　　　　C. 检测病毒包涵体

D. 检测病毒核酸　　　　E. 检测病毒抗原

6. 目前作为确证 HIV 感染的常用检测方法是

7. 常用于检测抗 HIV 药物治疗效果的方法是

二、名词解释

1. 逆转录病毒：   2. AIDS：   3. gpl20：

4. HAART：

三、填空题

1. 逆转录病毒基因组为_____。

2. HIV 感染的靶细胞是_____，主要在_____中潜伏。

3. HIV 病毒可分为_____和_____两型，引起全球流行的是_____。

4. HIV 的辅助受体是_____和_____。

5. HIV 的主要传播途径包括_____、_____和_____。

6. HTLV-1 主要感染_____细胞，引起的疾病是_____。

四、简答题

1. 试述 HIV 结构基因的组成与功能。

2. 简述 HIV 的传染源、传播途径及致病机制。

3. 临床筛查和确认 HIV 感染者常用哪些微生物学检查方法？

4. 目前治疗 HIV 感染的药物有几类？简述获得性免疫缺陷综合征的治疗原则。

参 考 答 案

一、选择题

A1 型题

1. B； 2. A； 3. D； 4. E； 5. D； 6. C； 7. B； 8. A； 9. B； 10. B；

11. A； 12. B； 13. D； 14. E； 15. D

B1 型题

1. C； 2. D； 3. B； 4. C； 5. A； 6. B； 7. D

二、名词解释

1. 逆转录病毒：是一组含有逆转录酶的 RNA 病毒，对人类致病的主要有人类免疫缺陷病毒和人类嗜 T 细胞病毒。

2. AIDS：获得性免疫缺陷综合征（AIDS），由 HIV 感染后引起，该病以传播迅速、免疫系统进行性损伤直至崩溃、高度致死性为主要特征。

3. gpl20：为 HIV 包膜表面刺突糖蛋白。当 HIV 感染 CD4$^+$ T 细胞时，gp120 可与细胞表面的 CD4 分子结合，与 HIV 吸附易感宿主细胞有关，gp120 可刺激机体产生中和抗体，但其抗原性易发生变异。

4. HAART：高效抗反转录病毒疗法（highly active anti-retrovial therapy，HAART），通常用核苷类和/或非核苷类反转录酶抑制剂与蛋白酶抑制剂组合成二联或三联疗法，是目前公认的最有效的抗 HIV 疗法。

三、填空题

1. 两条单正链 RNA 组成双聚体

2. CD4$^+$T 细胞；单核巨噬细胞

3. HIV-1；HIV-2；HIV-1

4. CCR5；CXCR4

5. 性接触；血液传播；母婴传播

6. CD4$^+$T 淋巴细胞；T 淋巴细胞白血病

四、简答题

1. HIV 结构基因的组成与功能：

(1) *gag* 基因：编码一个分子量约 55kD 的前体蛋白（p55），经 HIV 编码的蛋白酶裂解成病毒的内膜蛋白（p17）、衣壳蛋白（P24）和核衣壳蛋白（p7）等成熟的结构蛋白。其中衣壳蛋白 p24 的特异性高，与其他的逆转录病毒多无抗原性关系，但 HIV-I 与 HIV-2 则有轻度交叉反应。

(2) *env* 基因：编码 gpl20 和 gp41 两种包膜糖蛋白。gpl20 暴露于病毒包膜之外，为包膜表面刺突糖蛋白，含有与宿主细胞表面的 CD4 分子和辅助受体结合位点，决定 HIV 对组织细胞的亲嗜性，并含有中和抗原表位和 T 淋巴细胞表位。gp41 为跨膜糖蛋白，具有膜融合活性。

(3) *pol* 基因：编码逆转录酶（p66/p51）、蛋白酶和整合酶。逆转录酶在 HIV 复制过程中具有 3 种酶活性：逆转录酶（依赖 RNA 的 DNA 聚合酶）活性、RNA 酶 H（核酸内切酶）活性及 DNA 聚合酶活性。

2. HIV 的传染源为无症状病毒携带者和 AIDS 患者，主要通过性接触、血液和垂直传播。HIV 感染和致病的主要特点是选择性地侵犯表达 CD4 分子的辅助性 T 细胞，引起以 CD4⁺T 细胞缺损和功能障碍为特征的严重免疫缺陷。HIV 感染引起 CD4⁺T 细胞损伤的机制比较复杂，以下几种机制可能参与作用。

(1) HIV 感染引起细胞融合，形成多核巨细胞，导致细胞死亡；大量未整合的病毒 DNA，干扰细胞正常的生物合成。

(2) 特异性 CTL 的直接杀伤作用或 ADCC 作用破坏靶细胞。

(3) 病毒的某些抗原成分诱导自身免疫。

(4) 病毒感染诱导 CD4⁺T 细胞凋亡。HIV 也可以感染表达 CD4 分子的单核巨噬细胞，病毒可在这些细胞内潜伏和增殖，并随之播散至全身，导致间质性肺炎和中枢神经系统症状等。

3. 临床筛查和确认 HIV 感染者常用的微生物学检查方法有以下几种。

(1) 检测 HIV 抗体：常用 ELISA 法进行初筛实验；采用免疫印迹法进行确认。大多数人在感染 6~12 周内即可在血液中检出 HIV 抗体，6 个月后几乎所有感染者的抗体均呈阳性。

(2) 检测 HIV 抗原：ELISA 法检测血浆中 HIV 抗原 p24，可用于早期诊断。

(3) 检测 HIV 核酸：定量 RT-PCR 方法测定血浆中 HIV RNA 的拷贝数（病毒载量），用于监测疾病进展和评价抗病毒治疗效果。

4. 目前治疗 HIV 感染的药物主要有 4 类。①逆转录酶抑制剂：包括核苷类反转录酶抑制剂（NRTI）和非核苷类反转录酶抑制剂（NNRTI）；②蛋白酶抑制剂（PI）；③病毒入胞抑制剂：包括融合抑制剂（FI）和 CCR5 拮抗剂；④整合酶抑制剂（INSTI）。

获得性免疫缺陷综合征获得性免疫缺陷综合征的治疗原则：联合使用多种抗 HIV 药物，称为高效抗反转录病毒治疗（HAART，俗称"鸡尾酒"疗法）。HAART 一般是联合应用 2 种核苷类药 +1 种非核苷类药或蛋白酶抑制剂。

（姚淑娟）

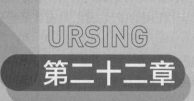

第二十二章

其 他 病 毒

知 识 要 点

第一节　狂犬病病毒

狂犬病是一种人兽共患的自然疫源性疾病,是目前病死率最高的传染病,至今尚无有效的治疗方法。

一、生物学性状

狂犬病病毒为单负链 RNA 病毒,外形似子弹状,有包膜和血凝素刺突。病毒易在感染动物或人的中枢神经系统增殖,在胞质内形成嗜酸性包涵体,称内基小体,可作为辅助诊断狂犬病的指标。

二、致病性

狂犬病病毒主要通过家畜(如犬、猫等)及野生动物咬伤、抓伤等各种途径而感染。潜伏期一般为 1~3 个月。病毒在局部增殖后侵入附近的神经末梢,最后到达中枢神经系统,引起神经系统病变。狂犬病典型的临床表现是对刺激兴奋性增高,对声、光、风刺激均高度敏感,轻微刺激即可引发痉挛。恐水是其特有的症状,故又称恐水病。狂犬病一旦发生,病死率几乎达 100%。

三、防治原则

主要预防措施是加强家犬管理,注射犬用疫苗。可用狂犬病病毒灭活疫苗作特异性预防。人被动物咬伤后,应及时清创,尽早接种灭活疫苗并注射抗狂犬病病毒血清或狂犬病免疫球蛋白。

第二节　人乳头瘤病毒

人乳头瘤病毒为无包膜的双链环状 DNA 病毒。传染源为患者或带毒者,主要通过直接接触或间接接触被污染的物品而传播。生殖器感染主要由性接触传播,新生儿可在通过产道时受感染。病毒具有宿主和组织特异性,只能感染人的皮肤和黏膜上皮细胞,不产生病毒血症,感染的基本特征是引起细胞增生。临床上表现为各种类型的皮肤疣、乳头瘤和生殖道尖锐湿疣等,高危的 HPV16 和 HPV18 感染与宫颈癌的发生密切相关。

第三节　朊　　粒

朊粒又称传染性蛋白粒子,至今未能查到任何核酸。它具有传染性,潜伏期较长,在人和动物中引起以海绵状脑病为特征的致死性中枢神经系统的慢性退化性疾患。

一、生物学性状

朊粒是一种由正常宿主细胞基因编码的、构象异常的蛋白质(PrP),是人和动物的传染性海绵状脑病(TSE)的病原体。PrP^C 即细胞朊蛋白,由宿主细胞基因组编码,对蛋白酶敏感,没有致病性。PrP^{Sc} 即羊瘙痒病朊蛋白,由 PrP^C 变构而来,对蛋白酶 K 有抗性,对各种理化作用的抵抗力强,具有致病性和传染性。

二、致病性

由于 PrP^C 发生结构改变,最终使 PrP^{Sc} 大量复制、增殖、聚集,并沉积于脑组织中,引起神经细胞空泡化、弥漫性神经细胞缺失、胶质细胞增生、淀粉样斑块形成、脑组织海绵状改变为主要病理特征。prion 病潜伏期可达数年至数十年之久,一旦发病即呈慢性进行性发展,最终死亡。临床上出现痴呆、共济失调、震颤等中枢神经系统症状。prion 的致病机制尚未明了。

重要的人和动物 prion 病有:羊瘙痒病、牛海绵状脑病(疯牛病)和人库鲁病、克-雅病和克-雅病变种等。

三、微生物学检查法与防治原则

可用免疫组化技术和免疫印迹技术检测 PrP^{Sc}、用基因分析技术诊断家族性 prion 病等。

目前对 prion 病无疫苗可供预防,也缺乏有效的治疗方法。目前主要是针对本病的可能传播途径采取预防措施,如彻底消毒感染性物品、加强检疫、防止医源性感染、防止输入性感染等。

练 习 题

一、选择题

A1 型题

1. 我国狂犬病的主要传染源是
    A. 患病野兽   B. 患者   C. 病犬
    D. 吸血蝙蝠   E. 牛、马、猪等家畜

2. 狂犬病病毒的嗜酸性包涵体最易在下列哪种组织中检出
    A. 淋巴结   B. 血液   C. 脑组织
    D. 外周神经组织   E. 肌纤维组织

3. 以下**不属于**狂犬病的临床表现的是
    A. 恐水症   B. 角弓反张   C. 吞咽或饮水困难
    D. 循环衰竭   E. 昏迷、呼吸衰竭

4. 狂犬病病毒具有高度亲和力的细胞是
    A. 淋巴结   B. 肾上腺   C. 巨噬细胞
    D. 皮肤黏膜   E. 神经细胞

5. 内基小体(Negri body)是
    A. 麻疹病毒包涵体   B. 狂犬病病毒包涵体   C. 巨细胞病毒包涵体
    D. 单纯疱疹病毒包涵体   E. 腺病毒包涵体

6. 尖锐湿疣的病原体是
    A. 人乳头瘤病毒   B. 单纯疱疹病毒   C. HIV 病毒
    D. EB 病毒   E. 巨细胞病毒

7. 患者神经兴奋性增高,吞咽、饮水,甚至闻水声等轻微刺激均可引发痉挛,该疾病是
    A. 破伤风   B. 鼠疫   C. 肉毒中毒
    D. 狂犬病   E. 流行性脑脊髓膜炎

8. 与子宫颈癌发生有关的病毒是
    A. HAV   B. HSV-1   C. CMV   D. HBV   E. HPV

9. 仅含蛋白质成分,**不含**核酸的是

    A. 朊粒   B. 卫星病毒   C. 类病毒

    D. 缺陷病毒   E. 辅助病毒

10. 朊粒引起的疾病**不包括**

    A. 羊瘙痒病   B. 库鲁病   C. 牛海绵状脑病

    D. 口蹄疫   E. 克-雅病

B1 型题

(1~3 题共用备选答案)

    A. 狂犬病病毒   B. prion   C. 人乳头瘤病毒

    D. HHV-6   E. 乙型脑炎病毒

1. 引起传染性海绵状脑病的病原体是

2. 在中枢神经细胞中增殖,并形成嗜酸性包涵体的病毒是

3. 与宫颈癌关系密切的病原体是

(4~6 题共用备选答案)

    A. HPV   B. HBV   C. PrP^C D. PrP^{Sc} E. HHV-6

4. 可通过性接触传播,引起生殖器感染的病毒是

5. 蛋白酶和理化因素具有强大抵抗力的是

6. 由宿主基因编码,**不具**致病性的是

X 型题

1. 狂犬病病毒致病的特点是

    A. 只有带毒的犬是传染源

    B. 经带病毒的犬咬伤后感染

    C. 病毒在伤口局部肌纤维细胞内生长

    D. 病毒可以沿伤口局部神经末梢向中枢神经扩散

    E. 典型临床表现为神经麻痹

2. 被狂犬咬伤后应采取的预防措施包括

    A. 处理伤口   B. 伤口局部注射抗狂犬病病毒血清

    C. 伤口局部注射丙种球蛋白   D. 接种狂犬疫苗

    E. 伤口局部注射胎盘球蛋白

3. 人乳头瘤病毒的传播途径有

    A. 性接触传播   B. 垂直传播   C. 呼吸道传播

    D. 消化道传播   E. 间接接触传播

4. 下列疾病中与朊粒感染有关的是

    A. 疯牛病   B. 羊瘙痒病   C. 库鲁病

    D. 致死性家族失眠症   E. 克-雅病

二、名词解释

1. 内基小体: 2. prion: 3. PrP^{Sc}:

4. 传染性海绵状脑病:

三、填空题

1. 我国目前使用的狂犬病疫苗是_____。

2. 对狂犬病紧急预防的被动免疫措施是_____。

3. 狂犬病病毒在易感动物或人的_____大量增殖,再进入_____,随后沿神经轴索上行至_____。

4. HPV 主要侵犯人体_____,引起_____,某些型别可引起_____。

5. 朊粒是一种由_____基因编码的构象异常的蛋白质,不含_____。

四、简答题

1. 当人被狂犬咬伤后,应采取哪些措施预防狂犬病的发生?

2. 试述人乳头瘤病毒的传播途径及致病特点。

3. 简述 prion 病的病理和临床特征。

4. 朊粒导致人类和动物的主要疾病有哪些?

参 考 答 案

一、选择题

A1 型题

1. C;　　2. C;　　3. B;　　4. E;　　5. B;　　6. A;　　7. D;　　8. E;　　9. A;　　10. D

B1 型题

1. B;　　2. A;　　3. C;　　4. A;　　5. D;　　6. C

X 型题

1. BCD;　　　　2. ABD;　　　　3. AE;　　　　4. ABCDE

二、名词解释

1. 内基小体:狂犬病病毒在中枢神经细胞(主要是大脑海马回的锥体细胞)中增殖时,胞质内所形成的嗜酸性包涵体,称内基小体。组织切片检查内基小体,具有诊断价值。

2. prion:朊粒,又称传染性蛋白粒子或朊病毒,是一种由正常宿主细胞基因编码的构象异常的蛋白质,不含核酸,具有自我复制能力,目前认为是人和动物的传染性海绵状脑病(TSE)的病原体。

3. PrP^{Sc}:即羊瘙痒病朊蛋白,由细胞朊蛋白(PrP^C)变构而来,对蛋白酶 K 有抗性,对各种理化作用的抵抗力强,具有致病性和传染性。

4. 传染性海绵状脑病:是一种人和动物的致死性中枢神经系统慢性退行性疾病,潜伏期长,可达数年至数十年之久,一旦发病即呈慢性进行性发展,最终死亡。其病理特点是中枢神经细胞空泡化、弥漫性神经细胞缺失、胶质细胞增生、淀粉样斑块形成、脑组织海绵状改变等,故又称为传染性海绵状脑病。

三、填空题

1. 灭活病毒疫苗

2. 狂犬病病毒免疫球蛋白或抗血清

3. 肌细胞;末梢神经组织;中枢神经系统

4. 皮肤黏膜;细胞增生;宫颈癌

5. 宿主细胞;核酸

四、简答题

1. 当人被狂犬咬伤后,应采取以下措施预防狂犬病的发生。①伤口处理:3%~5% 肥皂水或 0.1% 苯扎溴铵溶液及清水清洗伤口,再用 75% 乙醇或碘涂擦消毒;②预防接种:尽早接种狂犬病疫苗;③被动免疫制剂使用:注射抗狂犬病毒血清或人源免疫球蛋白。

2. HPV 的传播主要通过直接接触或间接接触、性行为传播和新生儿在通过产道时感染。

致病特点:HPV 主要侵犯人类皮肤黏膜,可引起各种乳头瘤(疣),临床上常见的有寻常疣、跖疣、扁平疣和尖锐湿疣等。HPV-6 和 HPV-11 等常引起外生殖器部位尖锐湿疣,为性传播疾病之一。HPV-16、HPV-18、HPV-31 和 HPV-33 等与宫颈癌、肛门癌和口腔癌等恶性肿瘤的发生有关。

3. prion 病是一种人和动物的致死性中枢神经系统慢性退行性疾病。其病理学特征为中枢神经细胞空泡化、弥漫性神经细胞缺失、胶质细胞增生、淀粉样斑块形成、脑组织海绵状改变。脑组织中无炎症反应。

其临床特征包括:①潜伏期长,可达数年至数十年之久;②一旦发病即呈慢性进行性发展,最终死亡;③不能诱导产生特异性免疫应答,患者以痴呆、共济失调、震颤等为主要临床表现。

4. 朊粒导致人类和动物的主要疾病有以下几种。

(1) 主要的人类朊粒病:库鲁病(Kuru disease)、克-备选雅病(CJD)、变异型克-雅病(vCJD)。

(2) 主要的动物朊粒病:羊瘙痒病、牛海绵状脑病(BSE)。

(姚淑娟)

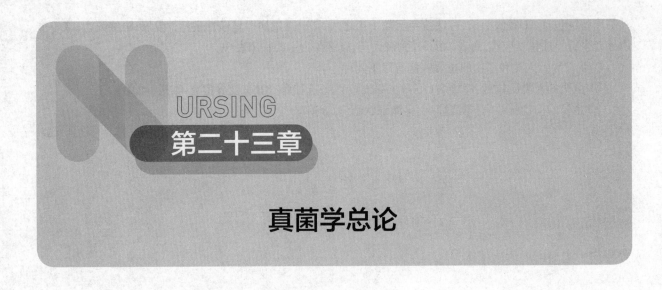

真菌学总论

知 识 要 点

第一节　真菌的生物学性状

一、形态与结构

1. 单细胞真菌　单细胞真菌呈圆形或卵圆形,常见为酵母菌和类酵母菌两类。前者如新生隐球菌,后者如白念珠菌。

2. 多细胞真菌　多细胞真菌大多长出菌丝和孢子,交织成团,称丝状菌或霉菌。不同种类的真菌菌丝和孢子的形态不同,是鉴别多细胞真菌的重要标志。

(1) 菌丝:真菌在适宜环境中,由孢子出芽长出芽管,并逐渐延长呈丝状,称为菌丝。菌丝再继续延长、分枝、交织成团,形成菌丝体。有营养菌丝、气生菌丝、生殖菌丝。还分为有隔菌丝、无隔菌丝。

(2) 孢子:是真菌的繁殖结构,由生殖菌丝产生。一条菌丝可形成多个孢子,每个孢子又可发芽形成菌丝。和细菌的芽孢不同,孢子的抵抗力不强。真菌孢子可分为有性孢子和无性孢子两类。

二、培养特性

常用沙保弱葡萄糖琼脂培养基(SDA)。最适 pH 4.0~6.0,最适生长温度为 22~28℃,需较高的湿度与氧浓度。浅部感染性真菌生长缓慢;深部感染性真菌的培养条件与一般病原性细菌相似。真菌菌落有酵母型、类酵母型和丝状型三种。

三、变异性与抵抗力

真菌易发生形态、菌落及各种生理性状变异。对热的抵抗力不强;对 2% 苯酚、2.5% 碘酊或 10% 甲醛溶液较敏感;但对干燥、日光、紫外线及一般消毒剂有较强的抵抗力。对常用抗生素不敏感。

第二节　真菌的致病性、免疫性与防治原则

一、致病性

1. 致病性真菌感染　主要为浅部真菌的外源性感染,引起局部炎症等病变。深部真菌具有抗吞噬作用,引起慢性肉芽肿或组织溃疡、坏死。

2. 机会致病性真菌感染　主要为内源性真菌感染。此类真菌对正常机体无致病性,但在机体免疫力低下或菌群失调时,可感染致病。常发生于消耗性疾病患者。另外,手术、导管、插管等也为真菌感染提供了

门户。

3. 超敏反应性疾病　有些真菌对机体无致病作用,但其抗原物质可引起机体发生超敏反应。当敏感者吸入或食入某些菌丝或孢子时可导致超敏反应的发生。

4. 毒素中毒性疾病　某些真菌污染粮食、食品或饲料,并在其中生长繁殖产生毒素,人或动物食入后可引起急性或慢性中毒,称为真菌中毒症。某些真菌的产物与肿瘤有关,如黄曲霉毒素。

二、免疫性

1. 固有免疫　人体对真菌有较强的天然免疫力。主要包括皮肤黏膜的屏障及分泌作用、正常菌群的拮抗作用、吞噬细胞的吞噬作用和体液中杀真菌物质的作用。

2. 适应性免疫　包括细胞免疫和体液免疫。一般认为,真菌感染的恢复主要靠细胞免疫。抗体可阻止某些深部真菌(如白念珠菌)的再感染。

三、防治原则

真菌性疾病目前尚无特异性预防方法。皮肤癣菌感染的预防应以避免和去除诱因,提高机体抵抗力为主要措施。癣病以局部治疗为主。

练 习 题

一、选择题

A1 型题

1. 真菌细胞**不具有**的结构是

　A. 沃鲁宁体　　　　　B. 核膜　　　　　　C. 隔膜　　　　　D. 核仁　　　　　E. 叶绿素

2. 下列哪项与真菌特性**不符**

　A. 营养物质要求低　　　　　　　　　　B. 培养温度以 22~28℃为宜

　C. 培养 24 小时后即可出现菌落　　　　D. 多细胞型真菌菌落呈丝状

　E. 常用沙保弱培养基培养

3. 酵母型菌落与类酵母菌落的区别在于后者

　A. 菌落光滑　　　　　　B. 菌落粗糙　　　　　　C. 菌落有色素

　D. 菌落周围有假菌丝　　E. 菌落周围有溶血

4. 下列**不是**真菌特征的是

　A. 具有分化程度较高的细胞核　　　　B. 有完整的细胞器

　C. 有一层坚硬的细胞壁　　　　　　　D. 细胞壁含肽聚糖

　E. 对青霉素类抗生素不敏感

5. 真菌孢子的主要作用是

　A. 抵抗不良环境　　　　B. 抗吞噬　　　　　　C. 繁殖

　D. 引起炎症反应　　　　E. 引起超敏反应

6. 关于真菌的抵抗力,下列哪项是**错误**的

　A. 对干燥、阳光和紫外线有较强的抵抗力　　B. 对一般消毒剂有较强的抵抗力

　C. 耐热,60℃ 1 小时不能被杀死　　　　　　D. 对常用抗生素不敏感

　E. 灰黄霉素、制霉菌素可抑制真菌生长

7. 鉴定多细胞真菌主要应用的检查方法是

　A. 革兰氏染色后镜检　　　　　　　　B. 墨汁负染色后镜检

　C. 血清学鉴定　　　　　　　　　　　D. 生化反应鉴定

　E. 检查菌丝和孢子

8. 真菌的繁殖器官是

    A. 芽孢   B. 菌丝体   C. 芽管

    D. 菌丝   E. 孢子

9. 培养真菌的最适宜 pH 是

    A. pH 1   B. pH 3   C. pH 5

    D. pH 7   E. pH 9

10. 培养真菌的最适宜温度是

    A. 4~9℃   B. 10~15℃   C. 16~21℃

    D. 22~28℃   E. 29~37℃

11. 下列**不属于**真菌的是

    A. 冬虫夏草   B. 蘑菇   C. 灵芝

    D. 大肠埃希菌   E. 白念珠菌

A2 型题

患者,男性,65 岁,既往有高血压、糖尿病。脑出血后遗症,卧床 3 个月。临床血、尿常规检查确定为尿路感染。头孢他啶治疗无效。尿培养检测出白念珠菌。可以选择治疗的药物是

    A. 阿莫西林   B. 氧氟沙星   C. 氟康唑

    D. 氯霉素   E. 氨苄西林

二、名词解释

1. 真菌: 2. 菌丝体: 3. 孢子:

4. 条件致病性真菌:

三、填空题

1. 多细胞真菌大多可长出_____和_____两种结构。

2. 真菌的菌落有_____、_____和_____三种类型。

3. 真菌所致疾病主要有_____、_____、_____和_____几种形式。

4. 真菌的菌丝有_____菌丝、_____菌丝和_____菌丝。

5. 真菌的孢子可分为_____、_____两类。

四、简答题

1. 常见的真菌有哪些类型及其结构特征?

2. 真菌对人类的致病性包括哪几个方面?

参 考 答 案

一、选择题

A1 型题

1. E;   2. C;   3. D;   4. D;   5. C;   6. C;   7. E;   8. E;   9. C;   10. D;

11. D

A2 型题

C

二、名词解释

1. 真菌:是一大类真核细胞型微生物。细胞核高度分化,有核膜和核仁,胞浆内有完整的细胞器。细胞壁由壳多糖或纤维素组成,不含叶绿素,不分根、茎、叶。少数为单细胞,多数为多细胞结构。

2. 菌丝体:真菌在适宜环境中,由孢子出芽长出芽管,并逐渐延长呈丝状,称为菌丝。菌丝再继续延长、

分枝、交织成团,形成菌丝体。

3. 孢子:是真菌的繁殖结构,由生殖菌丝产生。一条菌丝可形成多个孢子,每个孢子又可发芽形成菌丝。和细菌的芽孢不同,孢子的抵抗力不强。

4. 条件致病性真菌:有些类型的真菌致病性不强,大多在久病体弱,免疫力低下或在菌群失调时发生。如假丝酵母菌、曲霉等。

三、填空题

1. 菌丝;孢子

2. 酵母型菌落;类酵母型菌落;丝状型菌落

3. 致病性真菌感染;机会致病性真菌感染;超敏反应性疾病;毒素中毒性疾病

4. 营养;气生;生殖

5. 有性孢子;无性孢子

四、简答题

1. 真菌按形态可分为单细胞和多细胞两大类。单细胞真菌呈圆形或卵圆形,常见为酵母菌和类酵母菌两类,这类真菌以芽生方式繁殖,但类酵母菌芽体可延长形成与母体相连的假菌丝。多细胞真菌大多长出菌丝和孢子,交织成团,称丝状菌或霉菌。菌丝是由孢子出芽并逐渐延长而成,再继续延长、分枝、交织成团,形成菌丝体。菌丝有营养菌丝、气生菌丝和生殖菌丝。不同种类的真菌菌丝和孢子的形态不同,是鉴别多细胞真菌的重要标志。

2. 真菌对人类对致病主要包括 4 个方面。

(1)真菌感染:由致病性真菌和机会致病性真菌引起感染,并表现临床症状者称为真菌病。同一种疾病可由不同种真菌引起;一种真菌也可以引起不同类型对疾病。

(2)真菌性超敏反应:包括感染性和接触性超敏反应。

(3)真菌毒素中毒:真菌毒素是真菌在代谢中产生,人可通过食入真菌毒素污染的食物引起急、慢性中毒。

(4)某些真菌与致癌有关:目前已证实的有黄曲霉素与肝癌有关。

(秦 茜)

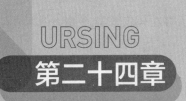

第二十四章

主要致病性真菌

知 识 要 点

第一节 皮 肤 癣 菌

一、生物学性状

本菌是浅部感染真菌中最常见的一类,主要侵犯角化的表皮、指(趾)甲和毛发,引起癣病,其中最常见的是手足癣。分为毛癣菌、表皮癣菌和小孢子癣菌3个属。在沙保弱培养基上生长后可形成丝状菌落。根据菌落特征、菌丝及孢子形态,可作出初步鉴定。

二、致病性及临床表现

皮肤癣菌感染主要经接触患者和外伤引起,温暖潮湿的环境、出汗、暴晒、皮脂腺过多分泌和遗传倾向等因素都有利于感染的发生。某些亲土壤或亲动物的皮肤癣菌也可能通过污染的土壤或感染的动物传染给人类。一种皮肤癣菌可在不同部位感染致病,相同部位的病变也可由不同的皮肤癣菌引起。三种皮肤癣菌均可引起皮肤癣病。

1. 手足癣 分为水疱鳞屑型、角化过度型及溃疡糜烂型。

2. 体股癣 皮、毛发、掌跖和甲以外的其他部位的皮肤癣菌感染;股癣是指腹股沟、会阴、肛周和臀部的皮肤癣菌感染,属于发生在特殊部位的体癣。体癣和股癣表现为淡红色的丘疹和水疱,并逐渐扩展成为炎症性红色环形或斑块,边界清楚,中央色素沉着。

3. 甲癣 毛癣菌和表皮癣菌可侵犯指(趾)甲引起甲癣,常继发于手、足癣,也可单独发生,其特征为甲板混浊无光泽、松脆、肥厚或变形,呈灰黄或灰白色,俗称灰指甲。

4. 头癣 毛癣菌与小孢子癣菌还可侵犯毛发,引起头癣。头癣分为黄癣、白癣、黑点癣和脓癣。

三、防治原则

因手足癣、甲癣等影响美观,患者易产生心理负担,应树立患者信心,消除焦躁情绪。加强消毒隔离措施,包括彻底剪除并烧毁受染毛发、个人用品专用且消毒处理、患者隔离治疗等。指导患者正确使用有效的外用药,确保充足疗程的抗真菌治疗,预防癣病复发或发生并发症。

向患者解释治疗效果的关键在于是否能坚持用药,强调患者要按医嘱坚持正规治疗,同时注意个人卫生并普及皮肤癣防治常识和措施,切断传播途径。对口服抗真菌药物的患者要注意观察药物的不良反应。服药期间定期检查血常规、肝肾功变化,如出现明显异常,应及时报告医生。

第二节　白念珠菌

一、生物学性状

菌体呈圆形或卵圆形,革兰氏染色阳性。以出芽方式繁殖,形成芽生孢子。孢子伸长成芽管,形成假菌丝。

本菌在普通琼脂、血琼脂和沙保弱培养基上均生长良好。需氧。室温或 37℃下培养 1~3 天即可长出典型的类酵母型菌落。培养稍久,菌落增大呈蜂窝状,有大量假菌丝形成。

二、致病性及临床表现

本菌是最常见的机会感染性真菌,可侵犯皮肤黏膜、内脏甚至中枢神经系统而致病。

1. 皮肤黏膜感染　好发于皮肤皱褶、潮湿的部位。表现为表皮糜烂,基底潮红,有少量渗出物,界限清晰,周围有散在的丘疹,应注意与湿疹区别。黏膜感染以鹅口疮最为常见,口腔、咽、舌部黏膜可见乳白色膜状物,剥离后糜烂面潮红或浅表溃疡,多见于婴幼儿及老弱者,可与口角炎并发。阴道炎也较常见,表现为红斑、丘疹甚至溃疡,阴道分泌物增多,局部痒、疼,多见于糖尿病、慢性宫颈炎及妊娠妇女。

2. 内脏感染　最常见者为肺炎,一般由口腔或支气管蔓延而来,起病缓慢,病程长。表现以低热为主,咳嗽较剧烈,痰呈白色黏稠胶冻样;其次为消化道和泌尿道感染。

3. 中枢神经系统感染　见于抵抗力极度低下者。可有脑膜炎、脑膜脑炎、脑脓肿等表现。

4. 过敏性疾病　对本菌过敏者,可发生皮肤、呼吸道、消化道等过敏症。

三、防治原则

了解患者的感受和需求,耐心解释皮肤损伤的发生和转归,消除患者的顾虑,从而积极配合治疗。对患者污染的衣物被服及生活用品进行严格消毒处理。保持患者皮肤清洁与干燥(特别是皱褶部位),不要搔抓皮肤,注意保持口腔及外阴部的清洁卫生。坚持正规治疗并注意药物反应。

第三节　新生隐球菌

一、生物学性状

本菌为酵母型菌,在组织中较大,培养后变小。外有肥厚的荚膜,用墨汁负染色后镜检,可于黑色背景下看到圆形透亮的菌体,外有一层透明的荚膜,比菌体大 1~3 倍。菌体上常见有出芽,无假菌丝。

在沙保弱或血琼脂培养基上于 25℃和 37℃下均可生长(非病原菌 37℃下不生长),数天后生成酵母型菌落。

二、致病性及临床表现

荚膜多糖是主要的致病物质。本菌为外源性感染,主要传染源为鸽粪,通过污染的空气经肺部感染。严重的隐球菌病常发生于消耗性疾病及免疫功能低下者,可侵犯全身各组织器官,如皮肤、黏膜、淋巴结、骨、内脏及中枢神经系统,肺和脑部感染最为常见。

肺部隐球菌病主要表现为轻咳、咳黏液黏液性痰、胸痛、低热、乏力、消瘦等,应注意与肺结核区别,有时两者可合并感染。

脑部隐球菌病主要表现为亚急性或慢性脑膜炎或脑膜脑炎,多为慢性起病,间歇性头痛并逐渐加剧,伴有不同程度的发热、恶心、呕吐及脑膜刺激征,其表现极似结核性脑膜炎,预后不良。皮肤隐球菌病可表现为面部痤疮样皮疹、结节等,可形成脓肿与溃疡,自觉症状不重,病程较长。

三、防治原则

被土壤和鸽粪污染的物品须按要求严格消毒处理。坚持正规治疗并注意药物反应。

练 习 题

一、选择题

A1 型题

1. 预防癣发生的最好办法是
   - A. 接种疫苗
   - B. 注射抗真菌抗体
   - C. 应用抗真菌淋巴细胞
   - D. 注射细胞因子
   - E. 注意清洁卫生、避免与患者接触

2. 关于皮肤癣菌,下列哪项是**错误**的
   - A. 主要侵犯表皮、毛发和指(趾)甲
   - B. 接触癣病患者及污染物品而感染
   - C. 在沙保弱培养基上形成丝状菌落
   - D. 根据菌落特征、孢子及菌丝形状可作出初步鉴定
   - E. 一种皮肤癣菌只引起一种癣病

3. 关于白念珠菌,下列哪项是**错误**的
   - A. 是一种条件致病菌
   - B. 在沙保弱培养基上形成酵母型菌落
   - C. 在玉米粉培养基上可产生厚膜孢子
   - D. 主要引起皮肤黏膜感染
   - E. 是单细胞的真菌

4. 关于新型隐球菌,下列哪项是**错误**的
   - A. 广泛存在于自然界中
   - B. 在体内和培养基上均可形成荚膜
   - C. 形成酵母型菌落
   - D. 主要经呼吸道感染
   - E. 不侵犯中枢神经系统

5. 下列**不是**新生隐球菌致病特点的是
   - A. 多为内源性感染
   - B. 人群之间一般不直接传播
   - C. 多经呼吸道感染
   - D. 可引起肺部的轻度炎症
   - E. 常发生于免疫功能低下者

6. 白念珠菌是最常见的机会感染性真菌,可侵犯
   - A. 皮肤黏膜
   - B. 内脏
   - C. 中枢神经系统
   - D. 以上均可
   - E. 以上均不可

7. 引起鹅口疮的病原体是
   - A. 絮状表皮癣菌
   - B. 石膏样小孢子菌
   - C. 口腔链球菌
   - D. 白念珠菌
   - E. 口腔螺旋体

8. 非致病性着色真菌与致病性着色真菌的主要区别是
   - A. 腐生性
   - B. 37℃生长性
   - C. 自然界分布性
   - D. 菌体形态
   - E. 菌落形态

9. 新生隐球菌的主要传播方式是
   - A. 患者—咳痰—飞沫传播
   - B. 鸽子—粪便—呼吸道传播
   - C. 患者—粪便—消化道传播
   - D. 患者—粪便—呼吸道传播
   - E. 人虱—粪便—破损皮肤传播

10. 最常见的深部感染真菌病是
    - A. 念珠菌病
    - B. 隐球菌病
    - C. 曲霉病
    - D. 毛霉病
    - E. PCP

11. 关于白念珠菌的特点,哪一项是**错误**的
    A. 革兰氏染色阳性
    B. 可形成厚膜孢子
    C. 可引起皮肤和黏膜感染
    D. 可引起全身脏器感染
    E. 用青、链霉素治疗有效

12. 下列真菌中最易侵犯脑组织的是
    A. 红色毛癣菌
    B. 黄曲霉
    C. 许兰毛癣菌
    D. 新型隐球菌
    E. 申克孢子丝菌

13. 新型隐球菌常用的染色方法是
    A. 革兰氏染色
    B. 墨汁负染色
    C. 抗酸染色
    D. 镀银染色
    E. 亚甲蓝染色

A2 型题

1. 成年男性患者,使用抗结核药物治疗肺结核数月,一周前出现头部持续性疼痛,3 天前出现发热达 38℃左右,今日头痛加重,出现昏迷,检查可见项强,脑脊液轻度混浊,白细胞数为 $12 \times 10^9/L$,以淋巴细胞为多见,总蛋白 1.5g/L(标准值为 0.15~0.45g/L),集菌涂片镜检见厚荚膜的菌体。除外结核性脑膜炎,最可能的诊断是
    A. 白念珠菌性脑膜炎
    B. 新生隐球菌性脑膜炎
    C. 流行性脑脊髓膜炎
    D. 金黄色葡萄球菌性脑膜炎
    E. 钩端螺旋体性脑膜炎

2. 一女性患阴道炎,曾因治疗其他疾病长期使用过激素类药物。微生物学检查:泌尿生殖道分泌物标本镜检可见有假菌丝的酵母型菌。你认为引起阴道炎的病原体是
    A. 无芽孢厌氧菌
    B. 衣原体
    C. 解脲脲原体
    D. 白念珠菌
    E. 梅毒螺旋体

B1 型题

(1~2 题共用备选答案)
    A. 白念珠菌
    B. 新生隐球菌
    C. 曲霉
    D. 毛霉
    E. 肺孢子菌

1. 念珠菌病的病原体是

2. 获得性免疫缺陷综合征获得性免疫缺陷综合征患者最易合并感染的病原体是

X 型题

1. 白念珠菌阳性的试验有
    A. 芽管形成试验
    B. 厚膜孢子形成试验
    C. 沙保弱肉汤培养基菌膜形成试验
    D. 乳糖发酵试验
    E. 小鼠"泡沫肝"试验

2. 关于新生隐球菌的描述,正确的是
    A. 为酵母型真菌
    B. 一般染色法难以着色
    C. 可生成假菌丝
    D. 人因吸入污染的鸽粪而感染
    E. 为二相性真菌

二、名词解释

1. 灰指甲:
2. 鹅口疮:

三、填空题

1. 皮肤癣菌分_____、_____和_____3 个属。

2. 皮肤癣菌主要侵犯角化组织,如_____、_____和_____,引起癣病。

3. 皮肤癣真菌的最适培养温度为_____℃。

4. 白念珠菌通常可侵犯_____、_____和_____而致病。

5. 假丝酵母菌在沙保弱培养基上形成_____型菌落,在_____培养基上可产生厚膜孢子。

6. 假丝酵母菌菌体_____或_____形。革兰氏染色_____性。各种临床标本及活检组织标本中除芽生孢子外,还可见大量_____,有诊断价值。

7. 新生隐球菌的主要传染源是_____,人因_____而感染,主要引起_____和_____的感染。

四、简答题

1. 癣病患者如何进行微生物检查?

2. 试述皮肤癣菌的致病性。

3. 简述白念珠菌的致病性。

4. 简述新生隐球菌的致病性。

参 考 答 案

一、选择题

A1 型题

1. E;   2. E;   3. B;   4. E;   5. A;   6. D;   7. D;   8. B;   9. B;   10. A;

11. E;   12. D;   13. B

A2 型题

1. B;   2. D

B1 型题

1. A;   2. B

X 型题

1. AB;   2. ABD

二、名词解释

1. 灰指甲:毛癣菌和表皮癣菌所引起的甲癣,俗称灰指甲,属于真菌浅部感染的一种。

2. 鹅口疮:是白念珠菌引起的皮肤黏膜感染的一种,患者口腔黏膜上可出现灰白色荚膜,故称鹅口疮。

三、填空题

1. 毛癣菌;表皮癣菌;小孢子癣菌

2. 表皮;指(趾)甲;毛发

3. 22~28

4. 皮肤黏膜;内脏;中枢神经系统

5. 类酵母;玉米粉

6. 圆形;卵圆;阳;假菌丝

7. 鸽子;吸入鸽粪污染的空气;肺;脑

四、简答题

1. 皮肤癣病的微生物学诊断是取患者皮屑、指(趾)甲屑或病发,经 10% KOH 消化后镜检。皮屑、甲屑中见有菌丝,病发内或外见有菌丝和孢子,即可初步诊断有皮肤癣菌感染。再经沙保弱培养基或玻片培养后,可根据菌落形态、颜色和所产生的大分生孢子的特点进一步鉴定。

2. 皮肤癣菌有嗜角质蛋白的特性,使其侵犯部位只限于角化的表皮、毛发和指(趾)甲,而病理变化是由真菌的增殖及其代谢产物刺激宿主引起的反应。3种癣菌均可侵犯皮肤,引起手足癣、体癣、股癣、叠瓦癣等。毛癣菌和表皮癣菌可侵犯指(趾)甲,引起甲癣(俗称灰指甲),使指甲失去光泽、增厚变形。此外,毛癣菌与小孢子癣菌还可侵犯毛发,引起头癣、黄癣和须癣。

3. 白念珠菌白念珠菌是最常见的机会感染性真菌,可侵犯皮肤黏膜、内脏甚至中枢神经系统而致病。

（1）皮肤黏膜感染：好发于皮肤皱褶、潮湿的部位。以鹅口疮最为常见，阴道炎也较常见。

（2）内脏感染：最常见者为肺炎，一般由口腔或支气管蔓延而来，起病缓慢，病程长。其次为消化道和泌尿道感染。

（3）中枢神经系统感染：见于抵抗力极度低下者。

（4）过敏性疾病：对本菌过敏者，可发生皮肤、呼吸道、消化道等过敏症。

4. 荚膜多糖是主要的致病物质。本菌为外源性感染，主要传染源为鸽粪，通过污染的空气经肺部感染。严重的隐球菌病常发生于消耗性疾病及免疫功能低下者，可侵犯全身各组织器官，肺和脑部感染最为常见。

（秦 茜）

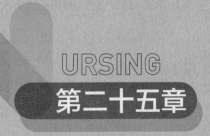

URSING

第二十五章

医 院 感 染

知 识 要 点

第一节 医院感染的定义

一、医院感染的定义

（一）医院感染的定义

医院感染是指住院患者在医院内获得的感染，包括在住院间发生的感染和在医院内获得、出院后发生的感染；但不包括入院前已开始或入院时已处于潜伏期的感染。医院感染的对象是一切在医院内活动的人群，如住院和门诊患者、陪护人员、探视者及医院工作人员等，但主要是患者。

社区感染是指在社区内获得的感染。住院前获得的感染，住院时正值潜伏期，住院后才发病者属社区感染而非医院感染。

（二）医院感染与社区感染的区别

医院感染与社区感染的区别见表 25-1。

表 25-1　医院感染与社区感染的区别

区别点	医院感染	社区感染
病原体	条件致病菌为主	典型致病菌
传染源	内源性感染为主	外源性感染
传播方式	特殊途径多见（如侵入性诊疗）	固有途径
感染对象	患者、免疫力低下人群	健康人群为主
传染性	较弱	强
隔离意义	保护性隔离（保护易感者）	传染源隔离
临床表现	复杂，不典型	单纯，典型
诊断	微生物学定性、定量、定位分析	临床流行病学分析，易于判定
治疗	较难	较易

二、医院感染的分类

医院感染根据其病原体来源的不同，可分为外源性感染和内源性感染。另外，还可根据感染对象的不同分为医务人员感染和住院患者医院感染;根据感染发生部位不同分为呼吸道感染、消化系统感染、泌尿系统感染等。

三、医院感染的诊断

(一)医院感染

(1)无明确潜伏期的感染,规定入院48小时后发生的感染为医院感染;有明确潜伏期的感染,自入院时起超过平均潜伏期后发生的感染为医院感染。

(2)本次感染直接与上次住院有关。

(3)在原有感染基础上出现其他部位新的感染(除外脓毒血症迁徙灶),或在原感染已知病原体基础上又分离出新的病原体(排除污染和原来的混合感染)的感染。

(4)新生儿在分娩过程中和产后获得的感染。

(5)由于诊疗措施激活的潜在性感染,如疱疹病毒、结核分枝杆菌等的感染。

(6)医务人员在医院工作期间获得的感染。

(二)非医院感染

(1)皮肤黏膜开放性伤口只有细菌定植而无炎症表现。

(2)由于创伤或非生物性因子刺激而产生的炎症表现。

(3)新生儿经胎盘获得(出生后48小时内发病)的感染,如单纯疱疹、弓形体病、水痘等。

(4)患者原有的慢性感染在医院内急性发作。

第二节　医院感染的流行病学

一、感染源

(一)外源性医院感染

外源性医院感染是指患者在医院环境中受到非自身存在的病原体侵入而发生的感染,病原体通常来自其他患者、医院环境、医务人员、探视者、陪护者等。外源性医院感染包括交叉感染和环境感染。

(二)内源性医院感染

内源性医院感染是指患者在医院内因自身体内携带的微生物大量繁殖而导致的感染,内源性感染的病原体大多为体内正常菌群。导致内源性医院感染的情况主要包括:①寄居部位的改变;②宿主的局部或全身免疫功能低下;③菌群失调或二重感染;④潜在感染再活化。

二、传播途径

医院感染的传播途径主要包括接触传播、血液传播、呼吸道和消化道传播,生物媒介传播较少见。

1. 接触传播

2. 呼吸道传播

3. 血液传播

4. 消化道传播

三、医院感染发生的危险因素

1. 易感人群　主要包括为婴幼儿和老年人,以及有严重基础疾病者。

2. 侵入性和创伤性诊疗技术

3. 环境因素

4. 其他因素

第三节　医院感染的病原体及其特征

一、医院感染的常见病原体

(一)呼吸道感染常见病原体

以革兰氏阴性杆菌和金黄色葡萄球菌为主。

（二）泌尿道感染常见病原体

主要是大肠埃希菌、肠球菌、变形杆菌、铜绿假单胞菌、假丝酵母菌属等，其中大肠埃希菌最常见。

（三）外科伤口感染

主要是金黄色葡萄球菌、凝固酶阴性葡萄球菌、肠球菌等革兰氏阳性球菌，以及大肠埃希菌、肺炎克雷伯菌、铜绿假单胞菌等革兰氏阴性杆菌。

（四）消化道感染

假膜性肠炎常见病原体为艰难梭菌；胃肠炎的主要病原体有沙门菌属、埃希菌属、假丝酵母菌属等；儿童胃肠炎以轮状病毒感染最为常见。

（五）血行感染

主要为革兰氏阳性球菌，其次为革兰氏阴性杆菌和真菌。

二、医院感染的病原体特征

医院感染的病原体特征：①主要为机会致病菌；②常具有耐药性；③抵抗力较强；④常发生种类的变迁。

第四节　医院感染的监测与控制

一、医院感染的监测

医院感染监测是长期、系统、连续地收集、分析医院感染在一定人群中的发生、分布。

（一）医院感染监测方法

根据我国《医院感染监测规范》，分为全院综合性监测和目标性监测。

1. 全院综合性监测　监测对象为住院患者（监测手术部位感染发病率时可包括出院后一定时期内的患者）和医务人员。医院感染发病率的计算公式如下：

$$医院感染（例次）发病率 = \frac{同期新发医院感染病例（例次）数}{观察期间危险人群人数} \times 100\%$$

观察期间危险人群人数以同期出院人数替代。

2. 目标性监测　包括手术部位的监测、成人及儿童重症监护病房的监测、新生儿病房监测、细菌耐药性监测等。

（二）标本采集

1. 空气　采集医院空气标本可应用自然沉降法和空气采样器。

2. 物体表面　用灭菌规格板采样，检测每平方厘米的菌落总数或其他致病菌与机会致病菌。

3. 医护人员的手　用无菌棉拭子采样，计算菌落总数。

4. 灭菌器械物品　将拟检灭菌物品用无菌镊、棉拭子等采样。凡灭菌后的器械物品不得检出任何活的微生物。

5. 使用过程中的化学消毒剂　应先使用中和剂中和消毒药液的残液，然后计算菌落数。

（三）卫生标准

医院各类环境空气、物体表面细菌菌落总数卫生标准见表 25-2，医务人员手细菌菌落总数卫生标准见表 25-3。

表 25-2　各类环境空气、物体表面细菌菌落总数卫生标准

环境类别	范围	空气平均菌落数 [a]/CFU·皿 $^{-1}$	物体表面平均菌落数/CFU·cm $^{-2}$
Ⅰ类环境	洁净手术室	符合 GB50333 要求	≤5.0
	其他洁净场所	≤4.0（30min）[b]	
Ⅱ类环境	非洁净手术室；产房；导管室；血液病区；烧伤病区等保护性隔离病区；重症监护病区；新生儿室等	≤4.0（15min）	≤5.0

续表

环境类别	范围	空气平均菌落数 ª/ CFU 声调·皿⁻¹	物体表面平均菌落数/CFU·cm⁻²
Ⅲ类环境	母婴同室;消毒供应室检查包装灭菌区和无放物品存放区;血液透析室;其他普通住院病区等	≤4.0(5min)	≤10.0
Ⅳ类环境	普通门(急)诊及其检查、治疗室;感染性疾病科门诊和病区	≤4.0(5min)	≤10.0

ª CFU/皿为平板暴露法，CFU/cm² 为空气采样器法。

ᵇ 平板暴露法检测时的平板暴露时间。

表 25-3 医务人员手细菌菌落总数卫生标准

项目		菌落总数/CFU·cm⁻²
医务人员手	卫生手消毒后	≤10
	外科手消毒后	≤5

二、医院感染的控制

(一) 消毒灭菌

1. 手的消毒

2. 室内空气消毒

3. 器械物品的消毒灭菌

4. 环境消毒

(二) 隔离预防

1. 传染源隔离　是预防致病性微生物在人群中传播而采取的措施。

2. 保护性隔离　为保护高度易感者不受医院感染而采取的措施。

(三) 合理使用抗菌药物

练 习 题

一、选择题

A1 型题

1. 医院感染的特点**不包括**

　　A. 感染地点发生在医院内　　　　　　B. 感染对象主要为住院患者

　　C. 病原体主要为致病菌　　　　　　　D. 内源性感染为主

　　E. 医务人员的手是医院感染传播的重要途径

2. 以下关于医院感染的描述,**错误**的是

　　A. 大多具有耐药性　　　B. 常发生种类的变迁　　　C. 以革兰氏阳性球菌为主

　　D. 主要为机会致病菌　　　E. 主要侵犯免疫力低下人群

3. 以下关于医院感染的防控措施,**错误**的是

　　A. 医务人员应注意手部的清洁和消毒

　　B. 消毒灭菌后,应进行效果监测

　　C. 污染医疗物品须先消毒后清洗,再消毒或灭菌

　　D. 医务人员须了解消毒剂的性能、作用及使用方法

　　E. 进入人体组织或无菌器官的医疗器械必须进行消毒

4. 下列特殊情况属于医院感染的是

    A. 皮肤黏膜开放性伤口只有细菌定植而无炎症表现

    B. 患者原有的慢性感染在医院内急性发作

    C. 由于创伤或非生物因子刺激而产生的炎症表现

    D. 新生儿在分娩过程中和产后获得的感染

    E. 新生儿经胎盘获得（出生后 48 小时内发病）的感染

5. 与医院感染特点**不符合**的是

    A. 传染源多为内源性

    B. 病原体为毒力弱的机会致病性微生物

    C. 传播途径多为接触性传染

    D. 易感者为健康人群

    E. 国内医院感染的发生率以下呼吸道感染为第一位

6. 下列特殊情况**不属于**医院感染的是

    A. 无明确潜伏期，入院 48 小时后发生的感染

    B. 新生儿经胎盘获得（出生后 48 小时内发病）的感染

    C. 入院时起超过平均潜伏期后发生的感染

    D. 医院工作人员在医院内获得的感染

    E. 由于诊疗措施激活的潜在性感染

7. 下列特殊情况**不属于**医院感染的是

    A. 由于诊疗措施激活的潜在性感染

    B. 在原感染已知病原体基础上又分离出新的病原体（排除污染和原来的混合感染）的感染

    C. 患者原有的慢性感染在医院内急性发作

    D. 在原有感染基础上出现其他部位新的感染（除外脓毒血症迁徙灶）

    E. 无明确潜伏期，入院 48 小时后发生的感染

8. 医院感染主要发生在

    A. 住院患者   B. 门诊患者   C. 医务人员

    D. 实验室工作人员   E. 陪护人员

9. 卫生手消毒后监测的细菌菌落总数应小于

    A. $5CFU/cm^2$ B. $10CFU/cm^2$ C. $15CFU/cm^2$

    D. $20CFU/cm^2$ E. $25CFU/cm^2$

10. 在医疗诊治活动中进入人体组织、无菌器官、血液的医疗用品，必须选用什么处理方法

    A. 清洁   B. 防腐   C. 消毒   D. 灭菌   E. 抑菌

B1 型题

（1~2 题共用备选答案）

    A. 膀胱镜检查   B. 窄谱抗生素治疗   C. 血常规检查

    D. 脑脊液检查   E. 尿液常规检查

1. 可能直接导致医院感染的诊疗手段

2. 可能导致正常菌群转变为机会致病菌的是

X 型题

1. 以下减少免疫功能低下者发生医院感染的措施，正确的是

    A. 尽量减少侵入性操作   B. 大量应用广谱抗菌药物预防感染

    C. 积极发现和治疗局部病灶   D. 采取保护性隔离，切断感染途径

    E. 不必特殊处理

2. 医院感染是指

    A. 患者在住院期间发生的感染

    B. 医院工作人员在医院内获得的感染

    C. 患者在医院内获得,出院后出现症状的感染

    D. 探视者所患有的感染

    E. 检验人员在医院实验室内获得的感染

3. 医务人员的洗手指征包括

    A. 进入隔离病房前   B. 离开隔离病房后

    C. 穿脱隔离衣前后   D. 接触特殊感染病原体后

    E. 接触血液、体液和被污染物品后

二、名词解释

1. 医院感染: 2. 外源性医院感染: 3. 内源性医院感染:

三、填空题

1. 对无明确潜伏期的感染,入院_____小时后发生的感染属于医院感染。

2. 有明确潜伏期的感染,自入院时起超过_____后发生的感染为医院感染。

3. 由于创伤或_____刺激而产生的炎症不属于医院感染。

4. 新生儿在_____获得的感染属于医院感染。

5. 医院获得性消化道感染主要有_____和_____。

6. 医院感染的控制策略主要包括_____、_____和_____。

四、简答题

1. 医院感染与社区感染的主要区别有哪些?

2. 医院感染的传播途径有哪些?

3. 医院感染发生的危险因素有哪些?

参 考 答 案

一、选择题

A1 型题

1. C;   2. C;   3. E;   4. D;   5. D;   6. B;   7. C;   8. A;   9. B;   10. D

B1 型题

1. A;   2. A

X 型题

1. ACD;   2. ABCE;   3. ABCDE

二、名词解释

1. 医院感染:是指住院患者在医院内获得的感染,包括在住院间发生的感染和在医院内获得、出院后发生的感染;但不包括入院前已开始或入院时已处于潜伏期的感染。

2. 外源性医院感染:是指患者在医院环境中受到非自身存在的病原体侵入而发生的感染,病原体通常来自其他患者、医院环境、医务人员、探视者、陪护者等。

3. 内源性医院感染:是指患者在医院内因自身体内携带的微生物大量繁殖而导致的感染,内源性感染的病原体大多为体内正常菌群。

三、填空题

1. 48

2. 平均潜伏期

3. 非生物性因子

4. 分娩过程中和产后

5. 假膜性肠炎;胃肠炎

6. 消毒灭菌;隔离预防;合理使用抗生素

四、简答题

1. 医院感染与社区感染的主要区别有:①相同部位感染的病原体构成不同。医院感染病原菌以条件致病菌为主;社区感染多为典型致病菌。②传染源不同。医院感染以内源性感染为主;社区感染多为外源性感染。③传播方式不同。医院感染以特殊途径多见(如侵入性诊疗);社区感染多通过固有途径传播。④感染对象不同。医院感染主要感染患者、免疫力低下人群;社区感染者以健康人群为主。⑤传染性不同。医院感染传染性较弱;社区感染传染性较强。⑥隔离意义不同。医院感染病原菌以内源性感染为主;社区感染以传染源隔离为主。⑦临床表现不同。医院感染临床表现复杂,多数不典型;社区感染大多具有典型临床表现。⑧诊断不同。医院感染需通过微生物学定性、定量、定位等综合分析;社区感染结合临床流行病学分析,易于判定。⑨治疗不同。医院感染较社区感染治疗更加困难,病死率高。

2. 医院感染的传播途径主要包括接触传播、血液传播、呼吸道和消化道传播,生物媒介传播较少见。①接触传播:病原体在患者之间或患者—医务人员—患者之间通过直接接触或间接接触进行传播,如直接接触到患者病灶的脓性分泌物,或间接接触到受污染的器械等造成感染的发生;②呼吸道传播:空气中飘浮着携带病原微生物的气溶胶微粒和尘埃,被易感者吸入可能导致感染,多见于冠状病毒、流感病毒、结核分枝杆菌、曲霉等;③血液传播:如输入被 HBV、HIV 等病原体污染的血制品而受感染,或在外科手术过程中因利器造成创伤而使患者携带的病原体进入医务人员的血液造成感染;④消化道传播:甲型肝炎病毒、志贺菌、沙门菌等可通过饮水、食物等传播感染。

3. 医院感染发生的危险因素主要包括易感人群、侵入性和创伤性诊疗技术、环境因素和其他因素。①易感人群主要包括婴幼儿和老年人,以及有严重基础疾病者。②侵入性和创伤性诊疗技术如各种外科手术、留置导尿管或血管导管、气管插管、各种内镜检查等破坏了完整的皮肤、黏膜屏障,病原微生物可直接进入体内造成感染。③医院环境是微生物汇集和扩散的场所,传染病患者、病原微生物携带者大量汇集于医院;医院的某些环境还可提供微生物栖息和繁殖的场所,因此增加了微生物与人接触的机会,提高了易感者感染的频率。④其他因素如抗生素的应用不当甚至滥用、住院时间过长等因素都是医院感染的危险因素。

(饶朗毓)

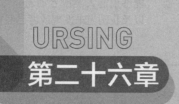

URSING

第二十六章

病原微生物实验室生物安全

知 识 要 点

第一节 实验室生物安全

生物安全（biosafety）：防范、处理微生物及其毒素对人体危害的综合措施。

实验室生物安全（laboratory biosafety）：实验室的生物安全条件和状态不低于容许水平，可避免实验室人员、来访人员、社区及环境受到不可接受的损害，符合相关法规、标准等对实验室生物安全责任的要求。

气溶胶：悬浮于气体介质中的粒径一般为 $0.001\sim100\mu m$ 的固态或液态微小粒子形成的相对稳定的分散体系。

生物安全实验室：通过防护屏障和管理措施，达到生物安全要求的病原微生物实验室。

个体防护装备：防止人员个体受到生物性、化学性或物理性等危险因子伤害的器材和用品。

第二节 病原微生物危害程度分类及风险评估

一、病原微生物危害程度分类

病原微生物的危害等级分类见表 26-1。

表 26-1 病原微生物的危害等级分类

	WHO《实验室生物安全手册》		《病原微生物实验室生物安全管理条例》
I级	不太可能引起人或动物致病的微生物（无或极低的个体和群体危险）	第四类	在通常情况下不会引起人类或者动物疾病的微生物
II级	病原体能够对人或动物致病，但对实验室工作人员、社区、牲畜或环境不易导致严重危害。实验室暴露也许会引起严重感染，但对感染有有效的预防和治疗措施，并且疾病传播的危险有限。（个体危险中等，群体危险低）	第三类	能够引起人类或者动物疾病，但一般情况下对人、动物或者环境不构成严重危害，传播风险有限，实验室感染后很少引起严重疾病，并且具备有效治疗和预防措施的微生物
III级	病原体通常能引起人或动物的严重疾病，但一般不会发生感染个体向其他个体的传播，并且对感染有有效的预防和治疗措施。（个体危险高，群体危险低）	第二类	能够引起人类或者动物严重疾病，比较容易直接或者间接在人与人、动物与人、动物与动物间传播的微生物

	WHO《实验室生物安全手册》		《病原微生物实验室生物安全管理条例》
IV级	病原体通常能引起人或动物的严重疾病,并且很容易发生个体之间的直接或间接传播,对感染一般没有有效的预防和治疗措施。(个体和群体的危险均高)	第一类	能够引起人类或者动物非常严重疾病的微生物,以及我国尚未发现或者已经宣布消灭的微生物

第一类、第二类病原微生物统称为高致病性病原微生物。

二、病原微生物风险评估

病原微生物风险评估除考虑病原微生物的危害度等级外,还要考虑以下因素:①微生物感染数量;②自然感染途径和实验室操作所致的感染途径(如非消化道途径、空气传播、食入等);③微生物在环境中的稳定性;④所操作微生物的浓度和标本量;⑤易感宿主(人或动物);⑥计划进行的实验室操作(如超声处理、气溶胶化、离心等);⑦可能会扩大宿主范围或改变预防治疗措施有效性的所有基因技术;⑧有效的预防或治疗条件;⑨实验室工作人员的素质等。

第三节 实验室生物安全水平分级及设备要求

一、实验室生物安全水平分级

《实验室 生物安全通用要求》根据对所操作生物因子采取的防护措施,将实验室生物安全防护水平(BSL)分为一级、二级、三级和四级,一级防护水平最低,四级防护水平最高。从事体外操作的实验室的相应生物安全防护水平以 BSL-1、BSL-2、BSL-3、BSL-4 表示(表 26-2)。从事动物活体操作的实验室的相应生物安全防护水平(ABSL)以 ABSL-1、ABSL-2、ABSL-3、ABSL-4 表示。

表 26-2 实验室生物安全防护水平分级

分级	操作的病原微生物	实验室操作和个人防护	实验室必须配备的关键设施和设备
BSL-1	适用于操作在通常情况下不会引起人类或者动物疾病的微生物	微生物学操作技术规范	开放实验台
BSL-2	适用于操作能够引起人类或者动物疾病,但一般情况下对人、动物或者环境不构成严重危害,传播风险有限,实验室感染后很少引起严重疾病,并且具备有效治疗和预防措施的微生物	微生物学操作技术规范、个人防护服、生物危害标识、人员进入制度、健康监测、污染废弃物的处置	生物安全柜、高压蒸汽灭菌器
BSL-3	适用于操作能够引起人类或者动物严重疾病,比较容易直接或者间接在人与人、动物与人、动物与动物间传播的微生物	在二级生物安全防护水平上增加特殊防护服、上岗前体检	负压、高效过滤器等送排风系统、生物安全柜、双扉高压蒸汽灭菌器
BSL-4	适用于操作能够引起人类或者动物非常严重疾病的微生物,以及我国尚未发现或者已经宣布消灭的微生物	在三级生物安全防护水平上增加气锁入口、出口淋浴、污染物品的特殊处理	负压、高效过滤器等送排风系统、III级或II级生物安全柜、正压服、双扉高压蒸汽灭菌器、污水灭菌系统

我国县级以上医院内的临床微生物实验室或检验科因接触可能含有致病微生物的标本,应达到BSL-2标准。

二、生物安全基本设备

实验室生物安全的基本设施包括生物安全柜、高压蒸汽灭菌器和个人防护装备。

1. 生物安全柜 根据其入口气流风速、排气方式和循环方式以及生物安全防护水平的差异,生物安全柜可分为I级、II级和III级。

2. 高压蒸汽灭菌器

3. 个人防护装备 常用的个人防护装备包括如下几种:①防护服;②手部防护;③头面部防护装备,主要包括口罩、防护面罩和防护帽;④眼睛防护装备,主要包括安全眼镜、护目镜和洗眼装置;⑤鞋;⑥呼吸防护装备,主要有正压面罩和个人呼吸器。

练 习 题

一、选择题

A1 型题

1. 根据我国《病原微生物实验室生物安全管理条例》,天花病毒属于
   A. 第一类　　　　　B. 第二类　　　　　C. 第三类　　　　　D. 第四类　　　　　E. 第五类

2. 根据 WHO《实验室生物安全手册》,个体和群体的危险均高的微生物危害程度为
   A. Ⅰ级　　　　　　　　　B. Ⅱ级　　　　　　　　　C. Ⅲ级
   D. Ⅳ级　　　　　　　　　E. Ⅴ级

3. 实验室内防范气溶胶最有效的措施是
   A. 勤洗手　　　　　　　　B. 操作中戴手套　　　　　C. 使用生物安全柜
   D. 实验前后应用紫外线照射　　E. 操作中应用酒精灯

4. 耐高温的实验材料、器皿和微生物感染性废弃物的处理
   A. 直接丢弃垃圾桶　　　　B. 紫外线照射　　　　　　C. 酒精消毒
   D. 碘伏浸泡　　　　　　　E. 高压蒸汽灭菌

5. 二级生物安全实验室必须配备的设备是
   A. 高压蒸汽灭菌器、生物安全柜　　　　B. 生物安全柜、培养箱
   C. 生物安全柜、水浴箱　　　　　　　　D. 培养箱、离心机
   E. 培养箱、高压蒸汽灭菌器

6. 可以开展结核分枝杆菌培养的实验室
   A. ABSL-1　　　　　　　B. ABSL-2　　　　　　　C. BSL-1
   D. BSL-2　　　　　　　　E. BSL-3

7. 《病原微生物实验室生物安全管理条例》将病原微生物分为 4 类的依据
   A. 病原微生物的传播途径　　　　　　B. 病原微生物的遗传学特性
   C. 病原微生物的生化反应特性　　　　D. 病原微生物的变异性
   E. 病原微生物的传染性及危害程度

B1 型题

(1~2 题共用备选答案)
   A. BSL-1　　　　　　　　B. BSL-2　　　　　　　　C. BSL-3
   D. BSL-4　　　　　　　　E. ABSL

1. 我国县级以上医院内的临床微生物实验室应达到的标准
2. 可开展危险病原体如马尔堡病毒等研究的实验室

X 型题

1. 实验室生物危害的主要途径
   A. 气溶胶　　　　　　　　B. 食入　　　　　　　　　C. 皮肤黏膜污染
   D. 利器刺伤　　　　　　　E. 腐蚀性化学物质喷溅

2. 病原微生物实验室的个人防护装备包括
   A. 防护服　　　　　　　　B. 手套　　　　　　　　　C. 口罩
   D. 护目镜　　　　　　　　E. 鞋

3. 以下哪些属于高致病性病原微生物

    A. 传播风险有限的微生物

    B. 比较容易直接或者间接在人与人、动物与人、动物与动物间传播的微生物

    C. 能够引起人类或者动物非常严重疾病的微生物

    D. 我国尚未发现或者已经宣布消灭的微生物

    E. 能够引起人类或者动物疾病的微生物

4. 病原微生物风险评估应包含以下哪些内容

    A. 病原微生物危害程度分类   B. 实验室级别

    C. 人员健康和资质要求   D. 预防和治疗措施要求

    E. 计划进行的实验活动操作

二、名词解释

1. 生物安全：   2. 实验室生物安全：   3. 气溶胶：

三、填空题

1. 我国《病原微生物实验室生物安全管理条例》将病原微生物分为_____类，第一类、第二类病原微生物统称为_____。

2. 正压防护服一般在_____实验室中使用。

3. 在 BSL-2 以下实验室一般戴_____层手套，而在生物安全柜中操作感染性物质时可戴_____层手套。

4. 用于动物试验研究的生物安全实验室是_____。

四、简答题

1. 简述我国对病原微生物的危害程度分类，高致病性病原微生物是指哪几类？

2. 根据对所操作生物因子采取的防护措施，可将生物安全实验室分为几个等级？请简要说明其用途。

参 考 答 案

一、选择题

A1 型题

1. A;   2. D;   3. C;   4. E;   5. A;   6. E;   7. E

B1 型题

1. B;   2. D

X 型题

1. ABCD;   2. ABCDE;   3. BCD;   4. ABCDE

二、名词解释

1. 生物安全：是指防范、处理微生物及其毒素对人体危害的综合措施。

2. 实验室生物安全：是指实验室的生物安全条件和状态不低于容许水平，可避免实验室人员、来访人员、社区及环境受到不可接受的损害，符合相关法规、标准等对实验室生物安全责任的要求。

3. 气溶胶：悬浮于气体介质中的粒径一般为 0.001~100μm 的固态或液态微小粒子形成的相对稳定的分散体系。

三、填空题

1. 四；高致病性病原微生物

2. BSL-4

3. 单；双

4. ABSL

四、简答题

1. 我国颁布的《病原微生物实验室生物安全管理条例》中，根据病原微生物的传染性、感染后对个体或者群体的危害程度，将病原微生物分为四类。第一类是指能够引起人类或者动物非常严重疾病的微生物，以及我国尚未发现或者已经宣布消灭的微生物。第二类是指能够引起人类或者动物严重疾病，比较容易直接或者间接在人与人、动物与人、动物与动物间传播的微生物。第三类是指能够引起人类或者动物疾病，但一般情况下对人、动物或者环境不构成严重危害，传播风险有限，实验室感染后很少引起严重疾病，并且具备有效治疗和预防措施的微生物。第四类是指在通常情况下不会引起人类或者动物疾病的微生物。第一类、第二类病原微生物统称为高致病性病原微生物。

2. 根据对所操作生物因子采取的防护措施，可将生物安全实验室分为一级、二级、三级和四级（BSL-1、BSL-2、BSL-3、BSL-4），一级防护水平最低，四级防护水平最高。BSL-1 实验室属基础实验室，肠胃基础教学、研究实验室，处理危险度 1 级的微生物。BSL-2 实验室属基础实验室，常为诊断、研究实验室，处理危险度 2 级的微生物。BSL-3 属防护实验室，为特殊的诊断、研究实验室，处理危险度 3 级的微生物。BSL-4 属最高防护实验室，供危险病原体研究，处理危险度 4 级的微生物。

（饶朗毓）

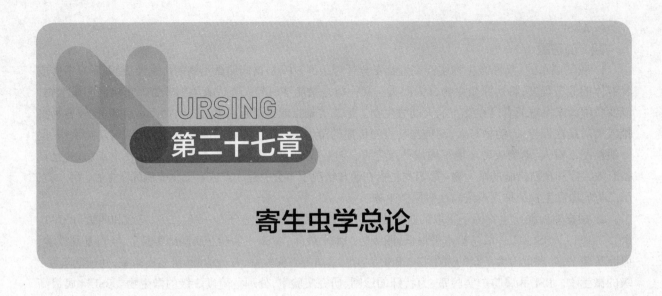

寄生虫学总论

知 识 要 点

第一节　医学寄生虫学的内容、范畴和寄生虫病概况

医学寄生虫学或称人体寄生虫学,是研究与人类健康有关的寄生虫的形态、结构、生活规律及与外界环境因素相关的一门科学。

TDR 提出的 10 类主要热带病,包括疟疾、血吸虫病、利什曼病、淋巴丝虫病、盘尾丝虫病、非洲锥虫病、美洲锥虫病及麻风病、登革热和结核病。

建国初期我国 5 大寄生虫病为丝虫病、疟疾、血吸虫病、内脏利什曼病和钩虫病。

我国目前流行的 3 大重点寄生虫病为疟疾、血吸虫病、棘球蚴病。

第二节　寄生现象、寄生虫与宿主

一、寄生现象

1. 寄生　两种生物生活在一起,其中一方受益,另一方受害。在寄生关系中,受益的一方称为寄生虫,如蛔虫;受害的一方称为宿主,如人作为蛔虫的宿主。

2. 共栖　两种生物生活在一起,其中一方受益,另一方既不受益,也不受害。

3. 共生　两种生物在一起生活,在营养上互相依赖,双方受益,称为互利共生。

二、寄生虫的命名及分类

医学寄生虫学组成由医学原虫学、医学蠕虫学和医学节肢动物学三部分内容组成。

三、宿主与寄生虫的类型、寄生虫的生活史及生殖方式

1. 宿主

(1) 终宿主:寄生虫的成虫或有性生殖阶段寄生的宿主称为终宿主。

(2) 中间宿主:寄生虫的幼虫或无性生殖阶段寄生的宿主称为中间宿主。

(3) 保虫宿主:又称储存宿主。有些寄生虫的成虫不仅寄生在人体,还可寄生在其他脊椎动物体内。可在人与脊椎动物之间自然传播,这类除了人以外的脊椎动物称为保虫宿主。

(4) 转续宿主:有些寄生虫侵入非适宜宿主后,可存活但不能发育为成虫,长期保持幼虫状态,待有机会进入适宜宿主后方能正常发育。这些不适宜寄生的宿主称为转续宿主。

2. 寄生虫类型　根据寄生虫与宿主的关系,可将寄生虫分为:①专性寄生虫和兼性寄生虫;②体内寄生虫和体外寄生虫;③长期性寄生虫和临时性寄生虫;④机会致病寄生虫。

3. 寄生虫的生活史　生活史即是完成一代生长、发育与繁殖的过程。

(1) 直接型:在生活史发育过程中不需要中间宿主。虫体在宿主体内发育至感染期后或在土壤等外环境发育至感染期后直接感染人。

(2) 间接型:在生活史发育过程中需要中间宿主。虫体需在中间宿主体内发育至感染期后,再经一定途径感染终宿主。

直接型生活史的蠕虫可称为土源性蠕虫;间接型生活史的蠕虫为生物源性蠕虫;将经食物感染的寄生虫称为食源性寄生虫;将节肢动物媒介传播的寄生虫称为虫媒寄生虫。

有些寄生虫仅进行无性生殖;有些寄生虫仅进行有性生殖;有些寄生虫为有性生殖和无性生殖交替进行,形成完整的生活史,称之为世代交替。

第三节　寄生虫与宿主相互作用

一、寄生虫对宿主的损害

夺取营养;机械性损害;毒性及免疫损害。

二、宿主对寄生虫的抵抗

1. 宿主清除了体内全部寄生虫,并可抵御再感染。

2. 宿主清除了部分寄生虫,对再感染具有部分抵御能力。

3. 宿主不能有效控制寄生虫的生长或繁殖,表现出明显的病理变化和临床症状,严重者可以导致死亡。

第四节　寄生虫感染的免疫

一、免疫应答

1. 先天性免疫　是人类在长期的进化过程中逐渐建立起来的天然防御能力,它受遗传因素控制,具有相对稳定性,对各种寄生虫感染均具有一定程度的抵抗作用。

2. 获得性免疫　寄生虫侵入宿主后,其抗原物质刺激宿主免疫系统,常出现特异性细胞免疫和体液免疫应答,产生获得性免疫,可清除、杀伤虫体,或抑制虫体的发育和繁殖;对同种寄生虫的再感染也具有一定抵抗力。可分为消除性免疫和非消除性免疫。非消除性免疫包括有带虫免疫和伴随免疫。

消除性免疫:指宿主能完全清除体内寄生虫,并可抵抗再感染。例如热带利什曼原虫引起的东方疖。

带虫免疫:人体感染疟原虫后,可呈带虫者状态,可抵抗同种疟原虫再感染。

伴随免疫:人体感染血吸虫后,产生获得性免疫力,不影响体内原有成虫的生存,但对再感染时的童虫有一定的抵抗力。

二、寄生虫性超敏反应

寄生虫抗原主要分三大类:①体表抗原;②循环抗原;③虫体抗原。

感染虫体后处于免疫状态的宿主,当再次接触同种抗原时出现的异常反应,即为寄生虫性变态反应,可分为Ⅰ、Ⅱ、Ⅲ、Ⅳ四型,亦可称为速发型(过敏反应型)、细胞毒型、免疫复合物型、迟发型(细胞免疫型);在寄生虫感染中,可同时存在多型超敏反应。

第五节　寄生虫感染的特点

一、带虫者、隐性感染和慢性感染

1. 寄生虫病　寄生虫感染宿主后引起的疾病。

2. 带虫者　人体感染寄生虫后没有明显的症状和体征,但可传播病原体。

3. 隐性感染　有些寄生虫感染后,宿主无临床表现,且不向外界排出病原体的感染。

4. 慢性感染　当人体少量多次感染感染寄生虫,在临床上出现一些症状后,不经治疗可逐渐转入慢性感染,患者发病较慢、持续时间较长,寄生虫可在人体内生存很长一个时期。

二、幼虫移行症和异位寄生

1. 幼虫移行症　是指一些寄生蠕虫幼虫侵入非正常宿主(人或动物)后,不能发育为成虫,保持幼虫状态在宿主体内长期移行造成局部或全身性的病变。

2. 异位寄生　是指某些寄生虫在常见寄生部位以外的组织或器官内寄生,从而导致异位损害,出现不同的症状和体征。

第六节　寄生虫病的流行与防治

一、流行的基本环节
传染源、传播途径及易感人群。

二、流行特点
地方性、季节性、传染性和人兽共患性。

三、寄生虫病的防治
控制传染源、切断传播途径、保护易感人群。

练 习 题

一、选择题

A1 型题

1. 寄生虫生活史的世代交替是指

   A. 有宿主更换　　　　　　　　　　　B. 有性生殖和无性生殖交替

   C. 自由生活与寄生生活交替　　　　　D. 卵生与胎生交替

   E. 水生、陆生交替

2. 寄生虫的幼虫期或无性生殖阶段寄生的宿主称

   A. 保虫宿主　　　　　B. 转续宿主　　　　　C. 终宿主

   D. 中间宿主　　　　　E. 传播媒介

3. 十类主要热带病中,寄生虫病种类是

   A. 疟疾、血吸虫病、利什曼病、淋巴丝虫病、盘尾丝虫病、非洲锥虫病、蛔虫病

   B. 疟疾、血吸虫病、利什曼病、淋巴丝虫病、盘尾丝虫病、非洲锥虫病、阿米巴病

   C. 疟疾、血吸虫病、利什曼病、淋巴丝虫病、盘尾丝虫病、非洲锥虫病、美洲锥虫病

   D. 疟疾、血吸虫病、利什曼病、淋巴丝虫病、非洲锥虫病、美洲锥虫病、旋毛虫病

   E. 蛔虫病、疟疾、血吸虫病、淋巴丝虫病、盘尾丝虫病、非洲锥虫病、美洲锥虫病

4. 带虫免疫是指宿主感染寄生虫后产生的免疫力,其表现为

   A. 能将寄生虫完全清除,但对再感染无免疫力

   B. 虽不能将虫体全部清除,但对再感染具有一定的免疫力

   C. 不能清除寄生虫,对再感染也无免疫力

   D. 能将寄生虫完全清除,对再感染亦有完全的免疫力

   E. 虽不能将虫体全部清除,但对再感染有完全的免疫力

5. 寄生虫病流行的四个特点是

   A. 自然疫源性,季节性,传染性,阶段性　　B. 多发性,自然疫源性,传染性,连续性

   C. 散发性,连续性,传染性,季节性　　　　D. 地方性,阶段性,传染性,自然疫源性

   E. 地方性,季节性,传染性,自然疫源性

6. 寄生虫病的流行环节是

    A. 传染源,传播途径,易感人群　　　　　　B. 传染源,中间宿主,传播媒介

    C. 自然因素,生物因素,社会因素　　　　　D. 温度,湿度,地质

    E. 寄生虫的种类,数量,致病性

7. 兼性寄生虫指的是

    A. 成虫和幼虫均营自生生活　　　　　　　B. 雌虫和雄虫分别营自生生活和寄生生活

    C. 成虫和幼虫均营寄生生活　　　　　　　D. 既可营自生生活,又可营寄生生活

    E. 成虫营寄生生活,幼虫均营自生生活

8. 下列寄生虫病中,哪种**未曾**被我国称为"五大寄生虫病"

    A. 疟疾　　　　　B. 血吸虫病　　　　　C. 钩虫病　　　　　D. 蛔虫病　　　　　E. 丝虫病

9. 寄生虫及其代谢产物对宿主都是

    A. 异物　　　　　　　　　　B. 营养物　　　　　　　　　　C. 处理后可用之物

    D. 无关之物　　　　　　　　E. 废物

10. 下列哪一项是寄生虫对宿主的化学性损害

    A. 华支睾吸虫引起的阻塞性黄疸　　　　　B. 胆道蛔虫症

    C. 脑囊虫病引起的癫痫　　　　　　　　　D. 溶组织内阿米巴引起的肝脓肿

    E. 疟原虫红内期成熟裂殖体对红细胞的破坏

11. 寄生虫病分布的地区主要在

    A. 温带和寒带地区　　　　B. 卫生条件差的地区　　　　C. 贫穷落后地区

    D. 热带和亚热带地区　　　E. 人兽共患病病种多的地区

12. 寄生虫哪些抗原成分可诱导超敏反应

    A. 仅有线虫的蜕皮液　　　　B. 仅有绦虫的囊液　　　　C. 仅有代谢产物

    D. 仅有表膜和虫体内抗原　　E. 虫体的分泌物及代谢物

13. 寄生虫病的防治原则为

    A. 控制和消灭传染源,切断传播途径和预防感染,保护健康人群

    B. 仅用预防接种

    C. 只抓住改善不良饮食习惯这一环

    D. 宣传注意个人卫生就可控制寄生虫病的流行

    E. 所有寄生虫感染者的粪便均需无害化

14. 下列哪种寄生虫具有伴随免疫

    A. 蛔虫　　　　　B. 钩虫　　　　　C. 丝虫　　　　　D. 血吸虫　　　　　E. 疟原虫

15. 终宿主是指寄生虫的

    A. 无性生殖阶段或成虫期寄生的宿主

    B. 无性生殖阶段或幼虫期寄生的宿主

    C. 有性生殖阶段或幼虫期寄生的宿主

    D. 有性生殖阶段或成虫期寄生的宿主

    E. 有性生殖或无性生殖阶段寄生的最重要的宿主

16. 寄生虫的带虫者是

    A. 人体感染寄生虫后没有明显临床症状和体征,但可传播病原体

    B. 人体感染寄生虫后有明显临床症状和体征,亦可传播病原体

    C. 人体感染寄生虫后没有临床症状和体征,不能传播病原体

    D. 人体感染寄生虫后有明显临床症状和体征,但不能传播病原体

    E. 人体感染寄生虫后成慢性持续感染状态

B1 型题

（1~2 题共用备选答案）

A. 一方受益，另一方受害　　B. 一方受益，另一方无害　　C. 双方获益

D. 双方受害　　　　　　　　E. 双方都无利也无害

1. 共栖是指两种生物生活在一起

2. 寄生生活是指两种生物生活在一起

（3~5 题共用备选答案）

A. 经胎盘感染　　　　　　　B. 经皮肤感染　　　　　　　C. 经口感染

D. 直接接触感染　　　　　　E. 蚊媒叮咬

3. 华支睾吸虫感染人体的途径为

4. 丝虫感染人体的途径为

5. 阴道毛滴虫感染人体的途径为

X 型题

1. 寄生虫对宿主的机械性损害表现有

A. 压迫组织　　　　　　　　B. 堵塞管道　　　　　　　　C. 直接损害组织

D. 大量繁殖虫体　　　　　　E. 破坏被寄生的细胞

2. 宿主对寄生虫的免疫作用有

A. 皮肤屏障作用　　　　　　　　　　B. 细胞免疫作用

C. 体液免疫作用　　　　　　　　　　D. 淋巴因子活化效应细胞作用

E. 抗体依赖细胞介导作用

3. 影响寄生虫病流行的社会因素包括

A. 经济和文化　　　　　　　　　　　B. 居住条件

C. 医疗卫生和防疫工作　　　　　　　D. 生产方式和生活习惯

E. 交通工具传播和人口流动

4. 切断寄生虫病的传播途径包括

A. 控制或消灭中间宿主　　　　　　　B. 管理粪便和水源

C. 消灭病媒节肢动物　　　　　　　　D. 注意饮食卫生

E. 服用治疗药物

5. 在我国五大寄生虫病中，达到基本消灭的寄生虫为

A. 钩虫　　　　　　　　　B. 日本血吸虫　　　　　　　C. 疟原虫

D. 杜氏利什曼原虫　　　　E. 丝虫

6. 寄生虫病的流行具有季节性特点是由于

A. 媒介宿主的季节性分布　　　　　　B. 自由生活时期的寄生虫受季节性影响

C. 人群的生产方式会造成季节性感染　D. 人们的生活活动也有一定影响

E. 温度影响媒介宿主体内的寄生虫的发育繁殖

二、名词解释

1. 寄生：　　　　　　　2. 生活史：　　　　　　　3. 机会致病寄生虫：

4. 中间宿主：　　　　　5. 终宿主：　　　　　　　6. 人兽共患寄生虫病：

7. 隐性感染：　　　　　8. 带虫免疫：

三、填空题

1. 寄生虫对宿主的损害主要有_____、_____和_____。

2. 根据生物种间营养、居住和利害关系，可将其共生方式分为_____、_____和_____三种类型。

3. 两种生物生活在一起,双方互相依赖,均受益,称之为_____。

4. 两种生物生活在一起,其中一方从共同生活中获利,另一方既不受益,也不受害,这种关系称之为_____。

5. 生活史各个阶段或某个(些)阶段必须营寄生生活,否则不能存活的寄生虫是_____。

6. 寄生虫的成虫或有性生殖阶段寄生的宿主为_____。

7. 寄生虫的传播途径主要有_____、_____、_____、_____和_____。

8. 寄生虫的生活史可分_____和_____两种类型,主要根据_____划分。

9. 宿主感染寄生虫后,产生的保护性免疫包括_____免疫和_____免疫,其中_____免疫最常见。

10. 寄生虫病流行的三个基本环节是_____、_____、_____。

11. 寄生虫病的流行特点有_____、_____、_____和_____。

12. 寄生虫病的防治要采取_____、_____和_____的综合性防治措施。

四、简答题

1. 举例说明人体寄生虫对宿主的作用有哪些。

2. 举例说明宿主的类型及概念。

3. 医学寄生虫的主要传播途径有哪些? 举例说明。

4. 寄生虫有哪几类? 各是何含义?

5. 宿主对寄生虫产生的非消除性免疫主要表现为哪两类? 试举例说明。

6. 何谓异位寄生? 举出三个例子说明其危害。

参 考 答 案

一、选择题

A1 型题

1. B;　　2. D;　　3. C;　　4. B;　　5. E;　　6. A;　　7. D;　　8. D;　　9. A;　　10. D;

11. D;　　12. E;　　13. A;　　14. D;　　15. D;　　16. A

B1 型题

1. B;　　2. A;　　3. C;　　4. E;　　5. D

X 型题

1. ABCE;　　　　2. ABCDE;　　　　3. ABCDE;　　　　4. ABCD;　　　　5. DE;

6. ABCDE

二、名词解释

1. 寄生:两种生物在一起生活,经过长期共同进化和相互适应,一种生物依赖另一种生物而生存,一方得利,另一方受害,构成寄生关系。

2. 生活史:寄生虫完成一代生长发育繁殖的全过程称为寄生虫的生活史。

3. 机会致病寄生虫:某些寄生虫感染人体通常处于隐性感染状态,当宿主免疫功能低下时引起疾病,这类寄生虫称为机会致病寄生虫,如弓形虫、隐孢子虫等。

4. 中间宿主:寄生虫幼虫或无性生殖阶段寄生的宿主称为中间宿主。

5. 终宿主:寄生虫成虫或有性生殖阶段寄生的宿主称为终宿主。

6. 人兽共患寄生虫病:有的寄生虫可以在脊椎动物和人之间自然地传播,称为人兽共患寄生虫病。

7. 隐性感染:隐性感染是指人体感染寄生虫后,没有出现明显临床症状,也不易用常规方法检测出病原体。

8. 带虫免疫:人体感染寄生虫后产生的获得性免疫,未能清除体内的寄生虫,而仅表现为在一定程度上抵抗再感染。如用药物杀灭体内寄生虫,免疫力也随之逐渐消失,这种免疫状态称为带虫免疫。

三、填空题

1. 夺取营养;机械性损伤;毒性作用和免疫病理损伤

2. 共栖;互利共生;寄生

3. 互利共生

4. 共栖

5. 专性寄生虫

6. 终宿主

7. 经水传播;经食物传播;经土壤传播;经空气传播;经节肢动物传播;经人际接触传播

8. 直接型生活史;间接型生活史;生活史是否需要中间宿主或媒介节肢动物

9. 消除性;非消除性;非消除性

10. 传染源;传播途径;易感人群

11. 地方性;季节性;传染性;自然疫源性

12. 控制或消灭传染源;切断传播途径;保护易感人群

四、简答题

1. 寄生虫对宿主的作用:①掠夺营养 寄生虫在宿主体内生长、发育及大量繁殖,所需要营养物质绝大部分来自宿主,寄生虫数量越多,所需要的营养也就越多。②机械性损伤 寄生虫侵入、移行、定居、占位或不停运动使所累的组织损伤或破坏。③毒性与免疫损伤 寄生虫排泄物、分泌物、虫体、虫卵死亡崩解物对宿主是有害的,这些物质可能引起组织损害、组织改变或免疫病理反应。

2. 宿主有四种类型,包括终宿主、中间宿主、保虫宿主和转续宿主。终宿主是指寄生虫的成虫或有性生殖阶段寄生的宿主。中间宿主是指寄生虫的幼虫或无性生殖阶段寄生的宿主。保虫宿主是指有些寄生虫除寄生于人体外,还可寄生于其他脊椎动物,并在一定条件下可传播给人,在流行病学上称这些动物为保虫宿主。转续宿主是指某些蠕虫的幼虫侵入非正常宿主体内,虽能存活,但不能发育为成虫,长期保持幼虫状态,当此幼虫有机会再次进入正常宿主体内时,仍可继续发育为成虫,这种非正常宿主称为转续宿主。

3. 寄生虫的传播途径有:①经水传播,如饮用被溶组织内阿米巴成熟包囊污染的水可感染溶组织内阿米巴,接触含血吸虫尾蚴的疫水可感染血吸虫。②经食物传播,如食入似蚓蛔线虫感染期虫卵的食物可感染似蚓蛔线虫,生食或半生食含囊尾蚴的猪肉可感染猪带绦虫。③经土壤传播,如蛔虫卵在土壤中发育为感染期卵,经污染的手、食物或饮水而感染,钩虫卵在土壤中发育为感染期幼虫,经皮肤接触土壤而感染。④经空气传播,如蛲虫卵可飘浮在空气中,并可随呼吸进入人体而引起感染。⑤经节肢动物传播,如蚊传播疟疾和丝虫病,似蚓蛔线虫感染期虫卵经蝇、蟑螂等节肢动物的机械性携带而传播。⑥经接触传播,如阴道毛滴虫可通过性生活而传播,疥螨、蠕形螨可由直接接触患者皮肤而传播。⑦医源性传播,在医疗、预防工作中,由于未能严格执行规章制度和操作规程,而人为地造成的传播。如疟原虫、弓形虫均可通过输血传播。⑧母婴垂直传播,寄生虫通过母体传播给子代,如弓形虫经胎盘传播,阴道毛滴虫在自然分娩时感染新生儿。

4. 寄生虫类别有:①专性寄生虫,生活史过程中必须寄生否则不能存活的寄生虫;②兼性寄生虫,既可营自生生活,又可营寄生生活的寄生虫;③体内寄生虫是指寄生在宿主体内的寄生虫;④体外寄生虫是指寄生在宿主体表上的寄生虫,多为临时性寄生虫;⑤长期性寄生虫是指寄生虫的某一生活阶段不能离开宿主独立生活;⑥机会致病性寄生虫是指在宿主体内通常处于隐性感染状态,当免疫功能低下时,可出现异常增殖或致病力增强的寄生虫。

5. 非消除性免疫主要有两大类,包括伴随免疫和带虫免疫。带虫免疫:宿主感染疟原虫后,获得的免疫力对同种疟原虫再感染具有一定的抵抗力,能控制虫体密度,使其处于较低水平,该免疫力随着体内原虫的消失而消失。伴随免疫:宿主初次感染血吸虫后,在成虫存活的情况下可对再感染的童虫产生一定的抵抗力,这种免疫力不影响体内已存在的成虫,可长期存活和产卵,一旦体内活成虫被消除,这种抵抗力也随之消失。

6. 异位寄生是指寄生虫在常见寄生部位以外的器官或组织内寄生的现象。例如：①日本血吸虫主要危害是虫卵致病，成虫产出的虫卵常随血流到达结肠肠壁和肝脏，引起虫卵肉芽肿和纤维化，虫卵也可随血流到达肺脏和脑，引起肺部和脑部的肉芽肿，导致类似肺炎和脑膜脑炎的症状；②蛲虫成虫通常寄生于人体回盲部，成虫夜晚在肛门周围产卵，引起肛门瘙痒，但雌虫可异位寄生于泌尿生殖道，引起阴道炎、子宫内膜炎、输卵管炎和盆腔炎等严重损害；③班氏丝虫成虫除寄生于浅表部和深部淋巴系统外，还可异位寄生于眼前房、乳房、肺、脾和心包等处，引起乳糜腹腔积液、乳糜腹泻、乳糜肉芽肿、心包炎及眼部病变等。

（廖　力）

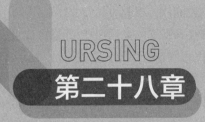

第二十八章

医学线虫学

知 识 要 点

第一节 线 虫 概 论

一、形态

1. 成虫：呈线形或圆柱形，两侧对称，体表光滑，不分节。雌雄异体，通常雌虫较大，尾端尖直，雄虫较小，尾端向腹面卷曲或膨大，有交合刺。

(1) 体壁：自外向内由角皮层、皮下层及纵肌层组成。

(2) 消化道：为完整的管道，由前向后由口、咽、食管、肠和肛门组成。

(3) 生殖系统：由生殖腺和细长弯曲的管状结构组成。雄虫生殖系统为单管型，由睾丸、储精囊、输精管、射精管及交配附器构成。雌虫生殖系统多为双管型，也有单管型者(如旋毛虫)，每一管道均包括卵巢、输卵管、受精囊、子宫、排卵管、阴道和阴门等部分。

2. 虫卵　线虫卵一般为卵圆形或椭圆形，无卵盖，卵壳黄色、棕黄色或无色。卵壳自外而内由三层结构组成，为卵黄膜(或称受精膜)、壳质层和蛔苷层(或称脂层)。其中壳质层较厚，是卵壳主要的组成部分，蛔苷层薄，具有调节渗透作用的功能。

二、生活史

线虫的生活史基本包括卵、幼虫和成虫三个发育阶段。幼虫生长发育过程中最为明显的特征是蜕皮。一般线虫的幼虫需要蜕皮4次后进入成虫期。线虫生活史类型可根据发育过程中是否需要中间宿主分为两型。①直接型：这类线虫又称为土源性线虫，生活史简单，发育过程中无需中间宿主，感染期虫卵或幼虫可直接进入人体发育，肠道寄生线虫大多属于此型，如蛔虫、钩虫、鞭虫、蛲虫等。②间接型：这类线虫又称为生物源性线虫，发育过程中需中间宿主，幼虫在中间宿主体内发育至感染期后，再经媒介昆虫叮咬或经口感染人体，组织内寄生线虫大多属于此型，如丝虫、旋毛虫。

第二节　似蚓蛔线虫

一、形态

1. 成虫　形似蚯蚓，呈长圆柱形，活时略带粉红色或微黄色，死后灰白色。体表可见有细横纹和两条明显的侧索。口孔位于虫体顶端，三片唇瓣呈"品"字形排列于口周。雌虫生殖器官为双管型，尾端尖直，雄虫生殖器官为单管型,尾端有一对交合刺。

2. 虫卵

(1) 受精蛔虫卵:呈宽椭圆形,卵壳较厚,卵壳表面可见一层凹凸不平的蛋白质膜,卵内含一个大而圆的卵细胞,与卵壳间形成新月形空隙。

(2) 未受精蛔虫卵:长椭圆形,棕黄色,蛋白质膜与卵壳均较薄,卵内为大小不等的屈光颗粒。

(3) 脱蛋白质膜蛔虫卵:上述两种虫卵的蛋白质膜易脱落,成为脱蛋白质膜蛔虫卵,此虫卵表面光滑,无色透明。

二、生活史

1. 宿主关系　土源性线虫,人是唯一终宿主。

2. 感染期及感染途径　感染期卵,经口感染。

3. 体内移行　须经心肺移行,在肺部停留 10 余天。

4. 寄生部位　人体小肠。

5. 成虫寿命及产卵量　通常 1 年左右,平均每天每条雌虫产卵可达 24 万个。

三、致病

蛔虫的幼虫和成虫均可对人体造成损害,成虫是主要的致病阶段。

1. 幼虫致病　幼虫移行过程中,以肺部病变最明显,可引起蛔虫性肺炎或蛔虫性哮喘。

2. 成虫致病

(1) 掠夺营养:成虫以肠腔内半消化食物为食,导致宿主营养不良。

(2) 过敏反应:成虫的代谢产物以及虫体死亡后的崩解产物均是强变应原,诱发机体Ⅰ型超敏反应。

(3) 并发症:蛔虫成虫具游走和钻孔习性,可引起胆道蛔虫症、蛔虫性胰腺炎和蛔虫性阑尾炎,还可引起肠梗阻、肠穿孔等。

四、诊断

确诊本病的主要依据是病原学检查,即检获虫卵、幼虫和成虫。

1. 粪便直接涂片法　首选方法,一般要求涂 3 张片,检出率可达 95%。

2. 浓集法　可提高检出率。

3. 改良加藤厚涂片法　该方法既可定性又可定量,检出率高,目前已应用于大面积普查工作。

4. 虫体鉴定　对疑似蛔虫性肺炎者,可收集痰液检测幼虫。

5. 试验性驱虫　对临床疑似蛔虫病而粪检虫卵阴性者,可予试验性驱虫法,根据排出虫体的形态进行鉴定及确诊。

五、流行与防治

蛔虫呈世界性分布,具有分布广,人群感染率高的特点。

1. 流行环节要点

(1) 传染源:粪便中含有受精蛔虫卵的患者和带虫者。

(2) 传播途径:感染期卵污染食物和饮水,经口感染。

(3) 易感人群:人群均易感,具有农村高于城市,儿童高于成人的特点。

2. 蛔虫感染率高,分布广泛的原因　产卵量大,虫卵对外界不良环境的抵抗力强,传播途径广泛,生活史简单,发育过程不需要中间宿主。

3. 防治原则要点　控制传染源,切断传播途径,保护易感人群。

4. 护理要点　以科学和通俗的语言让患者了解疾病相关知识,进行卫生宣传教育,密切观察病情变化,及时发现并发症的症状和体征并配合医生积极处理,服驱虫药后,注意观察蛔虫的排出情况。

第三节　毛首鞭形线虫

一、形态

1. 成虫　外形似马鞭,虫体前 3/5 细长,后 2/5 粗如鞭柄。雌虫尾端钝圆;雄虫尾端向腹面卷曲,有交合刺 1 根。雌、雄虫生殖器官均为单管型。

2. 虫卵　纺锤形或腰鼓形,棕黄色,卵壳较厚,虫卵两端各具一透明塞状突起,称盖栓或透明栓,卵内含 1 个尚未分裂的卵细胞。

二、生活史

1. 宿主关系　土源性线虫,人是唯一终宿主。

2. 感染期及感染途径　感染期卵,经口感染。

3. 寄生部位　人体盲肠,以宿主血液和组织液为食。

4. 成虫寿命　通常 3~5 年。

三、致病

鞭虫成虫以其细长的前段钻入肠黏膜、黏膜下层甚至是肌层,造成组织的机械性损伤,同时虫体分泌物和代谢产物等均可刺激机体,损伤肠黏膜,严重者可引起溃疡。临床表现以腹痛腹泻等消化道症状为主,重度感染儿童可引起营养不良,甚至直肠脱垂。

四、诊断

病原学检查是确诊鞭虫病的重要依据。

1. 粪便检查　可采用粪便直接涂片法、饱和盐水浮聚法以及改良加藤厚涂片法等查虫卵。

2. 内镜检查　对粪检阴性而又疑似本病者,可行乙状结肠镜或直肠镜检查,检查寄生的成虫及损伤的肠黏膜。

五、流行与防治

1. 鞭虫感染常与蛔虫感染并存,并呈现相似的流行特征,但感染率与感染度均低于蛔虫。

2. 防治原则与蛔虫相同。加强粪便管理和注意个人卫生是控制鞭虫病的有效措施。

第四节　蠕形住肠线虫

一、形态

1. 成虫　成虫细小呈线头样。雌虫虫体中部膨大,尾端尖细,生殖器官为双管型;雄虫一般在交尾后即死亡,所以不易见到,尾端向腹面卷曲,生殖器官为单管型。

2. 虫卵　为不对称的椭圆形,一侧扁平,另一侧稍凸,卵壳较厚,无色透明,卵壳内含一蝌蚪期胚胎。

二、生活史

1. 宿主关系　土源性线虫,终宿主为人。

2. 感染期及感染途径　感染期卵,主要通过肛门-手-口直接感染。

3. 寄生部位　人体回盲部,以肠腔内容物、组织或血液为食。宿主睡眠时,雌虫移行至肛周和会阴处产卵。

4. 成虫寿命　雄虫寿命短,交配后很快死亡,雌虫在人体内存活时间为 2~4 周,一般不超过 2 个月。

三、致病

蛲虫病的主要症状是由雌虫夜间在肛周及会阴部产卵、移行等活动刺激局部皮肤,引起肛门和会阴部皮肤瘙痒和继发性炎症。长期反复感染,会影响儿童身心健康。异位寄生可导致严重后果,可引起泌尿生殖器官炎症,以及蛲虫性阑尾炎等。

四、诊断

主要采用透明胶纸法和棉签拭子法查虫卵,检查宜在清晨大便前进行。也可在患儿入睡后查看肛门附近是否有成虫爬出作为确诊依据。家庭成员或同班同学有蛲虫感染者,应考虑有相互感染的可能,有助于该病的诊断。

五、流行与防治

蛲虫病呈世界性分布,感染率儿童高于成人,以集体生活的儿童感染率较高。患者和带虫者是唯一的传染源,通过肛-手-口途径自身反复感染,并容易造成儿童与家庭成员之间互相传播。

采取综合性防治措施。教育儿童养成良好个人卫生习惯;家庭和集体机构应搞好环境卫生及衣被、玩具、食具的消毒;防止相互感染和自身重复感染。

第五节 十二指肠钩口线虫和美洲板口线虫

一、形态

1. 成虫 成虫长约1cm,头端有1个口囊,口囊腹侧缘有钩齿或板齿;雄虫末端膨大为交合伞,有两根细长可收缩的交合刺。可根据成虫的大小、体形、口囊、交合伞、背辐肋和交合刺等特征鉴别。

2. 虫卵 两种钩虫虫卵外形一致,呈椭圆形,卵壳较薄、无色透明,卵内常含2~8个卵细胞。

二、生活史

成虫寄生于人体小肠,雌虫产出的虫卵随宿主粪便排出体外。人体皮肤与土壤接触时,丝状蚴主动侵入皮肤,经肺循环再移行至小肠。自幼虫钻入皮肤至成虫交配产卵需4~6周或更久。十二指肠钩虫成虫寿命一般为7年,美洲钩虫成虫为5年或更长。

三、致病

两种钩虫的致病作用相似,十二指肠钩虫对人体的危害性比美洲钩虫更大。

1. 幼虫的致病作用 ①钩蚴性皮炎;②肺部出血和炎性细胞浸润。

2. 成虫的致病作用 ①消化系统病变:肠黏膜散在的出血点和小溃疡等病灶,合并有细菌感染时炎症加重。少数患者表现"异嗜症"。②贫血:慢性失血,其原因是钩虫不断吸血;虫体头腺分泌抗凝素和频繁更换咬附部位,造成更多伤口并不断渗血;钩虫吸入的血液不断从肛门排出。③婴儿钩虫病:主要由十二指肠钩虫引起。可经皮肤、胎盘或乳汁感染,本病贫血严重,并发症多,预后较差。现已少见。

四、诊断

从粪便中直接检获虫卵或孵化出钩蚴,均可作为确诊钩虫病的依据。主要有饱和盐水浮聚法、生理盐水直接涂片法、钩蚴培养法、改良加藤厚涂片法等。

五、流行与防治

钩虫病患者和带虫者是唯一传染源。经粪-土壤传播,污染的婴儿尿布、睡袋是婴儿钩虫病的主要传播途径。防治主要应加强粪便管理和无害化处理,不施用未经处理的人粪,减少作业时接触感染的机会。常用驱虫药物有阿苯达唑、甲苯达唑等。

第六节 旋毛形线虫

一、形态

1. 成虫 白色线头状,雄虫微小。

2. 幼虫 由雌虫产出的幼虫亦称新生幼虫;横纹肌内形成梭形的幼虫囊包与肌纤维平行,囊包内常含1~2条幼虫。

二、生活史

旋毛虫主要寄生在人及猪、鼠、猫、犬等多种动物体内。成虫寄生于宿主的小肠,幼虫寄生于横纹肌内。人由于生食或半生食含有活的幼虫囊包的动物肌肉而感染。

三、致病

临床表现多样化,轻者可无症状,重者可在3~7周内死亡。致病过程可分为3个阶段。

1. 侵入期(感染后约1周内) 主要引起十二指肠炎和空肠炎。

2. 幼虫移行期(2~3周) 幼虫移行所经过的组织可发生炎症反应,并侵入横纹肌,肌纤维严重破坏。临床表现为全身性肌肉酸痛及全身中毒症状,症状复杂,容易误诊。

3. 囊包形成期(4~16周)　全身症状逐渐消失,但肌痛可持续数月。

四、诊断

1. 病原学诊断　囊包形成后,采用组织活检,取患者腓肠肌或肱二头肌等处肌肉压片找旋毛虫囊包。

2. 免疫学诊断　采用血清学方法检测病患者血清中的特异性抗体或循环抗原,可作为辅助诊断方法。

五、流行与防治

应加强卫生宣传教育,不生食或半生食动物肉类;加强食品卫生管理,严格肉类检疫制度;科学养猪和喂熟饲料;结合爱国卫生运动,消灭老鼠等。治疗的首选药物为阿苯达唑,也可选用甲苯达唑、噻苯达唑等。

第七节　粪类圆线虫

一、形态

1. 成虫　寄生世代雄虫少见,雌虫透明,体表有细横纹,尾尖细,生殖器官为双管型。

2. 虫卵　外形似钩虫卵,卵壳薄,无色透明,部分卵内含 1 条幼胚。

3. 丝状蚴　即感染期幼虫,尾端呈分叉状,与钩虫和东方毛圆线虫的幼虫极为相似,应注意鉴别。

二、生活史

生活史复杂,包括在土壤中完成的自生世代和在宿主体内完成的寄生世代。自生世代成虫在外界土壤中产出虫卵,孵出杆状蚴,1~2 天即发育为成虫。当外界条件不利时,杆状蚴可发育为丝状蚴,丝状蚴为感染虫期,接触人体皮肤即可侵入,并转化为寄生世代。

三、致病

本虫是重要的机会致病性寄生虫。人体感染后可引起皮肤损伤、肺部症状、消化道症状和弥漫性粪类圆线虫病。弥漫性粪类圆线虫病又称为播散性超度感染,多见于免疫力低下者,幼虫可侵入脑、肝、肺、肾及泌尿系统等器官,导致弥漫性组织损伤。

四、诊断

病原学诊断主要依靠从粪便、痰、尿或脑脊液等检出幼虫或培养出丝状蚴为确诊依据。

五、流行与防治

主要分布在热带、亚热带及温带和寒带地区,呈散发感染。人的感染主要是与土壤中的丝状蚴接触所致,在免疫力低下的人群中致死率较高。本病的流行因素和防治原则与钩虫相似。常用治疗药物为阿苯达唑、伊维菌素等。

第八节　班氏吴策线虫和马来布鲁线虫

一、形态

1. 成虫　呈细丝线状,乳白色,表皮光滑。虫体头端略膨大,呈椭圆形或球形。雄虫尾端向腹面卷曲2~3 圈。雌虫尾部钝圆,略向腹面弯曲。雌虫卵胎生产出的幼虫称为微丝蚴。

2. 微丝蚴　虫体细长,无色透明,头端钝圆,尾端尖细。染色后的虫体能清楚地观察到鞘膜,并且在虫体内可见许多圆形或椭圆形的体核。头端鞘膜内无体核区为头间隙。两种丝虫的微丝蚴可根据大小、体态、头间隙、体核及尾核的形态特征鉴别。

二、生活史

终宿主是人;中间宿主是蚊。感染期是丝状蚴,通过蚊虫吸血经皮肤进入人体。

寄生部位:①成虫寄生于人体淋巴系统内,两种丝虫寄生的部位有所不同。马来丝虫多寄生于上、下肢浅部淋巴系统,以下肢为多见;班氏丝虫除寄生浅部淋巴系统外,更多寄生于深部淋巴系统或泌尿生殖系统的淋巴管、淋巴结内。②微丝蚴可停留在淋巴系统内,但大多数随淋巴液经胸导管进入血液循环,在血管内寄生。微丝蚴亦可出现在乳糜尿、血痰、乳糜胸腔积液、心包积液和骨髓内。

微丝蚴在外周血中夜多昼少的现象称为微丝蚴的夜现周期性。我国流行的班氏丝虫与马来丝虫均具有这种周期性。

三、致病

1. 微丝蚴血症　被感染者临床上无任何症状,或仅有发热和淋巴管炎表现,如不治疗,可持续 10 年以上。

2. 急性淋巴丝虫病　淋巴管炎、淋巴结炎、精索炎、附睾炎、睾丸炎和丝虫热。

3. 慢性期阻塞性病变　象皮肿、鞘膜积液和乳糜尿。

4. 隐性丝虫病　又称热带肺嗜酸性粒细胞增多症。在外周血中查不到微丝蚴,但可在肺和淋巴结的活检物中查到虫体。

四、诊断

1. 病原学检查　从患者的外周血、体液或活组织中查到微丝蚴和成虫作为确诊本病的依据。主要检查方法是:厚血膜涂片法和新鲜血滴法。

2. 免疫及分子生物学诊断　作为辅助性诊断。

五、流行及防治

1. 传染源　是指微丝蚴血症阳性的患者和带虫者。

2. 传播媒介　我国班氏丝虫病的传播媒介主要是淡色库蚊与致倦库蚊,其次是中华按蚊;马来丝虫病的主要传播媒介为中华按蚊和嗜人按蚊。

3. 我国防治丝虫病的有效措施　①反复查治;②查治结合疫村全民服药;③乙胺嗪药盐防治;④巩固防治丝虫病成果还须做好监测工作。

练 习 题

一、选择题

A1 型题

1. 线虫幼虫在发育过程中最显著的特征是

    A. 都经自由生活阶段   B. 都有蜕皮过程   C. 幼虫只在宿主体内蜕皮

    D. 幼虫均须经宿主肺部移行   E. 虫卵孵出的幼虫就有感染性

2. 甲苯达唑主要用于治疗

    A. 线虫病   B. 吸虫病   C. 绦虫病

    D. 原虫病   E. 蠕虫病

3. 下列属于生物源性线虫的是

    A. 似蚓蛔线虫   B. 蠕形住肠线虫   C. 旋毛形线虫

    D. 毛首鞭形线虫   E. 十二指肠钩口线虫

4. 下列关于线虫的描述**不正确**的是

    A. 线虫体壁与消化道之间的腔隙,因无上皮细胞覆盖,故称原体腔

    B. 线虫和体壁由角皮层、皮下层和肌层组成

    C. 线虫生殖系统发达,生殖器官为双管型

    D. 咽部神经环是线虫神经系统的中枢

    E. 线虫的消化系统完整

5. 下列哪项**不是**蛔虫病流行广泛的原因

    A. 蛔虫产卵量大

    B. 生活史简单,卵在外面可直接发育为感染期卵

    C. 虫卵抵抗力强

    D. 感染阶段可经多种途径感染人体

    E. 粪便管理不当,个人卫生习惯不良

6. 蛔虫引起并发症是由于
   A. 寄生于小肠 B. 成虫有钻孔习性 C. 以半消化物为食
   D. 幼虫在肺部发育 E. 幼虫在人体内移行

7. 似蚓蛔线虫的感染期是
   A. 感染期蛔虫卵 B. 未受精蛔虫卵 C. 受精蛔虫卵
   D. 脱蛋白膜的蛔虫卵 E. 新鲜蛔虫卵

8. 与其他线虫卵相比,蛔虫卵的主要形态特点是
   A. 椭圆形 B. 卵壳透明
   C. 卵内含幼虫 D. 呈棕黄色
   E. 有明显的凹凸不平的蛋白膜

9. 蛔虫病最常用的实验诊断方法为
   A. 粪便直接涂片法 B. 肛门拭子法 C. 幼虫培养法
   D. 自然沉淀法 E. 饱和盐水漂浮法

10. 下列哪项**不是**鞭虫卵的特征
    A. 呈不对称的长椭球体 B. 黄褐色
    C. 卵壳较厚 D. 内含一个卵细胞
    E. 两端各有一个透明的盖栓

11. 下面哪项**不是**蛲虫病的防治原则
    A. 加强粪便管理 B. 加强卫生宣传教育
    C. 注意个人卫生和饮食卫生 D. 治疗患者
    E. 采取综合防治措施

12. 蛲虫的最常见的感染方式为
    A. 经皮肤感染 B. 经呼吸感染 C. 肛门-手-口途径
    D. 经蚊虫叮咬 E. 接触感染

13. 蛲虫病的首选病原学检查方法有
    A. 透明胶纸法 B. 活组织检查法 C. 粪便直接涂片法
    D. 饱和盐水漂浮法 E. 血膜涂片法

14. 重症鞭虫病患者的主要症状为
    A. 消化功能紊乱,肠梗阻
    B. 夜惊、烦躁不安、失眠、食欲减退
    C. 腹泻、便血、直肠脱垂、贫血和虚弱等症状
    D. 并发阑尾炎、肠穿孔
    E. 引起肺部感染、肺出血、肺水肿

15. 毛首鞭形线虫的主要致病机制为
    A. 夺取营养 B. 幼虫移行造成的损害作用
    C. 代谢产物所致超敏反应 D. 成虫的特殊产卵习性
    E. 成虫头端深入肠黏膜,导致炎症反应

16. 虫卵两端有透明栓的寄生虫是
    A. 似蚓蛔线虫 B. 蠕形住肠线虫 C. 毛首鞭形虫
    D. 钩虫 E. 旋毛虫

17. 导致蛲虫病防治困难的主要原因是
    A. 虫卵抵抗力强 B. 为土源性线虫 C. 雌虫产卵量大
    D. 容易自体外反复感染 E. 雌虫寿命长

18. 检查蛲虫卵的最佳时间为
    A. 清晨排大便前   B. 上午   C. 中午   D. 下午   E. 晚上

19. 确诊钩虫病最常用、阳性率高的方法是
    A. 饱和盐水漂浮法   B. 直接涂片法   C. 自然沉淀法
    D. 肛门拭子法   E. 肠黏膜活组织检查

20. 生活史中幼虫须经肺部移行的寄生虫为
    A. 蠕形住肠线虫   B. 猪巨吻棘头虫   C. 钩虫
    D. 丝虫   E. 毛首鞭形线虫

21. 口囊内有一对半月形板齿的寄生虫为
    A. 十二指肠钩口线虫   B. 美洲板口线虫   C. 似蚓蛔线虫
    D. 蠕形住肠线虫   E. 毛首鞭形线虫

22. 口囊内有两对钩齿的寄生虫为
    A. 十二指肠钩口线虫   B. 美洲板口线虫   C. 旋毛形线虫
    D. 猪巨吻棘头虫   E. 丝虫

23. 钩虫吸血时,咬附部位伤口不易凝血,是由于
    A. 口囊内钩齿的作用   B. 口囊内板齿的作用
    C. 分泌抗凝素   D. 成虫机械刺激作用
    E. 成虫代谢产物所致过敏反应

24. 能引起人体贫血的寄生虫有
    A. 丝虫   B. 钩虫   C. 旋毛形线虫
    D. 卫氏并殖吸虫   E. 蠕形住肠线虫

25. 下列哪项**不是**钩虫病的防治原则
    A. 治疗患者和带虫者   B. 管理好粪便,粪便无害化
    C. 加强个人防护,减少感染机会   D. 治疗患者的同时补充铁剂、维生素
    E. 不生食或半生食动物肉类

26. 十二指肠钩口线虫的感染方式为
    A. 经口   B. 经皮肤
    C. 输血感染   D. 媒介昆虫叮咬
    E. 主要经皮肤,有时可经口感染

27. 引起婴幼儿柏油样便症状的线虫是
    A. 蛔虫   B. 蛲虫   C. 十二指肠钩虫
    D. 旋毛虫   E. 鞭虫

28. 在蛔虫与钩虫的生活史中相似点为
    A. 感染阶段都是虫卵   B. 均经口感染
    C. 在宿主体内须经过血-肺移行   D. 均经皮肤感染
    E. 都需要中间宿主

29. 能引起人兽共患病的寄生虫为
    A. 似蚓蛔线虫   B. 毛首鞭形线虫   C. 蠕形住肠线虫
    D. 旋毛形线虫   E. 钩虫

30. 关于旋毛形线虫的描述,下列哪项**错误**的
    A. 旋毛虫为一种动物源性寄生虫   B. 在同一宿主体内即可完成生活史全过程
    C. 成虫寄生在宿主小肠内   D. 幼虫寄生在宿主肌肉内形成囊包
    E. 感染阶段为含幼虫的囊包

31. 旋毛形线虫的感染方式为
    A. 经口　　　　　　　　　B. 经皮肤　　　　　　　　C. 输血
    D. 媒介昆虫叮咬　　　　　E. 直接接触感染

32. 旋毛形线虫的诊断阶段为
    A. 幼虫囊包　　　　　　　B. 包囊　　　　　　　　　C. 囊尾蚴
    D. 囊蚴　　　　　　　　　E. 丝状蚴

33. 在旋毛虫病流行中起重要作用的传染源为
    A. 猪　　　　　　　　　　B. 兔　　　　　　　　　　C. 鸡
    D. 旋毛虫病患者　　　　　E. 蛇

34. 下列哪项**不是**旋毛虫病的防治原则
    A. 治疗患者　　　　　　　　　　　　　B. 加强肉类检疫及肉类制品卫生检查
    C. 改变养猪方法,提倡圈养　　　　　　D. 管理好粪便和水源
    E. 灭鼠、搞好环境卫生

35. 旋毛形线虫的成虫和幼虫分别寄生在
    A. 不同宿主的小肠和肌细胞内　　　　B. 不同宿主的肝脏和肌细胞内
    C. 同一宿主的小肠和肌细胞内　　　　D. 同一宿主的肝脏和肌细胞内
    E. 同一宿主的小肠和皮下

36. 获得性免疫缺陷综合征患者最易并发感染的线虫是
    A. 钩虫　　　　　　　　　B. 丝虫　　　　　　　　　C. 粪类圆线虫
    D. 鞭虫　　　　　　　　　E. 蛲虫

37. 生活史中包括自生世代和寄生世代的线虫是
    A. 蛔虫　　　　　　　　　B. 鞭虫　　　　　　　　　C. 蛲虫
    D. 钩虫　　　　　　　　　E. 粪类圆线虫

38. 关于粪类圆线虫的描述下列哪项是**错误**的
    A. 兼性寄生虫　　　　　　　　　　　　B. 生活史复杂
    C. 雄虫可寄生于人的肺脏　　　　　　　D. 可引起慢性持续性自身重复感染
    E. 可引起多脏器损害

39. 马来布鲁线虫主要引起人体的
    A. 深部淋巴系统炎症　　　　　　　　　B. 四肢浅部淋巴系统炎症
    C. 腰干淋巴管病变　　　　　　　　　　D. 主动脉旁淋巴结病变
    E. 四肢浅部淋巴系统和深部淋巴系统病变

40. 丝虫的感染阶段为
    A. 丝状蚴　　　　　　　　B. 微丝蚴　　　　　　　　C. 杆状蚴
    D. 囊蚴　　　　　　　　　E. 囊尾蚴

41. 丝虫的感染方式为
    A. 经口　　　　　　　　　B. 输血　　　　　　　　　C. 经皮肤
    D. 媒介昆虫叮咬　　　　　E. 直接接触

42. 查血可诊断丝虫的哪个阶段
    A. 微丝蚴　　　　　　　　B. 成虫　　　　　　　　　C. 丝状蚴
    D. 腊肠期蚴　　　　　　　E. 微丝蚴、成虫

43. 丝虫的中间宿主为
    A. 人　　　　　　　　　　B. 蝇　　　　　　　　　　C. 蚊
    D. 蚤　　　　　　　　　　E. 白蛉

44. 可引起丹毒样皮炎的寄生虫为

    A. 旋毛形线虫   B. 粪类圆线虫   C. 钩虫

    D. 丝虫   E. 似蚓蛔线虫

45. 下列具有夜现周期性的寄生虫幼虫是

    A. 蠕形住肠线虫   B. 丝虫   C. 钩虫

    D. 旋毛形线虫   E. 似蚓蛔线虫

46. 血检微丝蚴的时间宜在

    A. 6~9 时   B. 9~14 时   C. 傍晚

    D. 21~次晨 2 时   E. 23~次晨 6 时

47. 鉴别马来丝虫和班氏丝虫感染的主要依据是

    A. 临床症状   B. 厚血膜涂片法查微丝蚴   C. 淋巴结活检成虫

    D. 检测抗体   E. 检测抗原

48. 马来丝虫病急性期的临床表现为

    A. 象皮肿   B. 睾丸鞘膜积液   C. "流火"

    D. 乳糜尿   E. 附睾炎

49. 可引起生殖系统淋巴管炎的寄生虫是

    A. 班氏吴策线虫   B. 马来布鲁线虫   C. 钩虫

    D. 旋毛形线虫   E. 蠕形住肠线虫

50. 班氏微丝蚴与马来微丝蚴的鉴别要点正确的是

    A. 班氏微丝蚴头间隙长大于宽   B. 班氏微丝蚴体核排列紧密,不易分清

    C. 班氏微丝蚴无尾核   D. 马来微丝蚴体态柔和,弯曲较大

    E. 马来微丝蚴体表有鞘膜

B1 型题

(1~5 题共用备选答案)

    A. 感染性虫卵经肛-手-口自身重复感染   B. 吃未煮熟猪肉,吞食幼虫囊包

    C. 手足接触疫土,丝状蚴经皮侵入   D. 蚊叮咬经皮肤注入丝状蚴

    E. 吃生菜误食感染性虫卵

1. 钩虫感染人体的途径可以是

2. 旋毛虫感染人体的途径可以是

3. 蛲虫感染人体的途径可以是

4. 蛔虫感染人体的途径可以是

5. 丝虫感染人体的途径可以是

(6~8 题共用备选答案)

    A. 小肠内   B. 回盲部结肠   C. 淋巴管

    D. 横纹肌   E. 泌尿生殖道

6. 旋毛虫幼虫寄生人体部位是

7. 钩虫成虫寄生人体的部位是

8. 蛲虫和鞭虫成虫寄生人体的部位是

(9~13 题共用备选答案)

    A. 丝虫成虫   B. 钩虫幼虫   C. 蛔虫幼虫

    D. 钩虫成虫   E. 蛲虫成虫

9. 引起肛门周围皮肤瘙痒的是

10. 引起"粪毒"的是

11. 引起"流火"的是

12. 引起小细胞低色素性贫血的是

13. 引起异嗜症的是

（14~16 题共用备选答案）

    A. 加强粪便管理   B. 防蚊灭蚊   C. 避免赤脚下田和生粪施肥

    D. 勿食未煮熟的猪肉   E. 注意不与猫、狗接触

14. 防治丝虫病的主要措施是

15. 防治钩虫病的病主要措施是

16. 防治旋毛虫病的主要措施是

（17~20 题共用备选答案）

    A. 粪便直接涂片法   B. 透明胶纸法   C. 饱和盐水浮聚法

    D. 活组织病理检查   E. 厚血膜涂片法

17. 蛔虫的首选病原学检查方法为

18. 十二指肠钩虫的首选病原学检查方法为

19. 蛲虫的首选病原学检查方法为

20. 丝虫的首选病原学检查方法为

（21~25 题共用备选答案）

    A. 误食土壤中的感染性虫卵引起感染   B. 通过蚊子叮咬感染

    C. 通过肛门-手-口途径直接感染   D. 食入肌肉中的活幼虫感染

    E. 接触土壤中的丝状蚴感染

21. 蛲虫的感染途径为

22. 蛔虫的感染途径为

23. 钩虫的感染途径为

24. 鞭虫的感染途径为

25. 旋毛虫的感染途径为

X 型题

1. 生活史为直接发育型的线虫有

    A. 蛔虫   B. 钩虫   C. 鞭虫

    D. 粪类圆线虫   E. 旋毛虫

2. 蛔虫病可能引起的并发症有

    A. 蛔虫性阑尾炎   B. 胆道蛔虫病   C. 肠梗阻

    D. 蛔虫性哮喘   E. 肠穿孔

3. 蛲虫的感染方式可能有

    A. 自体感染   B. 异体感染   C. 吸入感染

    D. 逆行感染   E. 经皮肤感染

4. 十二指肠钩虫与美洲钩虫成虫鉴别的依据是

    A. 虫体颜色   B. 口囊   C. 背辐肋的形态

    D. 交合刺特征   E. 虫体体形

5. 下列是钩虫成虫引起的临床症状的是

    A. 贫血   B. 异嗜症   C. 皮炎

    D. 夜惊   E. 腹泻

6. 可引起腹泻症状的线虫

    A. 钩虫   B. 鞭虫   C. 丝虫   D. 蛲虫   E. 蛔虫

7. 十二指肠钩虫幼虫的感染途径有

    A. 经口　　　　　　　　B. 经皮肤　　　　　　　　C. 经鼻吸入

    D. 经胎盘　　　　　　　　E. 经蚊虫叮咬

8. 下列线虫的生活史中,虫卵能在外界环境中直接孵出幼虫的是

    A. 钩虫　　　　　　　　B. 粪类圆线虫　　　　　　C. 鞭虫

    D. 蛔虫　　　　　　　　E. 丝虫

9. 蛔虫流行广泛、感染率高的原因

    A. 生活史简单,不需要中间宿主　　　　　　B. 产卵量大,易污染环境

    C. 对外界环境抵抗力强　　　　　　　　　　D. 个人卫生习惯差

    E. 苍蝇机械携带虫卵

10. 蠕形住肠线虫异位寄生引起的损害有

    A. 阴道炎　　　　　　　B. 子宫内膜炎　　　　　　C. 输卵管炎

    D. 胆囊炎　　　　　　　E. 腹膜炎

11. 蛲虫的防治原则是

    A. 普查、普治患者　　　　　　　　　　　　B. 加强卫生教育,宣传防治措施

    C. 避免与猫、犬等接触　　　　　　　　　　D. 防止儿童吸吮手指

    E. 注意个人卫生

12. 钩虫引起的贫血原因**不包括**

    A. 钩虫本身吸食血液为食

    B. 钩虫分泌抗凝素使伤口不断流血

    C. 虫体频繁更换咬附部位,使新旧伤口同时流血

    D. 钩虫边吸血边排血

    E. 免疫性溶血

13. 十二指肠钩虫幼虫的感染途径为

    A. 经口　　　　　　　　B. 经皮肤　　　　　　　　C. 经鼻吸入

    D. 经胎盘　　　　　　　　E. 经蚊叮刺从伤口侵入

14. 幼虫期能引起肺部损害的线虫是

    A. 毛首鞭形线虫　　　　B. 似蚓蛔线虫　　　　　　C. 丝虫

    D. 蠕形住肠线虫　　　　E. 钩虫

15. 粪类圆线虫的感染方式有

    A. 经皮肤　　　　　　　B. 经口　　　　　　　　　C. 经呼吸道

    D. 经胎盘　　　　　　　E. 自体重复感染

16. 粪类圆线虫病的病原学诊断可依靠

    A. 从粪便中检查幼虫　　B. 从粪便中检查虫卵　　　C. 从痰中检查幼虫

    D. 从尿中检查幼虫　　　E. 从脑脊液中检查幼虫

17. 慢性阻塞性丝虫病患者主要表现为

    A. 象皮肿　　　　　　　B. 乳糜尿　　　　　　　　C. 鞘膜积液

    D. 贫血　　　　　　　　E. 腹泻

18. 钩虫对人体的致病作用包括

    A. 钩蚴性肺炎　　B. 肠梗阻　　　C. 异嗜症　　　D. 贫血　　　E. 腹泻

19. 班氏微丝蚴与马来微丝蚴的主要鉴别点包括

    A. 微丝蚴体态　　　　　B. 头隙的长宽比例　　　　C. 体核的排列

    D. 尾核的有无　　　　　E. 交合刺的形态

20. 人可作旋毛形线虫的

    A. 中间宿主　　　　　　　　B. 终末宿主　　　　　　　　C. 转续宿主

    D. 保虫宿主　　　　　　　　E. 储蓄宿主

二、名词解释

1. 土源性线虫：　　　　　　2. 生物源性线虫：　　　　　　3. 棉签拭子法：

4. 蛔蚴性或钩蚴性肺炎：　　5. 钩蚴性皮炎：　　　　　　　6. 异嗜症：

7. 象皮肿：　　　　　　　　8. 夜现周期性：　　　　　　　9. 丹毒样皮炎：

10. 播散性超度感染：

三、填空题

1. 似蚓蛔线虫成虫寄生于人的_____,感染期是_____。

2. 蛔虫感染最常见的并发症是_____,大量虫体寄生在肠腔易导致_____。

3. 蠕形住肠线虫成虫通常在宿主_____时在_____产卵,所以蛲虫病最常用的实验诊断方法为_____,检查时间应在_____。

4. 虫卵两端有透明栓的寄生虫为_____。

5. 可引起泌尿生殖道异位寄生的线虫是_____。

6. 感染方式、流行因素和防治原则与蛔虫基本相同的肠道线虫是_____。

7. 钩虫寄生于人体的_____,钩虫病最为常见的临床表现是_____。

8. 钩虫幼虫对人体的致病主要表现为_____和_____。

9. 旋毛虫成虫主要寄生在人体的_____内,幼虫寄生在人体的_____内。

10. 在我国,_____是人旋毛虫病的主要动物传染源。

11. 粪类圆线虫成虫在小肠内产卵,虫卵可迅速发育为杆状蚴。宿主免疫力低下或便秘时,杆状蚴发育为丝状蚴,侵入肠黏膜引起的感染称为_____感染,或在肛周等处侵入皮肤导致的感染称为_____感染。

12. 我国流行的丝虫病有_____和_____两种;病原学诊断主要是依据采集患者外周血,检查血液中是否含有_____而确诊。

13. 丝虫微丝蚴白天出现于人体的_____,而晚上则出现于人体的_____,这种现象称为_____。

四、简答题

1. 试分析蛔虫病在人群中发病率高、流行广泛的原因。

2. 简述鞭虫病致病机制和临床表现。

3. 透明胶纸法常用于诊断哪种线虫? 取材及操作中应注意哪些事项? 本病的感染有何特点? 如何防治?

4. 简述寄生于人体常见的两种钩虫成虫形态的主要鉴别要点。

5. 简述钩虫所致人体最主要的症状及其发生机制。

6. 简述旋毛虫所致主要临床表现及临床过程与其生活史的关联。

7. 根据粪类圆线虫生活史阐述其感染人体的主要方式。

8. 班氏丝虫和马来丝虫在人体内寄生部位不同,在致病上有何异同?

参 考 答 案

一、选择题

A1 型题

1. B;　2. A;　3. C;　4. C;　5. D;　6. B;　7. A;　8. E;　9. A;　10. A;

11. A;　12. C;　13. A;　14. C;　15. E;　16. C;　17. D;　18. A;　19. A;　20. C;

21. B； 22. A； 23. C； 24. B； 25. E； 26. E； 27. C； 28. C； 29. D； 30. B；

31. A； 32. A； 33. A； 34. D； 35. C； 36. C； 37. E； 38. C； 39. B； 40. A；

41. D； 42. A； 43. C； 44. D； 45. B； 46. D； 47. B； 48. C； 49. A； 50. C

B1 型题

1. C； 2. B； 3. A； 4. E； 5. D； 6. D； 7. A； 8. B； 9. E； 10. B；

11. A； 12. D； 13. D； 14. B； 15. C； 16. D； 17. A； 18. C； 19. B； 20. E；

21. C； 22. A； 23. E； 24. A； 25. D

X 型题

1. ABCD； 2. ABCE； 3. ABCD； 4. BCDE； 5. ABE；

6. ABDE； 7. ABD； 8. AB； 9. ABCDE； 10. ABCE；

11. ABDE； 12. E； 13. ABD； 14. BCE； 15. AE；

16. ABCDE； 17. ABC； 18. ACDE； 19. ABCD； 20. AB

二、名词解释

1. 土源性线虫:生活史简单,发育过程中无需中间宿主,感染期虫卵或幼虫可直接进入人体发育,肠道寄生线虫大多属于此型,如蛔虫、钩虫、鞭虫、蛲虫等。

2. 生物源性线虫:发育过程中需中间宿主,幼虫在中间宿主体内发育至感染期后,再经媒介昆虫叮咬或经口感染人体,组织内寄生线虫大多属于此型,如丝虫、旋毛虫。

3. 棉签拭子法:根据蛲虫在肛门周围产卵的特点,用棉签在清晨便前粘擦患者肛周皮肤,拭取虫卵,用显微镜检查。该法对蠕形住肠线虫的检出率高。

4. 蛔蚴性或钩蚴性肺炎:蛔虫的幼虫或钩虫的幼虫在人体内移行时在人体肺部引起的炎症。肺部组织病变处可见出血、水肿及嗜酸性粒细胞与中性粒细胞浸润。患者临床主要表现为咳嗽、胸闷、咳血痰、哮喘及嗜酸性粒细胞增高,肺部 X 线检查,可见浸润性病变。

5. 钩蚴性皮炎:钩虫感染期幼虫侵入皮肤后,足趾或手指间皮肤较薄处或足背部位暴露的皮肤处可出现充血斑点或丘疹,奇痒无比,搔破后常有继发感染,形成脓疱,最后经结痂、脱皮而愈。

6. 异嗜症:钩虫病患者,特别是重度感染的患儿,出现喜食生米、煤渣、纸屑、破布等异常嗜好,称为异嗜症。

7. 象皮肿:淋巴水肿是丝虫引起淋巴管阻塞的早期反应,随着淋巴液不断渗透到组织中,刺激纤维组织增生,使局部皮肤增厚、明显变粗变硬形似象皮,即象皮肿。

8. 夜现周期性:微丝蚴在丝虫感染者外周血中夜多昼少的现象。

9. 丹毒样皮炎:丝虫病患者炎症症波及皮肤浅表淋巴管时,患者局部皮肤出现弥漫性红肿,有压痛和灼热感,称丹毒样皮炎。多由马来丝虫引起。

10. 播散性超度感染:粪类圆线虫患者在免疫功能低下时可引发播散性超度感染。幼虫进入脑、肝、肺、肾及泌尿系统等器官,导致患者出现腹泻、肺炎、出血、脑膜炎及败血症等,甚至因严重衰竭而死亡。

三、填空题

1. 小肠;感染期蛔虫卵

2. 胆道蛔虫症;肠梗阻

3. 熟睡;肛周;棉签拭子法或透明胶纸法;晨起便前

4. 毛首鞭形线虫(鞭虫)

5. 蠕形住肠线虫(蛲虫)

6. 毛首鞭形线虫(鞭虫)

7. 小肠;贫血

8. 钩蚴性肺炎;钩蚴性皮炎

9. 小肠;横纹肌

10. 猪

11. 自体内;自体外

12. 班氏吴策线虫(班氏丝虫);马来布鲁线虫(马来丝虫);微丝蚴

13. 肺血管;外周血管;夜现周期性

四、简答题

1. 蛔虫感染率居高不下的原因如下。

(1) 成虫产卵量大,每天每条雌虫可产卵24万个,对外界环境污染严重。

(2) 似蚓蛔线虫生活史简单,虫卵在外界环境中不需要中间宿主,可直接发育为感染期卵。

(3) 受精蛔虫卵卵壳蛔苷贰层的保护作用使虫卵对外界环境抵抗力强,广泛流行。

(4) 由于粪便管理不当,用人粪施肥及人们的生产和生活方式,不良的饮食和卫生习惯等导致蛔虫病流行广泛。

2. 鞭虫成虫头端钻入肠黏膜,可引起肠黏膜点状出血、炎症或溃疡。重度感染时可累及结肠、直肠和回肠。临床上可出现腹泻、便血、肠套叠、肠梗阻等并发症。

3. 透明胶纸法用于诊断蠕形住肠线虫(蛲虫)。取材应注意在晨起排便或洗澡前在肛周收集虫卵。本虫引起疾病特点为易自身重复感染。防治应采取综合性防治措施,以防止相互感染和自身重复感染。

4. 十二指肠钩口线虫与美洲板口线虫的形态区别见下表。

十二指肠钩口线虫与美洲板口钩虫的形态区别

鉴别要点	十二指肠钩虫	美洲钩虫
大小	较大	较小
体形	呈"C"形	呈"S"形
口囊	腹侧前缘有两对钩齿	腹侧前缘有一对板齿
交合伞	撑开时略呈圆形	撑开时略呈扁圆形
交合刺	两根末端分开	一刺包套于另一刺的凹槽内
尾刺	有	无

5. 钩虫成虫可导致宿主长期慢性失血,造成慢性失血的原因是钩虫的吸血活动:①以钩齿或板齿咬破肠黏膜,吸取血液;②在吸血的同时,分泌抗凝素,阻止伤口血液凝固有利于钩虫吸血,又造成伤口不断渗血;③虫体频繁更换吸血部位,造成新旧伤口同时渗血;④钩虫吸血同时,又将吸入的血液不断从肛门排出。贫血的性质为缺铁性贫血。血象表现为低色素小细胞性贫血。

6. 旋毛虫所致临床表现和过程与生活史密切相关,主要分为3期。

(1) 侵入期:脱囊的幼虫和成虫侵入肠黏膜,引起炎症、充血、水肿甚至溃疡。持续约1周。

(2) 幼虫移行期:发生在感染后2~6周,幼虫经血液循环移行全身各器官及侵入横纹肌,导致严重的危害。①幼虫在血管内移行引起血管炎,这是由于幼虫的机械性刺激及分泌物毒性作用引起所经过之处的炎症反应,患者可出现全身中毒症状、高热、眼睑及面部水肿,血中嗜酸性粒细胞升高。②幼虫移行至全身肌肉,引起肌炎和肌纤维肿胀、排列紊乱、横纹消失,甚至肌细胞坏死崩解。患者突出而多发的症状为全身肌肉疼痛,尤以腓肠肌、肱二头肌明显。③幼虫移行到肺,损伤肺毛细血管,产生局灶或广泛性肺出血、肺水肿。④幼虫侵犯心肌引起心肌炎,可导致心衰,为旋毛虫病死亡的主要原因。

(3) 成囊期:在感染后1个月,虫体周围形成梭形囊包,轻症患者急性症状消退,但肌痛可持续数月之久。严重患者出现恶病质、水肿、虚脱、毒血症和心肌炎等,甚至死亡。

7. 粪类圆线虫生活史由自生世代和寄生世代两部分组成。在寄生世代中,成虫主要在宿主小肠内寄生,幼虫可侵入肺、脑、肝等重要器官,引起粪类圆线虫病。其感染方式有三种:①经皮肤感染:自生世代生活的成虫产出虫卵,卵内孵出的杆状蚴,在外界环境不利时发育为丝状蚴,当人体皮肤与其接触,丝状蚴经皮肤侵入人体。②自体内感染：成虫在体内寄生，产出虫卵发育为杆状蚴，在宿主免疫力低下或便秘时，寄生肠道的杆状蚴可发育为具有感染性的丝状蚴，引起自体内感染。③自体外感染：当体内有虫体寄生时，丝状蚴随粪便排出，黏附在肛周，可直接从肛周皮肤侵入人体。

8. 马来丝虫成虫仅寄生于人体浅部淋巴系统，以下肢为多见，所以在急性炎症期，所致淋巴系统病变只表现为淋巴管炎、淋巴结炎、丹毒样皮炎，有时可出现发热。当病程发展为慢性阻塞期病变时，出现象皮肿，以下肢病变稍重。

班氏丝虫成虫除寄生于浅部淋巴系统外，还寄生于深部和泌尿生殖系统的淋巴组织内，故班氏丝虫患者除有马来丝虫病的症状外，急性期还可出现精索炎、附睾炎和睾丸炎，当发展为慢性阻塞期病变时，可发展为睾丸鞘膜积液。当班氏丝虫寄生所致主动脉前淋巴结或肠干淋巴结受阻，还可造成腰淋巴干压力明显升高，从而造成肾盂周围小淋巴管破裂，乳糜随小便排出，引起乳糜尿。此外，班氏丝虫病的象皮肿较重，还可出现阴囊象皮肿和阴唇象皮肿。

（程喻力）

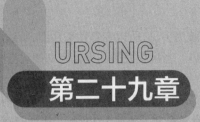

第二十九章

医学吸虫学

知 识 要 点

第一节 吸虫学概论

吸虫属于扁形动物门的吸虫纲。寄生人体的吸虫属于复殖目,称为复殖吸虫。

一、形态

大部分复殖吸虫的成虫背腹扁平,两侧对称,呈叶状或长舌状,通常具口吸盘与腹吸盘。

1. 体壁　由体被与肌肉层组成,中间为实质组织和埋在实质组织中的消化、生殖、排泄、神经系统等,缺体腔;具有保护虫体、吸收营养物质、感受外界刺激等生理功能。

2. 消化系统　由口、前咽、咽、食管和肠管组成,无肛门,未被消化吸收的食物残渣由口排出。

3. 生殖系统　除血吸虫外,人体吸虫均为雌雄同体。雄性生殖系统主要包括睾丸、输精管、储精囊、射精管或阴茎等结构。雌性生殖主要包括卵巢、输卵管、卵膜、梅氏腺、受精囊、卵黄腺、子宫等结构。

二、生活史

复殖吸虫的生活史发育阶段主要包括卵、毛蚴、胞蚴、雷蚴、尾蚴、囊蚴、后尾蚴(囊内脱尾的幼虫)与成虫。复殖吸虫的生活史具有有性世代与无性世代的交替,宿主的转换。人体吸虫无性世代多寄生于中间宿主;有性世代大多寄生于脊椎动物(终宿主)。

三、生理

大部分吸虫,都是通过糖的无氧酵解获取能源,蛋白质与脂肪酸相对不重要。不同的吸虫寄生的部位不同,因此吸虫利用氧的途径、需氧的程度各异。

四、分类

见表 29-1。

表 29-1　我国常见寄生人体吸虫的分类与其主要寄生部位

目	科	属	种	感染阶段	感染途径	主要寄生部位
复殖目 DigeneA	后睾科 Opisthorchiidae	支睾属 *Clonorchis*	华支睾吸虫 *C. sinensis*	囊蚴	经口	肝胆管
	片形科 Fasciolidae	姜片属 *Fasciolopsis*	布氏姜片吸虫 *F. buski*	囊蚴	经口	小肠

续表

目	科	属	种	感染阶段	感染途径	主要寄生部位
	并殖科 Paragonimidae	并殖属 Paragonimus	卫氏并殖吸虫 P. westermani	囊蚴	经口	肺(或脑)
		狸殖属 Pagumogonimus	斯氏狸殖吸虫 P. skrjabini	囊蚴	经口	皮下(或肝)
	裂体科 Schistosomatidae	裂体属 Schistosoma	日本裂体吸虫 S. japonioum	尾蚴	经皮肤	门脉系统

第二节 华支睾吸虫

一、形态

1. 成虫 ①体形狭长,似葵花子状,大小为(10~25)mm×(3~5)mm。②有口吸盘和腹吸盘各一个。③雌雄同体,睾丸2个,呈珊瑚状分支,前后排列;卵巢边缘分叶,位于睾丸之前;卵黄腺分布于虫体两侧。

2. 虫卵 ①虫卵很小,形似芝麻,黄褐色,大小为 $29\mu m \times 17\mu m$;②虫卵前端有盖,盖的两侧有肩峰样突起,后端有一疣状突起,卵内含毛蚴。

二、生活史

终宿主为人和猫、犬等食肉类哺乳动物,成虫寄生在肝胆管内。虫卵随粪便排出体外,入水被第一中间宿主豆螺、涵螺和纹沼螺吞食后在其体内孵化出毛蚴,经胞蚴、雷蚴发育成大量的尾蚴。尾蚴逸出进入第二中间宿主淡水鱼内,形成囊蚴。囊蚴为其感染阶段。人体感染主要是通过生的或半生的淡水鱼类,食入活的囊蚴。

三、致病

潜伏期一般为1~2个月,轻者无明显临床症状,严重者有头痛、头晕、倦怠无力、腹痛腹胀、肝区隐痛、浮肿和贫血等;晚期可出现肝脏轻度肿大,肝硬化腹水和侏儒症,甚至死亡。虫体的机械性刺激、阻塞和分泌代谢产物的刺激引起胆管上皮细胞增生,管腔狭窄,致阻塞性黄疸;肝胆管周围纤维结缔组织增生,肝实质萎缩,导致肝硬化;胆汁引流不畅,易继发细菌感染,发生胆管炎;虫卵、死亡的虫体及脱落的组织碎片可构成结石的核心,引起胆管或肝胆管结石;肝吸虫感染与胆管上皮细胞癌和肝细胞癌可能有一定关系。

四、诊断

粪便或十二指肠引流液中检获虫卵是确诊依据。

五、流行与防治

肝吸虫病主要在亚洲流行,我国为重流行地区,特别在广东、广西、福建等。不吃生鱼虾,防止食入活囊蚴是防治肝吸虫病的关键。治疗药物为吡喹酮。加强心理护理、饮食护理,注重休息,做好用药指导及预防指导,嘱患者定期复查。

第三节 布氏姜片吸虫

一、形态

1. 成虫 ①虫体肥厚,形似姜片,大小为(20~75)mm×(8~20)mm×(0.5~3)mm。②口吸盘较小,腹吸盘位于口吸盘下缘,比口吸盘大4~5倍,呈漏斗状,肉眼可见。③咽和食管短;睾丸两个前后排列;卵巢有分支,子宫盘曲在卵巢和腹吸盘之间。

2. 虫卵 ①虫卵呈椭圆形,两端钝圆,淡黄色,大小为(130~140)μm×(80~85)μm;②卵壳较薄,卵盖不太明显;③卵内含1个卵细胞和30~50个卵黄细胞。

二、生活史

成虫寄生于人或猪的小肠内。毛蚴在中间宿主扁卷螺内经胞蚴、母雷蚴与子雷蚴最后发育为尾蚴并自螺体逸出,尾蚴在菱角、荸荠等水生植物(传播媒介),或其他物体表面、水面上形成囊蚴;当人食入囊蚴后,虫体脱囊并吸附在小肠黏膜上,经1~3个月逐渐发育为成虫。

三、致病

姜片虫腹吸盘吸附肠黏膜,造成组织炎症,并继发细菌感染而形成脓肿,进而发生组织坏死,形成溃疡。虫体量较多时可覆盖肠壁,阻碍营养物质的吸收,引起消化功能紊乱等。虫体的代谢产物和分泌物可引起超敏反应和嗜酸性粒细胞增加。大量虫体感染时,可造成肠梗阻。主要临床表现为腹痛、腹泻等消化道症状。儿童患者有程度不同的浮肿、智力减退、发育障碍等。

四、诊断

常用方法有直接涂片法和粪便沉淀法。

五、流行与防治

姜片虫病是人猪共患的寄生虫病,主要分布在亚洲温带和亚热带地区。我国现在大部分流行区多呈小面积点状分布。姜片虫的感染与居民生食水生植物和饮用生水关系密切。开展卫生宣传教育,不生食不洁水生食物,不喝生水;科学养猪,加强粪便和水的管理,首选驱虫药物为吡喹酮。

第四节 卫氏并殖吸虫和斯氏狸殖吸虫

一、卫氏并殖吸虫

(一) 形态

1. 成虫　①椭圆形,背面隆起,腹面扁平,大小为$(7.5\sim12)$mm $\times(4\sim6)$mm $\times(3.5\sim5)$mm;②有口、腹吸盘;③雌雄同体,1 对分支睾丸,左右并列于虫体后 1/3 处;1 个分叶卵巢,与子宫并列于腹吸盘左右两侧。

2. 虫卵　①椭圆形,呈黄色,大小为$(80\sim118)\mu$m $\times (48\sim60)\mu$m;②卵壳厚薄不均,壳上有一大而明显的卵盖,略倾斜;③卵内含一个卵细胞和十余个卵黄细胞。

(二) 生活史

终宿主为人和猫、犬等食肉类哺乳动物,成虫寄生在肺内。虫卵随粪便排出体外,入水被第一中间宿主川卷螺吞食后在其体内孵化出毛蚴,经胞蚴、母雷蚴、子雷蚴发育为尾蚴。尾蚴逸出进入第二中间宿主淡水蟹或蝲蛄内,形成囊蚴。囊蚴为其感染阶段。人体感染主要是通过生食或半生食含有活囊蚴的淡水蟹或蝲蛄而感染。成虫主要寄生于肺组织,还可侵入皮下、肝、脑、脊髓等组织器官,形成异位寄生。

(三) 致病

卫氏并殖吸虫病分为急性期和慢性期。

1. 急性期　主要由童虫在内脏组织器官中移行窜扰导致组织炎症所致。患者可表现为低热、乏力及荨麻疹等非特异性症状;重者可出现全身超敏反应、高热、腹痛、胸痛及咳嗽等症状。

2. 慢性期　病理变化分为 3 期。①脓肿期:系虫体早期在宿主组织器官中移行寄居所致;②囊肿期:脓肿壁组织增生而变厚,形成肉眼可见的结节状或球状囊肿;③纤维瘢痕期:虫体死亡或转移,囊内容物被排出或吸收,囊腔由肉芽组织完全填充、纤维化,最后形成瘢痕,病灶愈合。

临床表现有①胸肺型肺吸虫病:以咳嗽、胸痛、咳血痰或铁锈色痰为主要症状;②腹型肺吸虫病:以腹痛、腹泻,有时大便带血为主要症状;③脑型肺吸虫病:可出现头晕、头疼、癫痫、偏瘫、视力障碍等;④皮肤型可见皮下包块及结节等。

(四) 诊断

常用实验诊断方法有①病原学检查:痰或粪便虫卵检查;活组织检查;脑脊液检查。②免疫学诊断:IHA、ELISA 等。③影像学检查:X 线、B 超、CT 及 MRI 等。

(五) 流行与防治

日本、朝鲜、俄罗斯以及非洲和南美洲均有卫氏并殖吸虫病,我国普查本病血清学阳性率为 1.71%。患者和犬、猫等保虫宿主均为本病的传染源,野猪、猪、兔、大鼠、蛙、鸡、鸟等动物可作为本病的转续宿主;溪蟹、蝲蛄为其第二中间宿主。不生食或半生食含活囊蚴的溪蟹、蝲蛄等中间宿主。治疗药物首选吡喹酮。

二、斯氏狸殖吸虫

(一)形态

1. 成虫 ①两端较尖,前宽后窄,似梭状,大小为$(3.5~6.0)$mm × $(11.0~18.5)$mm,宽长比例为1:2.4~1:3.2;②有口、腹吸盘;③雌雄同体,1对分支睾丸,左右并列于虫体后1/3处;1个分叶卵巢,与子宫并列于腹吸盘左右两侧。

2. 虫卵 大小及内部结构与卫氏并殖吸虫相似。

(二)生活史

生活史与卫氏并殖吸虫相似,第一中间宿主为泥泞拟钉螺等小型或微型螺类;第二中间宿主为淡水蟹。多种动物,如蛙、鸟、鸭、鼠等可作为本虫转续宿主。终末宿主为果子狸、猫、犬、豹猫等哺乳动物,人是本虫的转续宿主。

(三)致病

本虫是以兽为主的人兽共患寄生虫种。在动物体内,虫体在肺、胸腔等处结囊、成熟产卵,引起类似卫氏并殖吸虫的一系列典型病变。人是本虫的非正常宿主,在人体内,侵入的虫体大多数停留在童虫状态,到处游窜,造成局部或全身性病变,导致幼虫移行症。

(四)诊断

在痰和粪中找不到虫卵。当有皮下包块出现时,切除并做活组织检查是最可靠诊断方法。除此之外,免疫学诊断则是最常用的辅助诊断方法。

(五)流行与防治

斯氏狸殖吸虫分布范围是由我国青海起向东至山东止这条线以南地区。小鼠、大鼠、豚鼠、黑斑蛙、虎纹蛙和雏鸡等动物可作为本虫转续宿主,推测人体可能因误食这些动物的未煮熟肌肉而感染。防治原则与卫氏并殖吸虫病相似,治疗本病的首选药物为吡喹酮。

第五节 日本血吸虫

一、形态

1. 成虫 ①雄虫圆柱形,长12~20mm,具抱雌沟,7个睾丸呈串珠样排列于腹吸盘之后虫体的背面;②雌虫较细,长12~28mm,卵巢椭圆形,位于虫体中后部。

2. 虫卵 ①椭圆形,淡黄色,大小为$(70~105)\mu$m × $(50~80)\mu$m;②卵壳厚薄均匀,无卵盖,卵壳一侧有小棘,是鉴别日本血吸虫卵的重要标志;③成熟虫卵内含一个毛蚴。

二、生活史

终宿主是人;中间宿主是钉螺;保虫宿主是牛等多种哺乳动物。尾蚴是感染期,经皮肤感染人体。成虫寄生于门脉-肠系膜静脉系统内,雌虫在肠黏膜下层的静脉末梢内产卵;虫卵可伴随坏死组织一起落入肠腔,随宿主粪便排出体外;入水后孵化出毛蚴,在中间宿主钉螺体内,发育为母胞蚴、子胞蚴,形成大量尾蚴,从螺内逸出入水。终宿主接触疫水时,水中尾蚴脱去尾部进入表皮变为童虫。童虫侵入真皮层的淋巴管或微小血管至静脉系统,随血液循环经右心到肺,通过肺泡小血管,再由左心室进入体循环,到达肠系膜上、下动脉,并随血流移至肝内门脉系统,发育成熟。从尾蚴经皮肤感染至交配产卵一般为24天左右,其成虫寿命为2~5年,最长可达40年。

三、致病

1. 致病机制

(1)尾蚴:尾蚴穿入人体皮肤引发的I型超敏反应,称尾蚴性皮炎。

(2)童虫:童虫移行肺部引发肺炎和一些全身超敏反应。

(3)成虫:成虫在静脉内寄生,其活动、压迫和阻塞等原因可导致静脉炎和静脉周围炎,并可引起III型超敏反应,表现为肾小球肾炎等。

(4)虫卵:虫卵为日本血吸虫的主要致病阶段。受累最严重的组织器官是肠壁和肝脏。虫卵的主要致病因子是其所释放的可溶性虫卵抗原(SEA)刺激宿主,在虫卵周围产生炎症反应。反复的炎性刺激及迁延不愈的病程合虫卵周围组织形成肉芽肿及纤维化,是导致慢性血吸虫病的主要原因。

2. 临床类型及表现

(1) 急性期血吸虫病:起病较急,多见于初次感染者、慢性期或晚期血吸虫病急性发作的患者。

(2) 慢性血吸虫病:可由急性逐步转向慢性,亦可因少量多次感染所致。其临床表现可分为无症状型和有症状型两大类。

(3) 晚期血吸虫病:由于反复或大量感染,虫卵肉芽肿严重损害肝脏组织结构,形成干线型肝硬化,造成窦前静脉广泛阻塞,引起门脉高压,临床上可分为巨脾型、腹水型、结肠增殖型和侏儒型四型。

(4) 异位血吸虫病:成虫寄生或虫卵沉积在肝脏和肠壁以外的组织和器官造成的损害称为异位血吸虫病。

四、诊断

1. 病原学诊断　粪便直接涂片法、改良加藤厚涂片法、毛蚴孵化法和直肠镜活组织检查。

2. 免疫学诊断　环卵沉淀试验,间接血凝试验、免疫酶技术,间接荧光抗体试验等。

五、流行与防治

传染源包括血吸虫感染者、家畜及一些野生动物,水牛为重要保虫宿主。血吸虫病的传播包括含虫卵的粪便污染水源,水体中有钉螺以及人体由于生产和生活活动与疫水接触三个重要环节。

我国防治血吸虫病的基本方针是:加强宣传教育、治疗患者及病畜、消灭钉螺、加强粪便管理和做好个人防护。当前治疗血吸虫病的首选药物是吡喹酮。

早期血吸虫病,督促及指导患者用药;急性期血吸虫病,对症处理,进食营养丰富且易消化的流质或半流质饮食;晚期血吸虫病,限制钠、水、蛋白质的摄入,少食多餐,以易消化少纤维少刺激免胀气的软食或半流质饮食为主。加强心理护理,给予精神安慰。

第六节　其他吸虫

一、肝片形吸虫

(一) 形态

1. 成虫　①背腹扁平,叶状,大小为(20~30)mm×(8~13)mm。②有口、腹吸盘;虫体前端有一明显的头锥。③消化系统有咽、食管和两肠支;睾丸前后排列;卵巢1个位于睾丸之前;子宫盘曲在卵巢与腹吸盘之间。

2. 虫卵　①椭圆形,淡黄褐色,大小为(130~150)μm×(63~90)μm;②卵壳薄,卵的一端有一不明显的小盖,倾斜;③卵内含有一个卵细胞和许多卵黄细胞。

(二) 生活史

成虫寄生在终宿主牛、羊等食草性哺乳动物的肝胆管内,虫卵随胆汁经肠道排出体外,在水中孵出毛蚴,侵入中间宿主椎实螺体内,经胞蚴、母雷蚴、子雷蚴,产生大量的尾蚴。成熟尾蚴逸出螺体,形成囊蚴。囊蚴被终宿主食入后,达到十二指肠内后尾蚴脱囊逸出为童虫。童虫主动穿过肠壁进入腹腔,钻入肝脏,最后在胆管内发育为成虫。

(三) 致病

1. 致病机制　主要是由于童虫在组织器官中移行破坏及成虫寄生引起的机械性损伤和分泌代谢产物产生的毒性作用所致。

2. 临床表现

(1) 急性期:发生在感染后 2~12 周。此期患者主要表现为突发性高热、腹痛,并常伴有食欲不振、胀气、呕吐、腹泻或便秘,并出现贫血、肝脾肿大、腹水、嗜酸性粒细胞增多等症状。

(2) 隐匿期:通常在感染后 4 个月左右,急性期表现减退或消失,慢性期表现尚未显现,或偶有胃肠不适。

(3) 慢性期:为成虫在肝胆管内寄生引起胆管炎和胆管上皮细胞增生的阶段。患者右上腹或上腹部疼痛、间歇性胆绞痛、恶心、不耐脂肪食物、贫血、黄疸、肝肿大等。

（四）诊断

粪便或十二指肠引流液中检获虫卵是确诊的依据。

（五）流行与防治

肝片形吸虫呈世界性分布。羊、牛等食草动物感染率高，人体感染多为散在性发生。不生食水生媒介植物；不饮生水；不生食或半生食牛肝、羊肝，防止病从口入。治疗药物有硫双二氯酚和三氯苯达唑等。

二、异形吸虫

（一）形态

1. 成虫　①虫体微小，呈椭圆形。②部分种类有生殖吸盘。③前咽明显，食管细长，肠支长短不一；睾丸1~2个，卵巢位于睾丸之前，受精囊明显。

2. 虫卵　与华支睾吸虫的虫卵形态相似。

（二）生活史

成虫寄生于终宿主鸟类及哺乳动物的肠道，虫卵入水后第一中间宿主淡水螺类吞食，毛蚴孵出，经胞蚴、雷蚴，尾蚴从螺体逸出，侵入第二中间宿主鱼或蛙体内，发育为囊蚴。终宿主吞食含有囊蚴的鱼或蛙而获感染，囊蚴在终宿主消化道内脱囊，在小肠发育为成虫并产卵。

（三）致病

成虫体小，在肠道寄生时有钻入肠壁的倾向，因而虫卵可进入肠壁血管。异形吸虫在小肠一般只引起轻度炎症反应，重度感染者可出现消化道症状和消瘦。进入肠黏膜下层肠壁血管的虫卵有可能进入小静脉，也可能从门静脉通过肝小叶叶间小静脉进入血窦，经血流进入体循环，虫卵也就可被带至人体各种组织或器官，如脑、脊髓、肝、脾、肺、心肌等，引起急性或慢性损害。

（四）诊断

常规的病原学检查方法是用粪便涂片法及沉渣法镜检虫卵。

（五）流行与防治

异形吸虫病在亚洲地区的日本、朝鲜、菲律宾、俄罗斯西伯利亚地区、土耳其、以色列等国都有流行，注意饮食卫生，不吃生的或未煮熟的鱼肉和蛙肉是避免异形吸虫感染的重要方法。治疗药物可使用吡喹酮。

练 习 题

一、选择题

A1 型题

1. 华支睾吸虫（肝吸虫）的保虫宿主是

    A. 草食类动物　　　　　　B. 淡水螺类　　　　　　C. 淡水鱼类

    D. 食肉类哺乳动物　　　　E. 海水鱼类

2. 在我国，华支睾吸虫的第一、第二中间宿主分别是

    A. 拟钉螺/石蟹　　　　　　B. 钉螺/淡水鱼　　　　　C. 豆螺/蝲蛄

    D. 椎实螺/淡水虾　　　　　E. 沼螺/淡水鱼

3. 下列因素中与华支睾吸虫病的感染有关的是

    A. 居民生产生活赤脚下水

    B. 居民以人粪便养鱼，并生食福寿螺的习惯

    C. 居民以人粪便养鱼，喜食"鱼生粥"

    D. 居民喜生食菱角、茭白等水生植物

    E. 居民与塘水接触，并喜食淡水蟹类

4. 有关华支睾吸虫虫卵的描述,**错误**的是

    A. 是蠕虫卵中最小者   B. 卵壳较厚,黄褐色

    C. 卵壳后端有一小疣   D. 卵内有一个卵细胞和多个卵黄细胞

    E. 有卵盖,两侧有肩峰样突起

5. 华支睾吸虫成虫寄生在人体的

    A. 肝脏血管内   B. 肠系膜静脉内   C. 肝胆管内

    D. 肝细胞内   E. 肝静脉内

6. 华支睾吸虫的感染原因是

    A. 食入含幼虫卵   B. 与疫水接触,尾蚴钻入皮肤

    C. 媒介昆虫叮咬   D. 食入含有囊蚴的淡水鱼虾

    E. 食入含有囊蚴的淡水蟹

7. 华支睾吸虫病的主要防治原则是

    A. 不生食或半生食猪肉   B. 不生食或半生食淡水鱼、虾

    C. 不生食和半生食蛇、蛙肉   D. 不生食或半生食蟹类,蝲蛄

    E. 不生食或半生食水生植物

8. 下列寄生虫中睾丸左右并列的是

    A. 肺吸虫   B. 肝吸虫   C. 血吸虫   D. 姜片虫   E. 肝片形吸虫

9. 避免生食或半生食溪蟹、蝲蛄可预防感染的寄生虫是

    A. 肝吸虫   B. 肺吸虫   C. 血吸虫   D. 姜片虫   E. 以上都不是

10. 关于肺吸虫生物学特性的描述**不正确**的是

    A. 肺吸虫子宫与卵巢左右并列,两睾丸左右并列

    B. 卵壳厚薄不均,有一大而明显的卵盖,略倾斜

    C. 因生食含有活囊蚴的蝲蛄或溪蟹而感染

    D. 童虫可窜扰移行侵入大脑

    E. 第一中间宿主是扁卷螺

11. 下列寄生虫中可经痰液检查发现病原体的是

    A. 肝吸虫   B. 肺吸虫   C. 姜片吸虫

    D. 日本血吸虫   E. 斯氏狸殖吸虫

12. 人体感染肺吸虫病的原因是

    A. 与肺吸虫患者密切接触   B. 食入未充分煮熟的川卷螺

    C. 食入生的或未煮熟的蝲蛄和溪蟹   D. 虫卵污染了食物或水源

    E. 与疫水接触,经皮肤感染尾蚴

13. 下列寄生虫病诊断中需用 NaOH 消化法处理痰液的是

    A. 肝吸虫卵   B. 肺吸虫卵   C. 姜片吸虫卵

    D. 血吸虫卵   E. 以上都不对

14. 肺吸虫所致的组织与器官病理损害**不包括**

    A. 脓肿期   B. 烧瓶样溃疡

    C. 囊肿期   D. 纤维瘢痕期

    E. 咳出物中含有大量夏科雷登结晶

15. 下列对姜片虫生活史描述中**错误**的是

    A. 成虫寄生于人体小肠   B. 卵入水后被川卷螺吞食

    C. 扁卷螺为中间宿主   D. 水生植物为传播媒介

    E. 感染阶段为囊蚴

16. 下列寄生虫病中**不属于**食源性感染的是
    A. 血吸虫病　　　　　　　　B. 肝吸虫病　　　　　　　　C. 肺吸虫病
    D. 姜片虫病　　　　　　　　E. 钩虫病

17. 下列寄生虫病中晚期可导致患者出现上消化道大出血的是
    A. 肝吸虫病　　　　　　　　B. 血吸虫病　　　　　　　　C. 肺吸虫病
    D. 姜片吸虫病　　　　　　　E. 蛲虫病

18. 日本血吸虫常见引起人体异位损害的部位是
    A. 肺和脑　　　　　　　　　B. 肝和肾　　　　　　　　　C. 肠壁和肾
    D. 肝和肠壁　　　　　　　　E. 皮肤和眼

19. 下列关于日本血吸虫生物学描述**错误**的是
    A. 虫卵卵壳上有一侧棘　　　B. 成虫雌雄异体　　　　　　C. 需要一个中间宿主
    D. 尾蚴为叉尾型尾蚴　　　　E. 囊蚴为感染时期

20. 下列**不是**日本血吸虫感染所致宿主免疫病理损害的是
    A. 尾蚴性皮炎　　　　　　　　　　　　B. 童虫移行引起的肺脏损害
    C. 成虫引起的静脉血管炎症　　　　　　D. 虫卵引起的组织虫卵肉芽肿和纤维化
    E. 免疫溶血

21. 血吸虫病患者肝脏出现纤维化的主要原因是
    A. 成虫分泌毒素的刺激
    B. 童虫和成虫代谢产物引起的肝脏组织超敏反应
    C. 死亡虫体裂解产物引起的肉芽肿反应
    D. 虫卵肉芽肿形成引起的肝脏组织炎症反应
    E. 童虫移行时引起的肝脏炎症损害

B1 型题

(1~4 题共用备选答案)
    A. 川卷螺　　　　　　　　　B. 扁卷螺　　　　　　　　　C. 钉螺
    D. 豆螺　　　　　　　　　　E. 椎实螺

1. 肝吸虫的中间宿主是
2. 肺吸虫的中间宿主是
3. 姜片吸虫的中间宿主是
4. 血吸虫的中间宿主是

(5~8 题共用备选答案)
    A. 肺脏　　　　　　　　　　B. 肝胆管　　　　　　　　　C. 肠系膜静脉
    D. 小肠　　　　　　　　　　E. 肝脏实质组织

5. 华支睾吸虫的寄生部位是
6. 肺吸虫的寄生部位是
7. 血吸虫的寄生部位是
8. 姜片吸虫的寄生部位是

(9~11 题共用备选答案)
    A. 痰液涂片法　　　　　　　B. 骨髓穿刺法　　　　　　　C. 碘液染色法
    D. 吖啶橙染色试验　　　　　E. 十二指肠引流法

9. 检查肝吸虫可用
10. 检查肺吸虫可用
11. 检查血吸虫可用

（12~15 题共用备选答案）

    A. 生食水生植物经口食入囊蚴   B. 接触疫水经皮肤感染尾蚴

    C. 生食或半生食鱼肉经口食入囊蚴   D. 生食或半生食虾蟹经口食入囊蚴

    E. 局部敷贴生蛙肉

12. 姜片虫病的感染方式是

13. 肺吸虫病的感染方式是

14. 肝吸虫病的感染方式是

15. 日本血吸虫病的感染方式是

（16~17 题共用备选答案）

    A. 肝硬化、腹水   B. 肝脾淋巴结肿大   C. 尿急、尿频、尿痛

    D. 畏光、流泪   E. 发热、咳嗽、胸痛和伴有咳血痰

16. 血吸虫病患者表现为

17. 肺吸虫病患者表现为

（18~21 题共用备选答案）

    A. 从痰液中检查虫卵   B. 作十二指肠引流液检查虫卵

    C. 取粪便涂片检查虫卵   D. 取阴道分泌物检查滋养体

    E. 取肠黏膜活体组织检查虫卵

18. 肺吸虫感染的实验诊断方法是

19. 肝吸虫感染的实验诊断方法是

20. 血吸虫感染的实验诊断方法是

21. 姜片吸虫感染的实验诊断方法是

下列寄生虫侵入人体的途径及寄生部位是

（22~26 题共用备选答案）

    A. 囊蚴经口，幼虫寄生于人体全身各处   B. 囊蚴经口，成虫寄生于小肠

    C. 囊蚴经口，成虫寄生于肝胆管   D. 囊蚴经口，成虫寄生于肺

    E. 尾蚴经皮肤，成虫寄生于门脉系统

22. 斯氏狸殖吸虫

23. 日本血吸虫

24. 布氏姜片吸虫

25. 华支睾吸虫

26. 卫氏并殖吸虫

X 型题

1. 我国防治血吸虫病的原则和策略是

    A. 因地制宜   B. 综合治理   C. 科学防治

    D. 预防注射   E. 加强粪管

2. 诊断华支睾吸虫病的依据有

    A. 肝脏损害   B. 有吃生的或未熟的淡水鱼、虾的病史

    C. 皮肤、巩膜黄染   D. 皮内试验阳性

    E. 粪便检查检出虫卵

3. 在临床上卫氏并殖吸虫病常见的损伤部位有

    A. 肺   B. 脑   C. 腹壁

    D. 皮肤   E. 肠系膜

4. 华支睾吸虫的保虫宿主有

   A. 犬   B. 猫   C. 猪

   D. 鼠   E. 家禽

5. 卫氏并殖吸虫的主要形态特征为

   A. 睾丸与子宫左右并列   B. 卵巢与卵黄腺左右并列   C. 口、腹吸盘左右并列

   D. 二睾丸左右并列   E. 卵巢与子宫左右并列

6. 日本血吸虫常见的病变部位有

   A. 肝脏   B. 结肠   C. 皮肤

   D. 脾脏   E. 肠系膜

7. 卫氏并殖吸虫可以寄生在人体的

   A. 肺   B. 肝   C. 脑

   D. 皮下组织   E. 腹腔

8. 日本血吸虫卵能进入肠腔随粪便排出体外的原因有

   A. 肠蠕动增强   B. 腹内压增高   C. 血管内压增加

   D. 卵内毛蚴分泌物破坏肠壁   E. 肠道细菌协同作用

9. 卫氏并殖吸虫的致病作用主要是

   A. 童虫或成虫在人体移行及寄居造成的机械性损伤

   B. 夺取营养

   C. 代谢产物引起的免疫病理反应

   D. 对附近组织和器官压迫作用

   E. 异位性损害

10. 华支睾吸虫病在一个地区流行的因素有

   A. 传染源的存在   B. 第一中间宿主淡水螺的存在

   C. 第二中间宿主淡水鱼、虾的存在   D. 粪便直接入水

   E. 人群有吃生的或未熟的淡水鱼、虾的习惯

11. 华支睾吸虫病的临床表现有

   A. 消化道症状   B. 胆道炎、胆囊炎   C. 胆结石

   D. 肝硬化   E. 诱发肝癌

12. 布氏姜片吸虫对人体的危害有

   A. 强大的腹吸盘吸附肠壁,造成的机械性损伤

   B. 虫体的代谢产物诱发的超敏反应

   C. 消化与吸收功能紊乱

   D. 浮肿

   E. 严重感染的儿童可致发育障碍

13. 日本血吸虫可致病的阶段有

   A. 成虫   B. 虫卵   C. 童虫

   D. 尾蚴   E. 囊蚴

二、名词解释

1. 姜片虫病传播媒介: 2. 尾蚴性皮炎: 3. 可溶性虫卵抗原:

4. 异位血吸虫病:

三、填空题

1. 预防姜片虫病的关键是_____,常用有效药物是_____。

2. 华支睾吸虫的感染期为_____,其感染途径为_____,常用的病原学检查方法为_____。

3. 肝吸虫病的防治原则为_____、_____和_____,常用的治疗药物为_____。

4. 布氏姜片吸虫的诊断阶段为_____和_____。

5. 寄生于人体的血吸虫有_____、_____、_____、_____和_____等。

6. 日本血吸虫免疫逃避的机制为_____、_____、_____。

7. 日本血吸虫病所特有的免疫学方法是_____和_____。

8. 日本血吸虫虫卵肉芽肿的形成机制是T细胞介导的_____型超敏反应;血吸虫肾病损害是由_____型超敏反应所致;尾蚴性皮炎属于宿主产生的_____型和_____型超敏反应。

9. 日本血吸虫生活史的各个阶段中,对人危害最大的阶段是_____,它在组织器官中引起的病理变化为_____。

10. 在我国寄生于人体的血吸虫称日本血吸虫,它的中间宿主是_____,主要致病阶段是_____。

四、简答题

1. 简述姜片虫生活史特点与致病关系。

2. 简述华支睾吸虫的生活史及华支睾吸虫病的临床表现。

3. 引起脑组织损害的吸虫有哪几种?分别举出其主要寄生部位、感染阶段、感染方式及保虫宿主。

4. 简述人感染肺吸虫病的方式、临床分型及如何防治。

5. 简述血吸虫虫卵肉芽肿的形成对机体的影响。

6. 为什么寄生在终宿主门静脉及肠系膜静脉内的日本血吸虫产出的虫卵会随粪便排出体外?

7. 日本血吸虫的主要致病虫期是什么?为什么?

参 考 答 案

一、选择题

A1 型题

1. D;　2. E;　3. C;　4. D;　5. C;　6. D;　7. B;　8. A;　9. B;　10. E;

11. B;　12. C;　13. B;　14. B;　15. B;　16. A;　17. B;　18. A;　19. E;　20. E;

21. D

B1 型题

1. D;　2. A;　3. B;　4. C;　5. B;　6. A;　7. C;　8. D;　9. E;　10. A;

11. D;　12. A;　13. D;　14. C;　15. B;　16. A;　17. E;　18. A;　19. B;　20. E;

21. C;　22. A;　23. E;　24. B;　25. C;　26. D

X 型题

1. ABC;　　2. ABCDE;　　3. ABCD;　　4. ABCD;　　5. DE;

6. AB;　　7. ABCDE;　　8. ABCD;　　9. ACE;　　10. ABCDE;

11. ABCDE;　　12. ABCDE;　　13. ABCD

二、名词解释

1. 姜片虫病传播媒介:姜片虫的尾蚴从中间宿主扁卷螺逸出,在菱角、荸荠等水生植物表面形成囊蚴,人或猪因生食含有姜片虫活囊蚴的水生植物而感染。按寄生虫学宿主概念,水生植物不能称为中间宿主,但从姜片虫病流行病学来说,这些水生植物称为姜片虫病传播媒介。

2. 尾蚴皮炎:又称血吸虫皮炎,是在血吸虫尾蚴侵袭人体时,所引起的一种以局部瘙痒性丘疹为特征的急性炎症反应。病变部位多见于手、足及上、下肢等经常接触疫水的部位。尾蚴侵入皮肤后,局部有刺痛痒感觉,几小时后尾蚴侵入处由于小斑点渐变成小米粒大小突出的红色丘疹,有痒感;搔痒后可造成皮肤破溃糜烂感染,少数人有发热、淋巴结肿痛。

3. 可溶性虫卵抗原：血吸虫虫卵中毛蚴分泌的一种抗原，可透过卵壳上的微孔渗透到组织中，激活免疫系统，致敏 T 细胞，当再次受到抗原刺激时，刺激致敏的淋巴细胞释放淋巴因子，吸引巨噬细胞、嗜酸性粒细胞、淋巴细胞、浆细胞和成纤维细胞聚集到虫卵周围，形成肉芽肿。

4. 异位血吸虫病：日本血吸虫虫卵沉积在门脉系统以外的组织、器官形成虫卵肉芽肿引起的损害称为异位损害，所患的疾病称为异位血吸虫病。异位血吸虫病常导致肺、脑的损害。

三、填空题

1. 不生食水生植物；吡喹酮

2. 囊蚴；生食淡水鱼虾；粪便沉淀法

3. 治疗患者；切断传播途径；注意饮食卫生；吡喹酮或阿苯达唑

4. 虫卵；成虫

5. 日本裂体吸虫；埃及裂体吸虫；曼氏裂体吸虫；湄公裂体吸虫；间插裂体吸虫

6. 成虫获得宿主的血型抗原和免疫球蛋白；合成宿主抗原；虫体皮层外膜不断更新

7. 环卵沉淀试验；尾蚴膜试验

8. Ⅳ；Ⅲ；Ⅰ；Ⅳ

9. 虫卵；虫卵肉芽肿

10. 钉螺；虫卵

四、简答题

1. 姜片虫生活史有如下特点：成虫寄生于小肠内，虫体产出虫卵随宿主粪便排出；虫卵入水，温度适宜，3~7 周孵出毛蚴；中间宿主为扁卷螺，毛蚴侵入螺内发育，经幼体增殖最后发育为尾蚴并自螺体逸出。尾蚴在菱角、荸荠等水生植物(传播媒介)，或其他物体表面、水面上形成囊蚴。人因生食水生植物，囊蚴经口感染，感染后 1~3 个月虫体发育为成虫。与致病关系为感染者有生食水生植物(菱角、荸荠等)或饮用生水史。

虫体侵入人体后，直至发育为成虫，因无肠外移行过程，对大部分感染者都是轻度感染，一般无症状，或只有消化道炎性症状；当虫体量较多时可覆盖肠壁，阻碍营养物质的吸收，造成不同程度营养不良，消化功能紊乱等；有时，虫体的代谢产物和分泌物可引起超敏反应和嗜酸性粒细胞增加；大量虫体感染时，可造成肠梗阻，甚至肠穿孔等。

2. 华支睾吸虫的成虫寄生于人及哺乳动物(猫、犬)的肝胆管内，虫卵随着胆汁进入消化道，随粪便排出体外；卵入水，在第一中间宿主豆螺或沼螺体内孵化出毛蚴，再发育繁殖成为尾蚴，自螺体逸出，遇到第二中间宿主淡水鱼或虾，侵入其体内发育为囊蚴；囊蚴是感染阶段，终宿主因食入含有囊蚴的鱼而感染，囊蚴在十二指肠内脱囊成为童虫，经胆总管到肝胆管内发育为成虫。

华支睾吸虫病临床表现有消化不良、腹痛、肝区隐痛、肝脏肿大等。急性患者起病急，可出现肝区疼痛、肝肿大及压痛、轻度黄疸及食欲不振、恶心呕吐、血沉加快、转氨酶增高等，常被误诊为急性肝炎、胆道感染、急性肠炎。严重感染者在晚期可以造成肝硬化、出现腹腔积液，亦可并发胆管(囊)炎、胆绞痛、阻塞性黄疸及原发性胆管上皮癌等。

3. 引起脑组织损害的吸虫有：卫氏并殖吸虫；日本血吸虫；斯氏狸殖吸虫。

卫氏并殖吸虫主要寄生部位是肺，感染阶段是囊蚴，经饮食传播，保虫宿主是猫、狗。

日本血吸虫寄生部位是肠系膜门静脉系统，感染阶段是尾蚴，经皮肤接触传播，保虫宿主是牛、猪等哺乳动物。

斯氏狸殖吸虫可寄生在皮下及内脏，感染阶段是囊蚴，经饮食传播，保虫宿主是猫、狗。

4. 生食或半生食溪蟹、蝲蛄的习惯是造成肺吸虫感染的重要原因。

肺吸虫病的临床分型包括①胸肺型肺吸虫病：以咳嗽、胸痛、咳血痰或铁锈色痰为主要症状，痰中可查出虫卵，易被误诊为肺结核病；②腹型肺吸虫病：以腹痛、腹泻，有时大便带血为主要症状；③脑型肺吸虫病：可出现头晕、头疼、癫痫、偏瘫、视力障碍等；④皮肤型可见皮下包块及结节等。

改变生食习惯，避免生食或半生食含活囊蚴的溪蟹、蝲蛄等中间宿主；或勿饮生水是防治本病最有效的措施。常用治疗肺吸虫病的药物为吡喹酮等。

5. 血吸虫虫卵肉芽肿形成是宿主对虫体抗原(致病因子)的一种免疫应答。一方面通过虫卵肉芽肿反应将虫卵破坏清除,并能隔离、局限虫卵释放的抗原,减少抗原抗体复合物的形成及对机体的损害。另一方面,肉芽肿形成破坏了宿主正常组织,不断形成的虫卵肉芽肿,形成相互连接的瘢痕,导致干线型肝硬化及肠壁纤维化等一系列病变。

6. 日本血吸虫成虫寄生在终宿主门静脉、肠系膜静脉,所产的虫卵部分沉积于肠壁小血管中,约经11天卵内的细胞发育成毛蚴。由于毛蚴分泌可溶性虫卵抗原(SEA)可透过卵壳,破坏血管壁,并使周围组织出现炎症、坏死,形成小的脓肿。由于肠蠕动、腹内压增加,以及血管内压的波动,致使脓肿向肠腔破溃,虫卵随溃破的坏死组织落入肠腔,随粪便排出。

7. 血吸虫发育的不同阶段尾蚴、童虫、成虫和虫卵均可对宿主产生一定程度的损害。尾蚴侵入皮肤引起尾蚴性皮炎;童虫在组织中移行主要引起肺部损害;成虫可引起轻微的机械性损害,如静脉内膜炎等,一般无明显致病作用。血吸虫病的病变主要由虫卵引起,虫卵主要沉着在宿主的肝及结肠肠壁等组织,所引起的虫卵肉芽肿和纤维化是血吸虫病的主要病变,在临床上出现一系列的临床表现。因此日本血吸虫的主要致病虫期是虫卵。

(廖 力)

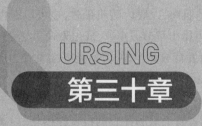

医学绦虫学

知 识 要 点

第一节　绦虫学概论

一、形态

1. 成虫　扁长如带状,白色或乳白色,背腹扁平、左右对称、大多分节,无口和消化道,缺少体腔。因虫种不同体长可从数毫米至数米不等。虫体由前至后依次分为头节,颈部和链体三部分。

2. 虫卵　圆叶目绦虫卵呈圆球形,外面有较薄的卵壳,内有一较厚的胚膜,卵内是已发育的幼虫,内有3对小钩,称六钩蚴。假叶目绦虫卵为椭圆形,卵壳较薄,一端有小盖,卵内含一个卵细胞和若干个卵黄细胞。

3. 幼虫　是在中间宿主体内的发育阶段,称为中绦期或续绦期。各种绦虫的中绦期形态结构各不相同。各种中绦期幼虫名又可冠以属的名称,如猪囊尾蚴指猪带绦虫的囊尾蚴,曼氏裂头蚴指曼氏迭宫绦虫的裂头蚴。

二、生活史

绦虫的成虫寄生于脊椎动物的小肠中,虫卵自子宫孔排出或随孕节脱落而排出。圆叶目绦虫生活史只需1个中间宿主,少数不需要中间宿主。虫卵被中间宿主吞食后,其中的六钩蚴孵出钻入宿主肠壁,随血流到达组织内,发育成中绦期幼虫。假叶目绦虫生活史需要2个中间宿主。虫卵排出后必须进入水中才能继续发育,孵出的幼虫有3对小钩称为钩球蚴,钩球蚴在第一中间宿主剑水蚤体内发育成中绦期幼虫原尾蚴;进入第二中间宿主鱼或其他脊椎动物体内后,发育为裂头蚴,裂头蚴是感染期幼虫,必须进入终宿主肠道后才能发育为成虫。

第二节　链状带绦虫

一、形态

成虫呈白色或乳白色,背腹扁平,分节,扁长如腰带,长2~4m,前端较细,向后渐扁阔,节片较薄,略透明。分为头节、颈部和链体三部分,链体由700~1 000个节片组成,分成幼节、成节、孕节。头节上有4个圆形吸盘,一个头顶,有25~50个小钩内外排成2圈。孕节也叫妊娠节片,窄长方形,仅存充满虫卵的子宫向两侧分支,每侧7~13支,各分支不整齐并可继续分支而呈树枝状。

虫卵大小14~20μm,壳很薄而脆弱,外层为较厚的胚膜,具放射状条纹,内含1个六钩蚴。幼虫即囊尾蚴,俗称囊虫,为白色半透明、卵圆形的囊状体,囊内充满透明的囊液。

二、生活史

终宿主是人，成虫以头节吸盘和小钩固着在人体小肠的肠壁，孕节随粪便排出体外。中间宿主是家猪和野猪。囊尾蚴在猪体内寄生的部位主要是运动较多的肌肉，以股内侧肌最多，也可以寄生于脑、眼等处。人误食带有活囊尾蚴的猪肉，经 2~3 个月发育为成虫并可排出孕节或虫卵，成虫寿命可达 25 年以上。

人为中间宿主时，是误食虫卵或孕节后，可在人体内发育成囊尾蚴，但不能继续发育为成虫。人感染虫卵的方式有 3 种：①自体内重复感染；②自体外重复感染；③异体感染。

三、致病

1. 成虫致病　摄取宿主营养和头节小钩、吸盘和体表微毛对肠黏膜的机械性损伤，以及绦虫代谢产物刺激引起腹痛、腹泻、消化不良、体重减轻和头晕等，一般患者症状较轻。

2. 幼虫致病　引起猪囊尾蚴病俗称囊虫病，其危害较严重。人体寄生的猪囊尾蚴可多可少，任何部位都可寄生。按寄生部位不同，临床常见以下 3 类：①皮下及肌肉囊尾蚴病：囊尾蚴寄生皮下呈圆形或椭圆形结节，大小为 0.5~1.5cm，硬度似软骨，与组织无粘连、无压痛；多见于头部和躯干。②眼囊尾蚴病：以眼球深部玻璃体及视网膜下寄生多见。常累及单眼，轻微者视力障碍；若虫体死亡崩解，导致玻璃体混浊、视网膜脱离、视神经萎缩，并发白内障，继发青光眼等，最终可致眼球萎缩而失明。③脑囊尾蚴病：对人体的危害最严重。临床症状极为复杂，主要为癫痫发作、颅内压增高和神经精神症状三大表现。

四、诊断

1. 猪带绦虫病的诊断　询问患者有无吃"米猪肉"或生猪肉及排节片的病史；在粪便中可查获虫卵或孕节可确诊；对检获的孕节洗净，夹在两张载玻片之间，观察子宫分支数目可以确诊；高度可疑有未检测出虫卵或孕节者可试验性驱虫。

2. 囊尾蚴病　皮下或肌肉囊尾蚴病可采用手术摘除做压片检查；眼囊尾蚴可借助眼底镜检查；脑和深部组织囊尾蚴结合症状并辅助 X 线、B 超、CT、MIR 等作出诊断；诊断仍困难者，采用 IHA、ELISA、Dot-ELISA 等免疫学方法协助诊断。

五、流行与防治

1. 流行概况　猪带绦虫为世界性分布，但感染率不高。在我国主要散发于 27 个省市自治区，在华北、东北、西北和南方的广西、云南等，其他各地有散在感染。

2. 流行因素　生猪饲养方法不当，造成猪吃人粪而感染；喜食生或半生猪肉造成人体感染；用切过有囊尾蚴感染生肉的刀、砧板再切熟食造成人体感染。囊尾蚴病流行的原因是误食猪带绦虫卵所致。

3. 防治　驱成虫常用药物有吡喹酮、甲苯达唑、阿苯达唑、槟榔和南瓜子合剂等。服药驱虫后应检查有无头节排出。治疗眼部囊尾蚴病主要采用手术摘除。脑囊尾蚴病用吡喹酮、阿苯达唑治疗，治疗期间可出现颅压增高及继发性过敏反应，需要住院观察。注意饮食卫生，不吃生肉或半生肉；切生肉、熟食的刀和砧板要分开。

第三节　肥胖带绦虫

一、形态

虫卵与猪带绦虫的虫卵无法区别；成虫与猪带绦虫主要区别见表 30-1。

表 30-1　猪带绦虫和牛带绦虫区别

区别点	猪带绦虫	牛带绦虫
体长	2~4m	4~8m
节片	700~1 000 节，较薄，略透明	1 000~2 000 节，较肥厚，不透明
头节	球形，直径 0.6~1mm，具顶突和 2 圈小钩，小钩 25~50 个	略呈方形，直径 1~2mm，无顶突和小钩
成节	卵巢分 3 叶，即左右两叶和中央小叶，睾丸 150~200 个	卵巢分 2 叶，子宫前端常可见短小的分支；睾丸 300~400 个
孕节	子宫分支不整齐，每侧 7~13 支	子宫分支整齐，每侧 15~30 支。支端多分叉

二、生活史

人是牛带绦虫唯一终宿主,孕节多逐节自链体脱落,并具有很强活动力,常主动从宿主肛门逸出。孕节较肥厚,在肠蠕动过程中一般不破裂,但在肛门逸出过程中受挤压,虫卵散出而粘附于肛门周围。

中间宿主除牛外,还有羊、美洲驼、长颈鹿、羚羊等。人因生食或半生食含有活囊尾蚴牛肉后而感染。虫体在小肠内经 8~10 周发育为成虫。其寿命为 20~30 年或更长。

三、致病

成虫对人体有致病作用,引起牛带绦虫病。一般无明显症状,当虫体对肠黏膜局部有炎性损伤时,表现为腹痛。也可因肠痉挛而产生腹绞痛,可造成肠梗阻。也可表现饥饿性疼痛、贫血及维生素缺乏等。

最常见临床症状为粪便中发现白色节片,或节片从肛门主动逸出,表现为肛门瘙痒症。当有过敏性反应时,可有荨麻疹、皮肤瘙痒、哮喘等症状。

四、诊断

根据患者主诉"排虫史",及其生食牛肉史等都有助于诊断。病原检查一般采用肛门拭子法检测虫卵;检测孕节片,观察子宫分支可鉴别虫种。

五、流行与防治

牛带绦虫为世界性分布,尤其是有生食或半生食牛肉习惯的地区和民族中更易形成流行。我国有新疆、西藏、内蒙古、宁夏、云南、四川的藏族地区,广西的苗族地区,贵州的苗族及侗族地区,台湾的达悟族族和泰雅族地区等 20 个省、自治区有地方性流行。防治原则和方法与猪带绦虫基本相同。

第四节　细粒棘球绦虫

一、形态

成虫是绦虫中最小的虫种之一,体长 2~7mm,头节、颈节、链体三部分,链体只有幼节、成节和孕节各一节,偶或多一节。虫卵与猪带绦虫卵相似,在光镜下难以区别。

幼虫即棘球蚴,其形状和大小随寄生时间的长短、寄生部位和宿主不同而异,为单房性囊,由囊壁和内含物(原头蚴、生发囊、子囊、孙囊及囊液等)组成。囊壁分两层,外层是乳白色的角皮层,内层是具有生发作用的胚层,亦称生发层,具有许多细胞核和少量肌纤维,向囊内长出原头蚴、生发囊和子囊。囊内充满囊液,称为棘球蚴液,具强烈抗原性。原头蚴、生发囊和子囊可从胚层上脱落,悬浮在囊液中,称为囊砂或棘球蚴砂。

二、生活史

成虫寄生在终宿主犬、狼等食肉动物的小肠内,以顶突上的小钩和吸盘固着在肠绒毛基部隐窝内,脱落的孕节或虫卵随粪便排出体外,被中间宿主如羊、牛、骆驼、猪、鹿和马等多种偶蹄类食草动物及人食入后,虫卵在其肠内孵出六钩蚴,钻入肠壁随血流到达肝脏或肺及其他脏器,经 3~5 个月发育成棘球蚴。随棘球蚴囊的大小和发育程度不同,囊内原头蚴可有数千至数万,甚至数百万个。原头蚴在中间宿主体内播散可形成新的棘球蚴,含棘球蚴的羊、牛等动物内脏被犬、狼吞食,棘球蚴所含的每个原头蚴都可发育为一条成虫。棘球蚴在人体内几乎可生长于所有部位,最多见的部位是肝,其次是肺和腹腔,全身组织器官均可以寄生。

三、致病

机械性压迫和局部刺激、毒性和过敏反应、继发感染等并发症。主要临床表现如下。

1. 机械性压迫和局部刺激　由于棘球蚴的不断生长,压迫周围组织、器官,可引起组织细胞萎缩、坏死。肝脏棘球蚴病患者可有肝区疼痛,压迫胆道时出现阻塞性黄疸、胆囊炎等,压迫门静脉可致腹水;肺棘球蚴病可出现呼吸急促、胸部疼痛;颅脑棘球蚴病则可引起头痛、呕吐甚至癫痫等;骨棘球蚴常见于骨盆或长骨的干骺端,破坏骨质,患者易出现骨折。

2. 毒性和过敏反应　棘球蚴液溢出可引起毒性和超敏反应,常见荨麻疹、血管神经性水肿和哮喘等。

如大量囊液进入血液循环,可引起强烈过敏反应,甚至猝死。可出现食欲减退、体重减轻、消瘦、儿童发育障碍等,严重者可出现恶病质。

3. 继发感染等并发症   一旦棘球蚴囊破裂,可造成继发性感染。囊内生发囊、原头蚴、子囊、囊液等进入人的体腔或组织可引起继发性棘球蚴病和急性炎症反应。如肝棘球蚴囊破裂可进入胆道,引起胆道急性炎症,出现胆绞痛、寒战、高热、黄疸等;破入腹腔可致急性弥漫性腹膜炎。肺棘球蚴如破裂可致支气管炎,咳出原头蚴、小的生发囊、子囊和角皮层碎片。

四、诊断

详细询问病史,可疑者行 X 线、B 超、CT、MRI 等影像学检查。诊断困难时采用血清免疫学检查辅助诊断。明确诊断须通过手术摘除棘球蚴或从痰液、胸腔积液、腹水中检获棘球蚴碎片或原头节等。

五、流行与防治

流行因素包括虫卵污染环境、人畜密切接触、病畜内脏处理不当。本病的防治应采取综合性措施,原则包括加强卫生宣传教育,提高防病意识;加强卫生法规建设和食品检疫;定期为家犬、牧犬驱虫,以减少传染源;查治、救助、管理现有患者。

第五节   曼氏迭宫绦虫

一、形态

成虫乳白色,头节细小,呈指状,背、腹面各有一条纵行的吸槽。颈部细长,链体有节片约 1 000 个。成节和孕节的结构基本相似,均具有发育成熟的雌性和雄性生殖器官各一套。

虫卵呈椭圆形,两端稍尖,呈浅灰褐色,卵壳较薄,一端有卵盖,内有一个卵细胞和若干个卵黄细胞。裂头蚴为长带形,白色,头端膨大,中央有一明显凹陷,与成虫的头节相似;体不分节但具不规则横皱褶,后端多呈钝圆形,活时伸缩能力很强。

二、生活史

生活史需要 3~4 个宿主。终宿主主要是猫和犬、虎、豹、狐和豹猫等食肉动物,成虫寄生于终宿主的小肠内。第一中间宿主是剑水蚤,第二中间宿主主要是蛙。转续宿主是蛇、鸟类和猪等多种脊椎动物。人可成为曼氏迭宫绦虫的第二中间宿主、转续宿主甚至终宿主。当人食入带有原尾蚴的剑水蚤,或食入含裂头蚴的蝌蚪、蛙以及转续宿主,或者用含有裂头蚴的蛙等第二中间宿主贴敷伤口,通过皮肤或黏膜侵入人体,裂头蚴在人体组织寄生并发育引起裂头蚴病,少数可以侵入肠道发育为成虫。

三、致病

1. 成虫致病   成虫较少寄生人体,对人的致病作用不强,因虫体机械和化学刺激可引起中、上部不适、隐痛、恶心呕吐等轻微症状。

2. 裂头蚴病   曼氏裂头蚴寄生人体引起曼氏裂头蚴病,危害较大。临床大致归纳为 5 种类型:①眼裂头蚴病;②皮下裂头蚴病;③口腔颌面部裂头蚴病;④脑裂头蚴病;⑤内脏裂头蚴病。

四、诊断

成虫感染可以用粪检虫卵以确诊。

五、流行与防治

1. 流行因素   曼氏迭宫绦虫分布很广,但成虫在人体感染不多见。

2. 防治原则   主要是加强健康教育。不用蛙肉敷贴,不食生的或未煮熟的肉类,不饮生水以防感染。成虫感染可用吡喹酮、阿苯达唑等药驱虫。裂头蚴病主要采取手术摘除虫体,注意务必将虫体取尽,方能根治,也可用 40% 酒精普鲁卡因 2~4ml 局部注射杀虫。

练 习 题

一、选择题

A1 型题

1. 与牛带绦虫相比较,猪带绦虫幼虫发育过程中的一个显著特征是

    A. 新生幼虫钻入中间宿主肠壁随血流至全身　　B. 幼虫寄生于中间宿主肌肉

    C. 幼虫寄生于中间宿主内脏组织　　D. 囊尾蚴既寄生于人也可寄生于猪

    E. 囊尾蚴对人具有感染性

2. 下列描述带绦虫卵形态特征,**错误**的是

    A. 近似球形　　B. 卵壳薄而脆易破

    C. 卵内含 1 个六钩蚴　　D. 幼虫外为较厚的放射状的胚膜,呈棕黄色

    E. 有一小而不明显的卵盖

3. 链状带绦虫对人的主要危害是

    A. 夺取营养　　B. 小钩和吸盘对肠壁的刺激破坏

    C. 幼虫寄生人体肌肉和内脏组织　　D. 代谢产物的毒素作用

    E. 囊尾蚴寄生组织所造成的损害

4. 牛带绦虫患者主诉的临床症状是

    A. 呼吸道炎性症状

    B. 消化道功能紊乱症状

    C. 粪便中有节片排出

    D. 孕节片可主动从肛周逸出,产生肛周皮肤瘙痒症

    E. 皮下肌肉有结节形成

5. 人患囊虫病主要由于下列哪项引起

    A. 误食拟谷盗　　B. 食入猪肉绦虫卵污染的食物

    C. 生食蛇肉　　D. 生食含囊尾蚴的牛羊肉

    E. 生食含囊尾蚴的猪肉

6. 细粒棘球绦虫对人体的感染阶段是

    A. 囊尾蚴　　B. 六钩蚴　　C. 虫卵

    D. 棘球蚴　　E. 成虫

7. 下列动物是细粒棘球绦虫中间宿主的是

    A. 狼　　B. 羊　　C. 豺

    D. 牧犬　　E. 家犬

8. 棘球蚴在人体内最多见的寄生部位是

    A. 胸腔　　B. 脑　　C. 腹腔

    D. 肝　　E. 肺

9. 下列方法中对棘球蚴病有确诊价值的是

    A. CT 准确地检测出各种病理影像　　B. 血清学检查阳性

    C. 询问病史,了解患者是否来自疫区　　D. X 线和 B 超

    E. 手术取出棘球蚴或者检获棘球蚴碎片

10. 对棘球蚴病,**错误**的诊断方法是

    A. 问病史　　B. 诊断性穿刺　　C. MRI　　D. 免疫学检查　　E. B 超

11. 以下哪项**不是**绦虫的发育阶段
  A. 钩球蚴   B. 囊尾蚴   C. 囊蚴   D. 裂头蚴   E. 棘球蚴

12. 人既可作为中间宿主,又可作为终宿主的寄生虫是
  A. 链状带绦虫   B. 肥胖带绦虫   C. 华支睾吸虫
  D. 布氏姜片吸虫   E. 日本血吸虫

13. 细粒棘球绦虫的成虫寄生在
  A. 马和牛的小肠   B. 人的小肠   C. 狗的小肠
  D. 人的肝脏   E. 人的腹腔

14. 虫卵有卵盖的绦虫是
  A. 猪带绦虫   B. 曼氏迭宫绦虫   C. 牛带绦虫
  D. 细粒棘球绦虫   E. 多房棘球绦虫

15. 曼氏迭宫绦虫的感染阶段是
  A. 裂头蚴、囊尾蚴   B. 裂头蚴、似囊尾蚴 C. 裂头蚴、原尾蚴
  D. 棘球蚴、原尾蚴   E. 裂头蚴、六钩蚴

B1 型题

(1~3 题共用备选答案)
  A. 中间宿主   B. 终宿主和中间宿主 C. 终宿主
  D. 保虫宿主   E. 转续宿主

1. 人与猪带绦虫的宿主关系是

2. 牛与牛带绦虫的宿主关系是

3. 犬与细粒棘球绦虫的宿主关系是

(4~5 题共用备选答案)
  A. 虫卵在牛小肠内孵出六钩蚴,幼虫入肠壁随血流至全身发育为囊尾蚴
  B. 虫卵在猪小肠内孵出六钩蚴,幼虫入肠壁随血流至全身发育为囊尾蚴
  C. 虫卵在人小肠内孵出六钩蚴,幼虫入肠壁随血流至全身发育为囊尾蚴
  D. 六钩蚴在宿主体内移行至肌肉发育为囊尾蚴

4. 牛带绦虫在人体外发育过程是

5. 猪带绦虫在人体外发育过程是

二、名词解释

1. 囊虫病: 2. 棘球蚴砂: 3. 裂头蚴:

三、填空题

1. 猪带绦虫对人体危害性最大的致病阶段是_____。

2. 囊虫病的感染方式有_____、_____和_____。

3. 感染方式、流行因素和防治原则与猪带绦虫基本相似的肠道带绦虫是_____。

4. 人体感染猪带绦虫后,既可患上_____,也可能患上_____。

5. 牛带绦虫感染常用的病原学诊断方法是_____。

6. 预防牛带绦虫病的关键措施_____。

7. 脑囊虫病常见表现有_____,_____和_____。

8. 可从棘球蚴囊内胚层脱落的虫体内含物有_____、_____和_____。

9. 从棘球蚴囊内胚层脱落的虫体内含物又称为_____。

10. 裂头蚴的感染与_____和_____习惯有密切关系。

11. 曼氏迭宫绦虫幼虫对人体的危害比成虫的危害_____。

12. 在曼氏迭宫绦虫的生活史中,猫、犬等食肉动物是_____,蛇、鸟、猪等脊椎动物可作_____。

13. 曼氏迭宫绦虫的第一中间宿主是_____,第二中间宿主是_____。

四、简答题

1. 猪带绦虫和牛带绦虫对人体的致病、诊断治疗和预防有何不同?

2. 如何诊断棘球蚴病,其首选治疗措施是什么?

3. 裂头蚴侵入人体有哪些途径?

参 考 答 案

一、选择题

A1 型题

1. D; 2. E; 3. E; 4. D; 5. B; 6. C; 7. B; 8. D; 9. E; 10. B;

11. C; 12. A; 13. C; 14. B; 15. C

B1 型题

1. B; 2. A; 3. C; 4. A; 5. B

二、名词解释

1. 囊虫病:又称猪囊尾蚴病,是猪带绦虫囊尾蚴寄生于人体皮下组织、肌肉、脑、眼,以及心、肝、肺和腹膜等处,产生相应的临床症状。其对人体的危害远远大于猪带绦虫成虫寄生引起的猪带绦虫病。临床上常见的囊虫病分3类,即皮下及肌肉囊虫病,眼囊虫病和脑虫病。

2. 棘球蚴砂:棘球蚴生发层生长的原头蚴、生发囊和子囊可以从生发层上脱落,悬浮在囊液中,称为棘球蚴砂或囊砂。

3. 裂头蚴:为曼氏迭宫绦虫的幼虫,由原尾蚴发育而成,当猫、犬等终宿主吞食后在其肠内发育为成虫。进入人体后,引起裂头蚴病,少数可以侵入肠道发育为成虫。其大小约 300mm × 0.7mm,为长带形,白色,头端膨大,中央有一明显凹陷,与成虫的头节相似;虫体不分节但具有不规则横皱褶,后端多呈钝圆形,活时伸缩能力很强。

三、填空题

1. 猪囊尾蚴

2. 自体重复感染;自体外重复感染;异体感染

3. 牛带绦虫

4. 猪带绦虫病;囊虫病

5. 肛门拭子法

6. 不生食或半生食牛肉

7. 癫痫;颅内高压;神经症状

8. 生发囊;原头蚴(原头节);子囊

9. 棘球蚴砂

10. 饮食;风俗

11. 大

12. 终宿主;转续宿主

13. 剑水蚤;蝌蚪(蛙)

四、简答题

1. 猪带绦虫和牛带绦虫成虫均可寄生人体小肠,引起消化道黏膜损伤和功能紊乱症状的肠绦虫病,个别感染者可有肠梗阻或肠穿孔症状。当孕节片从肛门逸出,对患者产生精神负担。与牛带绦虫相比较,猪带绦虫对人体的危害性更大,因为猪囊尾蚴可寄生人体引起囊虫病。在国内,16%~25% 的猪带绦虫患者伴有囊虫病,而囊虫病患者中约有 55.6% 是有猪带绦虫成虫寄生。

诊断时应对两种绦虫进行鉴别,猪带绦虫头节近似球形,直径为 0.6~1mm,上有 4 个圆形吸盘,一个顶突,有 25~50 个小钩内外排成 2 圈;成节中卵巢分左右 2 叶和中央 1 小叶,位于虫体中央后 1/3 处,子宫呈棒状;孕节子宫每侧分支是 7~13 支。牛带绦虫头节略呈方形,直径 1~2mm,无顶突和小钩;成节卵巢分 2 叶,子宫前端常可见短小的分支;孕节子宫分支整齐,每侧分支 15~30 支,支端多分叉。另外,牛带绦虫孕节片肥厚,从链体单节脱落后仍有很强的活动力,常可主动从肛门逸出;猪带绦虫孕节片常单节或多节从链体脱落,因孕节片较薄,易在肠内被挤破。

在治疗上,带绦虫病可采用南瓜子-槟榔、吡喹酮驱除成虫,而猪囊虫病患者须用吡喹酮、阿苯达唑进行治疗;对眼囊虫病只能采用手术摘除虫体;脑囊虫病须住院治疗,以防止药物杀虫引起脑水肿、脑压升高等症状产生,须采取相应措施。

两种绦虫病的预防原则基本相似,治疗患者和带虫者,主要是用药物驱虫,加强厕所、猪场和牧场的科学管理;加强肉类检疫;不生食或半生食猪肉或牛肉。而对猪囊虫病要从引起感染的三种方式:自体内感染、自体外感染、异体感染采取相应预防措施。

2. 首先要询问病史,了解患者是否来自流行区以及与犬、羊等动物及其皮毛接触史对诊断棘球蚴病有一定参考价值。X 线、B 超、CT 和同位素扫描等对棘球蚴病的诊断和定位也有帮助。但确诊应以病原学结果为依据,即手术取出棘球蚴,或者从痰液、胸膜积液、腹水或尿等检获棘球蚴碎片或者原头蚴等。免疫学试验是重要的辅助诊断方法。棘球蚴病的治疗,首选方法是外科手术。术中应注意将虫囊取尽并避免囊液外溢造成过敏性休克或继发性腹腔感染。

3. 裂头蚴侵入人体的途径有三条:①局部贴敷感染裂头蚴的生蛙肉为主要侵入途径。用生蛙肉敷贴在伤口或脓肿上,蛙肉中如有裂头蚴,可自伤口或正常的皮肤、黏膜侵入组织。②吞食生的或未煮熟的蛙、蛇或猪肉,民间有用吞食活蛙治疗疮疖或疼痛的习惯,或吃未煮熟的蛙、蛇、猪肉,肉中如有裂头蚴,可穿过肠壁进入腹腔,并移行到达全身各部位。③误食感染性的剑水蚤,或原尾蚴直接从皮肤、黏膜侵入感染。

(杜娈英)

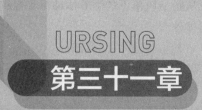

第三十一章

医学原虫学

知 识 要 点

第一节 原虫学概论

一、形态

原虫为单细胞的真核生物,形态各异,大多呈圆形、卵圆形或不规则形,大小介于 2~200μm 之间,其结构与单个动物细胞一致,由胞膜、胞质和胞核组成。

二、生活史

滋养体是大多数原虫运动、摄食、增殖的阶段,也是原虫主要的致病阶段。包囊一般是原虫的感染阶段。根据原虫传播特点,可将医学原虫生活史分为三种类型。

1. 人际传播型　此类型原虫的生活史简单,完成生活史只需一种宿主,经直接、间接接触在人群中传播,如人类是溶组织内阿米巴的唯一宿主。

2. 循环传播型　完成生活史需要 1 种以上的脊椎动物作为终宿主和中间宿主,并在两者之间通过世代交替进行传播,如弓形虫需要在猫科和其他动物之间进行宿主转换才能完成生活史。

3. 虫媒传播型　此类型的原虫需要在吸虫节肢动物体内以无性或有性生殖方式发育至感染阶段,再经虫媒叮咬、吸血传播给人类,如疟原虫需要通过按蚊的吸血行为才能完成传播和感染。

第二节 溶组织内阿米巴

一、形态

1. 滋养体　形态多变而不规则,大小为 12~60μm,借助单一定向的伪足进行运动,运动活泼。铁苏木素染色滋养体内外质分明,有一个球形的泡状核,核仁居中,核膜内缘均匀分布着一层大小一致的核周染色质粒。胞质中常含有吞噬的红细胞、白细胞和细菌。

2. 包囊　圆球形,直径 10~20μm。核的结构与滋养体的相似、但稍小,单核包囊和双核包囊为未成熟包囊,内有两端钝圆、短棒状拟染色体;空泡状结构为糖原泡。成熟包囊有 4 个核,拟染色体和糖原泡一般消失。

二、生活史

溶组织内阿米巴生活史包括包囊和滋养体两个阶段。随宿主粪便排出的 4 核包囊污染食物或饮水,经口感染。4 核包囊是感染阶段。包囊移行到回肠末端或结肠脱囊而出为 4 核的滋养体,迅速再分裂为 8 个滋养体。滋养体若侵入肠黏膜,可吞噬红细胞和组织细胞,破坏肠壁形成溃疡,之后可随破溃的肠壁坏死组织落入肠腔,并随粪便排出体外而死亡;侵入肠黏膜的滋养体也可进入肠壁血管,随血流到达其他脏器组织如肝、肺、脑等,导致肠外阿米巴病。没有侵入肠黏膜或从肠壁脱落下的滋养体移行到横结肠后,可逐渐形成囊壁成为包囊,再分裂形成 4 核包囊,随宿主粪便排出体外。

三、致病

1. 致病机制　与虫株毒力、寄生环境和宿主免疫状态等多因素有关。有 3 种重要致病因子:半乳糖/乙酰氨基半乳糖凝集素、阿米巴穿孔素、半胱氨酸蛋白酶。

2. 病理变化　典型的病理损伤是急性期在黏膜及黏膜下层形成口小底大的烧瓶样溃疡,溃疡间的黏膜正常或稍有充血水肿。急重者溃疡可深及肌层,并与邻近的溃疡融合,引起大片黏膜脱落,可致肠穿孔,造成局限性腹腔脓肿或弥漫性腹膜炎。慢性损伤表现为肠壁肉芽肿和纤维化。肠外阿米巴病最常见是肝脏,其次是肺、纵隔、腹腔、心包,甚至脑、脾等部位均可引起局部脓肿。往往呈无菌性、液化性坏死,周围以淋巴细胞浸润为主,滋养体多处在脓肿边缘。还可形成皮肤阿米巴溃疡。

3. 临床表现　潜伏期 2 天至 26 天不等,以 2 周多见。起病突然或隐匿,呈暴发性或迁延性腹泻,里急后重、排果酱样粪便。可分为肠阿米巴病和肠外阿米巴病。

四、诊断

1. 病原诊断

(1) 生理盐水涂片法:适用于急性直肠结肠炎患者的脓血便或黏液黏液便,可检查活动的滋养体。

(2) 碘液涂片法:适用慢性患者或带虫者,可观察到包囊。

(3) 活组织检查:借助于内窥镜直接观察肠壁溃疡病灶,并从溃疡边缘取组织作涂片或切片。阿米巴肝脓肿可作肝穿刺,涂片镜检。

2. 其他检查　肠外型阿米巴病采用超声波、放射性核素扫描,CT 扫描对肝脓肿和脓胸都有诊断价值。

五、流行与防治

1. 流行地区　阿米巴病呈世界性分布,全球高发地区在墨西哥、南美洲的西部、南亚、非洲西部和东南部,少数不发达国家的感染率达约 50%。

2. 流行因素　①阿米巴病的传染源主要是慢性患者及无症状的包囊携带者。②传播途径主要是粪便污染水源和环境,通过粪-口途径传播;其次是手指、食物或用具被污染;口-肛性行为的人群,包囊可直接经口侵入;蝇及蟑螂等昆虫也能起一定的传播作用。③人体对溶组织内阿米巴普遍易感。

3. 防治　加强粪便管理,保护水源为切断阿米巴病传播的主要环节。注意个人卫生和饮食卫生,做到饭前便后洗手,消灭蝇和蟑螂,搞好环境卫生,均是保护易感人群的重要措施。肠阿米巴病首选药物为甲硝唑,替硝唑、奥硝唑和塞克硝唑似有相同作用,药物应用要注意剂量足、疗程足。

第三节　蓝氏贾第鞭毛虫

一、形态

1. 滋养体　呈倒梨形,背面隆起,腹面扁平。腹面前半部有 2 叶的吸盘状陷窝,每叶陷窝的底部为卵圆形的泡状核,核内有一大的居中的核仁。在虫体两核间靠近前端具有一个基体,分别向原虫的前端、两侧、腹侧和尾端外发出 4 对鞭毛。

2. 包囊　椭圆形,囊壁厚,未成熟包囊内有 2~4 个细胞核,成熟包囊为 4 个核。

二、生活史

1. 宿主关系　人是唯一宿主。

2. 感染期与途径　4 核包囊经口感染。

3. 寄生部位　十二指肠、胆总管及胆囊。

三、致病

1. 致病机制　目前有关蓝氏贾第鞭毛虫的致病机制尚不清楚,可能与虫株致病力、宿主机体免疫状态和肠道内微生态环境改变等因素有关。

2. 临床表现　典型急性期患者出现暴发性水泻，量大、恶臭，无脓血，多含有脂肪颗粒。长期腹泻可导致营养不良、贫血、体重下降、发育不良等，此类症状多见于儿童。慢性患者反复发作，表现为周期性稀便、恶臭。

四、诊断

1. 病原学诊断　通过粪便进行检查，采用方法为生理盐水涂片、十二指肠液或胆汁检查和肠检胶囊法。

2. 免疫学检查　如 ELISA、IFA 等方法，只能作为临床辅助诊断。

五、流行与防治

贾第虫呈世界性分布，在环境卫生条件差和医疗水平低的地区较多见，一般人群对贾第虫普遍易感。粪便中排出包囊的人和动物为贾第虫病传染源。包囊污染食物或饮水引起贾第虫病流行，是"旅游者腹泻"病原体之一。蝇和蟑螂食入包囊可成为机械性传播媒介。预防措施有加强粪便和水源管理，注意饮食卫生和养成良好的个人卫生习惯等。甲硝唑、阿苯达唑、吡喹酮均有一定疗效。

第四节　阴道毛滴虫

一、形态

阴道毛滴虫生活史中仅有滋养体期。滋养体呈梨形或椭圆形，胞核位于虫体前 1/3 处，呈椭圆形泡状。虫体前端有 4 根前鞭毛和 1 根后鞭毛，后者与虫体一侧表膜融合形成波动膜。轴柱 1 根，纵贯虫体并从后端伸出。

二、生活史

滋养体主要寄生于女性阴道内，以阴道后穹窿部多见，也可出现于尿道或子宫等部位；男性感染除常见于尿道、前列腺外，也可在睾丸、附睾或包皮下等处寄生。人体主要通过两性直接性接触或间接接触方式而感染。感染、传播、致病阶段均为滋养体。

三、致病

阴道毛滴虫大量繁殖时，与乳酸杆菌竞争消耗糖原，乳酸杆菌产生乳酸量减少，导致阴道内的 pH 升高呈中性或转变为碱性，从而促使阴道炎的发生。典型滴虫病患者临床表现为外阴瘙痒，白带增多、泡沫状、有异味。

四、诊断

从阴道、尿道分泌物和前列腺液及尿液沉淀物中查到滋养体作为确诊依据。常用方法有直接涂片法、涂片染色法、培养法。

五、流行与防治

常用治疗药物有：甲硝唑、替硝唑和奥硝唑等，适用于局部用药或口服用药，注意夫妇双方须同时治疗。

第五节　杜氏利什曼原虫

一、形态

1. 无鞭毛体　呈卵圆形或圆形，中央有一圆形细胞核，染色后呈红色或淡紫色。在核前或核旁有一个细小杆状的动基体，染成深紫色。虫体前端颗粒状的基体发出一条根丝体。基体紧靠动基体，光镜下不易区分。

2. 前鞭毛体　虫体呈梭形，核位于虫体中部，动基体在其前部。动基体之前有一基体，由基体发出一根鞭毛，游离于虫体外。

二、生活史

1. 人是其脊椎动物宿主；白蛉是无脊椎动物宿主；保虫宿主是犬等动物。

2. 前鞭毛体是感染期，通过雌性白蛉吸血经皮肤感染人体。

3. 无鞭毛体主要寄生在脾、肝、淋巴结、骨髓等组织器官中的巨噬细胞内。

三、致病

致病机制包括：①巨噬细胞增生；②肝功能受损；③脾功能亢进；④肾脏改变。容易导致免疫缺陷。

杜氏利什曼原虫感染有以下临床表现。

1. 内脏利什曼病　也称黑热病,长期不规则发热,脾(95% 以上)、肝、淋巴结肿大和全血细胞减少性贫血。患者脾、肝、淋巴结肿大,其中脾肿大是黑热病的最主要体征。

2. 黑热病后皮肤利什曼病　部分黑热病患者在用锑剂治疗过程中,或治愈后数年甚至十余年后可发生皮肤黑热病。患者面部、四肢或躯干等部位出现许多含有利什曼原虫的皮肤结节,结节呈大小不等的肉芽肿,或呈暗色丘疹状,常见于面部及颈部,有的酷似瘤型麻风。

3. 淋巴结型利什曼病　无黑热病病史,病变局限于淋巴结,故此类内脏利什曼病又称淋巴结型利什曼病,临床表现主要是全身多处淋巴结肿大,尤以腹股沟和股部最多见,其次是颈部、腋下和上滑车,再次是耳后,锁骨上和腋窝处,局部无明显压痛或红肿。

4. 皮肤利什曼病　皮肤利什曼病常发生皮肤溃疡,溃疡中常有脓液渗出。溃疡可发生在肘、膝及手腕关节等部位,若继发感染,则可并发淋巴管炎,面部的皮肤溃疡,愈合后可残留瘢痕。

利什曼病患者由于免疫缺陷,大都患者在发病后 1~2 年内因合并其他感染性疾病而死亡,成为本病致死的重要原因。

四、诊断

1. 病原学检查常用方法包括骨髓穿刺检查、培养法、动物接种法和活组织检查。

2. 免疫学诊断可用于检测血清抗体和检测血清循环抗原。

3. 分子生物学方法。

五、流行与防治

根据传染源的不同,黑热病在流行病学上可分三种类型,即人源型、犬源型和自然疫源型。常见的传播媒介为家栖型中华白蛉和新疆的长管白蛉。对患者或带虫者常用治疗药物为五价锑剂如葡萄糖酸锑钠等,对皮肤利什曼病可进行局部伤口治疗,清除病犬和灭鼠,防蛉灭蛉等可有效控制和防治黑热病的传播。

第六节　疟　原　虫

一、形态

人群中间日疟原虫和恶性疟原虫感染较高,两种虫在外周血各期的形态结构、鉴别要点及所致红细胞形态学改变见表31-1。

表 31-1　薄血膜中间日疟原虫和恶性疟原虫在红细胞内形态特点

	间日疟原虫	恶性疟原虫
环状体/小滋养体	环较大,约为被寄生红细胞直径的1/3;核1个,胞质淡蓝色;红细胞内通常只寄生一个疟原虫	环纤细,约为被寄生红细胞直径的1/5;核1~2个,在一个红细胞内常有两个以上疟原虫寄生
变形体/大滋养体	核1个;胞质增多,形状不规则,胞质中有空泡;疟色素棕黄色,分散在胞质内	外周血不易见到,多集中在内脏毛细血管
未成熟裂殖体	核开始分裂,胞质随着核的分裂渐呈圆形,空泡消失;疟色素开始集中	外周血不易见到。虫体仍似大滋养体,但核开始分裂;疟色素集中
成熟裂殖体	裂殖子12~24个,排列不规则,虫体充满红细胞;疟色素集中成堆	外周血不易见到,多集中在内脏毛细血管,裂殖子8~36个,排列不规则;疟色素集中
雌配子体	虫体圆形,占满涨大的红细胞,胞质蓝色;核小致密,深红色,偏于一侧;疟色素分散	新月形,两端较尖,胞质蓝色;核致密,深红色,位于中央;疟色素褐色,在核周围较多
雄配子体	虫体圆形,占满涨大的红细胞,胞质蓝而略带红色;核大疏松,淡红色,位于中央;疟色素分散	腊肠形,两端钝圆,胞质蓝而略带红色;核疏松,淡红色,位于中央;疟色素分布核周
被寄生的红细胞变化	除环状体外,其余各期均胀大,色变浅并有鲜红色的薛氏小点	正常或略小,表面出现瘤状突起,常见稀疏粗大的紫红色的茂氏小点

二、生活史

寄生于人体的四种疟原虫的生活史基本相同,都需要人和雌性按蚊两个宿主。在人体内先后寄生于肝细胞和红细胞内进行裂体增殖,在红细胞内除进行裂体增殖外还进行早期的配子生殖。在蚊体内完成配子生殖(有性生殖)和孢子增殖(无性生殖)。

终宿主是雌性按蚊,中间宿主是人。通常感染阶段是子孢子,也可以是红细胞内各期。主要通过雌性按蚊叮咬经皮肤进入人体,也可因为输血、器官移植等途径感染。

寄生于人体肝细胞和红细胞内。寄生于人体的四种疟原虫对所寄生的红细胞有一定的选择性:间日疟原虫和卵形疟原虫常侵犯网织红细胞;三日疟原虫多侵犯衰老红细胞;而恶性疟原虫可侵犯各期红细胞。疟原虫在人体肝细胞内的裂体增殖称为红细胞外期;在红细胞内的裂体增殖称为红细胞内期,红细胞内期按一定周期反复进行,因此疟疾发作呈现一定的规律性;在红细胞内形成雌、雄配子体,称为配子体期。疟原虫在红细胞内从环状体,经大滋养体发育成为成熟裂殖体的过程称一个红细胞内裂体增殖周期。完成一个裂体增殖周期,间日疟原虫约需 48 小时,恶性疟原虫为 36~48 小时,三日疟原虫约需 72 小时,卵形疟原虫约需 48 小时。

三、致病

疟原虫对人体致病的主要阶段是红内期疟原虫,原虫在红细胞内进行裂体增殖,大量破坏红细胞所致。

1. 疟疾发作　典型的疟疾发作表现为寒战、高热和出汗退热三个连续过程。

2. 再燃与复发　疟疾初发停止后,患者若无再感染,仅由于体内残存的少量红内期疟原虫在一定条件下重新大量繁殖而引起的疟疾发作,称为疟疾的再燃。四种疟原虫均有此现象。

疟疾复发是指疟疾初发患者红内期疟原虫已被消灭,未经蚊媒传播感染,经过一段时间后,又出现疟疾发作,称复发。只在间日疟和卵形疟中出现。

3. 脾肿大。

4. 贫血　贫血是疟疾患者常见的症状。数次发作后可出现贫血,以恶性疟为严重。贫血的原因为:①疟原虫直接破坏红细胞;②脾功能亢进,破坏正常红细胞;③骨髓红细胞的生成抑制;④自身免疫性病理损害。由于恶性疟原虫可侵犯不同发育时期的红细胞,故其所致的贫血更为严重。

5. 凶险型疟疾　病情重,进展快,死亡率高。恶性疟原虫易致脑型疟。

四、诊断

1. 病原检查　常用的是厚、薄血膜法。注意采血时间,恶性疟在发作开始时采血,可以在血片中查见环状体,在看见环状体 10 天后采血可以在血片中查见配子体。而间日疟在发作后数小时至 10 小时内采血,在血片中可查见红细胞内各期原虫。

2. 免疫学检查　一般用于疟疾流行病学的调查、防治效果的评估及输血对象的筛选。常用的方法有 IFA、IHA 和 ELISA 等。

3. 基因诊断　核酸探针和 PCR 技术已应用于疟疾的诊断。

五、流行与防治

疟疾呈世界性分布,其地理分布和传播季节是由传播媒介的孳生环境决定的。

1. 流行　末梢血内含有配子体的现症患者或带虫者为疟疾的传染源。血中带红内期疟原虫的献血者也可通过供血传播疟疾。自然条件下疟原虫必须经按蚊传播。我国传播疟疾的按蚊有 8 种,其中分布广泛的是中华按蚊、嗜人按蚊、微小按蚊和大劣按蚊等。

大多数人群对疟原虫普遍易感。社会经济水平,居民受教育水平,生活习惯,卫生条件,人口流动以及医疗保健等因素对疟疾流行和控制均产生影响。但某些遗传因素表现出不易感某种疟原虫,高疟区婴儿也可从母体获得一定的抵抗力而不感染疟原虫。

2. 防治　对疟疾患者应进行早期诊断和治疗,以减少其发作次数,避免死亡。同时,这也有助于减少疟疾的传播。现有的最佳治疗方法,特别是对恶性疟,是以青蒿素为基础的联合疗法。

(1) 控制传染源:对现症患者、复发者和带虫者进行治疗。提倡坚持应用复方制剂、联合用药的治疗原则。

(2) 消灭传播媒介:采取多种措施防蚊、灭蚊。

(3) 保护易感人群:流行区采取预防服药,涂擦防护剂,使用蚊帐或纱窗、纱门等,防止健康人感染疟疾,接种疫苗。

3. 护理要点 注意健康宣教,预防指导,主要是防蚊灭蚊。对有紧张心理,多次反复发作后常有焦虑的患者,应和患者沟通,进行心理疏导,取得患者信任并积极配合治疗,嘱患者用药必须足量、全程。密切监控病情进展。

第七节 刚地弓形虫

一、形态

弓形虫生活史发育过程包括:速殖子、包囊、裂殖体、配子体和卵囊五个时期。

1. 速殖子 虫体呈纺锤形或新月形,染色后胞浆呈蓝色,胞核呈紫红色,位于虫体中央。

2. 包囊 圆形或椭圆形,具有一层囊壁,内含数个至数千个虫体。囊内虫体称缓殖子,其形态与速殖子相似,但虫体略小且核稍偏后。

3. 卵囊 圆形或椭圆形,具有两层光滑透明的囊壁。成熟卵囊含有 2 个孢子囊,每个孢子囊内含有 4 个新月形子孢子。

二、生活史

刚地弓形虫是一种重要的机会致病性原虫。在猫科动物的肠道内,完成有性生殖和无性生殖;在人和多种动物的有核细胞内进行无性生殖。故猫是其终宿主,也是其中间宿主;人及其他动物为中间宿主,弓形虫的中间宿主种类繁多,分布广泛,从爬行类、鸟类到哺乳类及人类。

卵囊、包囊和假包囊(含速殖子)为感染期,虫体可经口、皮肤、血液及胎盘进入人体。

弓形虫速殖子寄生于人体脑、淋巴结、肌肉等组织的有核细胞内,并以二分裂、内二芽殖及裂体增殖方式进行繁殖形成假包囊;缓殖子主要寄生在宿主脑、眼、骨骼肌等组织细胞内,并分泌成囊物质形成包囊。

三、致病

1. 先天性弓形虫病 主要因孕期母亲感染弓形虫后,速殖子经胎盘传播给胎儿,可造成流产、早产、畸胎或死胎等;出生后的患者可表现为脑积水、无脑儿、小头畸形、脊柱裂、精神障碍、智力低下和脉络膜视网膜炎等。

2. 获得性弓形虫病 弓形虫包囊、卵囊和假包囊经消化道或速殖子经破损的皮肤黏膜以及输血方式感染人体。大多数感染者无任何临床表现,或仅有血清特异性抗体升高。一部分感染者可表现颌下和颈后淋巴结肿大、脑炎、脑膜炎、癫痫和精神异常以及视网膜脉络膜炎等。

四、诊断

病原学检查取可疑患者的体液及病变组织,采用涂片染色法和动物接种或细胞培养法,发现虫体即可确诊。血清学检测方法有:IFA、IHA、ELISA 等,或染色试验(DT)。

五、流行与防治

猫是本病的主要传染源。造成弓形虫病广泛流行的原因有:①包囊、卵囊和假包囊 3 个生活史期都具感染性;②弓形虫的中间宿主广泛,包括各种哺乳类、鸟类和人等;③可在终宿主与中间宿主之间、中间宿主与中间宿主之间相互交叉传播;④包囊可长期生存在中间宿主组织内;⑤卵囊排放量大,抵抗力强。

加强对家畜、家禽和可疑动物的防疫与管理;加强食品和肉类的卫生检疫;加强宣传教育,不生食或半生食肉类、蛋和奶制品;孕妇应避免接触猫等动物,并进行定期产前检查,以减少先天性弓形虫病的发生。

第八节 隐孢子虫

一、形态

隐孢子虫的生活史有无性的裂体增殖、有性的配子生殖和孢子生殖三个阶段,分滋养体、裂殖体、配子体、合子及卵囊 5 个生活史期。成熟卵囊内含 4 个子孢子和一团残留体,为隐孢子虫的感染阶段,用改良抗酸染色后,呈现玫瑰红色,圆形,有较厚的囊壁。

二、生活史

卵囊经口或经呼吸摄入,卵囊在消化道释放出子孢子,侵入肠道上皮细胞逐渐发育为滋养体,经裂体增殖不断发育。经多次无性增殖后,释放的部分裂殖子分别发育为雌雄配子体,雌雄配子结合形成合子,继而发育为卵囊。

三、致病

隐孢子虫主要寄生于小肠细胞的刷状缘,使肠上皮细胞广泛受损,影响消化吸收而发生吸收不良性腹泻。严重者病变部位可扩散到整个消化道、肺、扁桃体、胰腺和胆囊等。营养不良者、恶性肿瘤或 HIV 患者感染后,引起腹泻症状更为严重,甚至死亡。临床上主要表现为急性或慢性水样性腹泻,免疫功能缺陷的患者可出现霍乱样的严重腹泻。

四、诊断

取患者水样便沉淀物直接涂成厚片,用金胺-酚改良抗酸染色后镜检,发现虫体可确诊。

五、流行与防治

隐孢子虫为世界性分布,我国大部分省区已有该病例报道。感染隐孢子虫的人和动物都可作为传染源。粪-口途径为主要传播方式。预防上应防止患者和家畜的粪便污染食物和饮水,注意个人卫生,保护免疫功能缺陷或低下的人群。

练 习 题

一、选择题

A1 型题

1. 下列对溶组织内阿米巴病传播的描述,**错误**的是
   A. 4 核包囊随宿主粪便排出污染环境　　　B. 4 核包囊通过粪-口途径传播
   C. 阿米巴患者和带虫者为传染源　　　D. 蝇及蟑螂等昆虫也能起一定的传播作用
   E. 人体对溶组织内阿米巴均易感

2. 粪便碘液涂片法常用来检查
   A. 溶组织内阿米巴滋养体　　B. 溶组织内阿米巴包囊　　C. 蛔虫卵
   D. 钩虫卵　　E. 蓝氏贾第鞭毛虫滋养体

3. 溶组织内阿米巴的感染阶段为
   A. 1 核包囊　　B. 滋养体　　C. 2 核包囊
   D. 滋养体和包囊　　E. 4 核包囊

4. 溶组织内阿米巴的感染方式为
   A. 经皮肤　　B. 经口　　C. 经媒介昆虫
   D. 接触　　E. 经胎盘

5. 阿米巴痢疾的主要传染源是
   A. 急性痢疾患者　　B. 带虫者　　C. 肺脓肿患者
   D. 阿米巴肝脓肿患者　　E. 保虫宿主

6. 溶组织内阿米巴随宿主粪便排出体外后能继续存活并发育的虫期是(　　)
   A. 小滋养体　　B. 大滋养体　　C. 囊前期
   D. 包囊　　E. 囊后滋养体

7. 急性阿米巴病典型的病理改变为

    A. 生成肉芽肿　　　　　　　　　　　　　　B. 超敏反应

    C. 由外毒素引起的全身反应　　　　　　　　D. 使肠组织形成口小底大的烧瓶样溃疡

    E. 细胞内的增殖性破坏

8. 肠外阿米巴病好发的脏器为

    A. 肝脏　　　　　B. 肺　　　　　C. 脑　　　　　D. 皮肤　　　　　E. 肾脏

9. 可能检出溶组织内阿米巴包囊的标本是

    A. 肝脓肿穿刺液　　　　　B. 脓血黏液黏液便　　　　　C. 成形粪便

    D. 脓血痰液　　　　　E. 肺脓肿穿刺液

10. 与疟疾再燃发生有关的因素是

    A. 速发型子孢子重新繁殖　　　　　　　　　B. 速发型子孢子迅速发育

    C. 残存的红外期原虫进入血液　　　　　　　D. 残存的红内期原虫重新繁殖

    E. 遗传多态型子孢子在肝细胞内休眠

11. 在中国流行最广泛的疟原虫是

    A. 恶性疟原虫　　　　　B. 间日疟原虫　　　　　C. 三日疟原虫

    D. 卵形疟原虫　　　　　E. 间日疟原虫和卵形疟原虫

12. 大多数疟疾患者是因为感染了疟原虫的

    A. 裂殖体　　　　　B. 子孢子　　　　　C. 动合子

    D. 雌、雄配子体　　　　　E. 卵囊

13. 既可引起复发，又可引起再燃的疟原虫有

    A. 三日疟原虫、恶性疟原虫　　　　　　　　B. 间日疟原虫、恶性疟原虫

    C. 卵形疟原虫、三日疟原虫　　　　　　　　D. 卵形疟原虫

    E. 间日疟原虫和卵性疟原虫

14. 疟原虫寄生于人体的部位为

    A. 仅在肝细胞　　　　　B. 仅在红细胞　　　　　C. 有核细胞

    D. 脾细胞　　　　　E. 红细胞和肝细胞

15. 典型的滴虫性阴道炎患者的临床表现是

    A. 寒战高热退烧出汗　　　　　　　　B. 肝、脾、淋巴结肿大，白蛋白/球蛋白比倒置

    C. 外阴瘙痒，白带增多、有异　　　　D. 发热，咳嗽，咳血痰伴胸痛

    E. 缺铁性贫血伴有嗜异症

16. 阴道毛滴虫广泛流行，主要由于

    A. 包囊的抵抗力强　　　　　B. 滋养体抵抗力强　　　　　C. 包囊的存活时间长

    D. 生活史复杂　　　　　E. 需中间宿主

17. 我国传播黑热病的主要媒介是

    A. 中华白蛉、新疆长管白蛉　　　　B. 疥螨、蠕形螨　　　　C. 跳蚤、耻阴虱

    D. 致倦库蚊、淡色库蚊　　　　E. 中华按蚊、嗜人按蚊

18. 下列寄生虫中常导致宿主继发性免疫缺陷的是

    A. 疟原虫　　　　　B. 痢疾阿米巴原虫　　　　　C. 蓝氏贾第鞭毛虫

    D. 阴道毛滴虫　　　　　E. 杜氏利什曼原虫

19. 对比蓝氏贾第鞭毛虫与溶组织内阿米巴生活史，以下说法**错误**的是

    A. 生活史中只有滋养体和包囊阶段　　　　　B. 滋养体寄生于人体的结肠

    C. 感染阶段为四核包囊　　　　　　　　　　D. 致病阶段为滋养体

    E. 排离人体阶段有滋养体和包囊

20. 下列对贾第鞭毛虫滋养体形态描述中**错误**的是
    A. 正面观呈倒梨形,侧面观背面隆起,腹面扁平
    B. 腹面前半部凹陷形成左右 2 叶的吸盘状陷窝
    C. 每叶陷窝的底部为卵圆形泡状核,核仁居中
    D. 虫体有 4 对鞭毛,2 个中央小体
    E. 胞质中有摄入的宿主红细胞

21. 蓝氏贾第鞭毛虫的感染阶段是
    A. 滋养体　　　　B. 4 核包囊　　　　C. 虫卵　　　　D. 幼虫　　　　E. 鞭毛体

22. 蓝氏贾第鞭毛虫的寄生部位是
    A. 血液　　　　　　　　B. 十二指肠和胆囊　　　　　　C. 呼吸道
    D. 淋巴系统　　　　　　E. 巨噬细胞

23. 发生"旅游者腹泻"的原因是感染下列哪种寄生虫
    A. 隐孢子虫　　　　　　B. 结肠内阿米巴　　　　　　C. 蓝氏贾第鞭毛虫
    D. 疟疾　　　　　　　　E. 杜氏利什曼原虫

24. 蓝氏贾第鞭毛虫对人体的主要致病阶段是
    A. 滋养体　　　　B. 4 核包囊　　　　C. 虫卵　　　　D. 幼虫　　　　E. 鞭毛体

25. 对宿主选择最**不**严格的原虫是
    A. 间日疟原虫　　　　　B. 阴道毛滴虫　　　　　　C. 刚地弓形虫
    D. 溶组织内阿米巴　　　E. 蓝氏贾第鞭毛虫

26. 在杜氏利什曼原虫的生活史中
    A. 无鞭毛体寄生在人的红细胞内　　　　　B. 前鞭毛体寄生在人的单核巨噬细胞内
    C. 无鞭毛体寄生在人的有核细胞内　　　　D. 前鞭毛体寄生在人的有核细胞内
    E. 无鞭毛体寄生在人的单核巨噬细胞

27. 杜氏利什曼原虫的感染阶段是
    A. 无鞭毛体　　　　　　B. 4 核包囊　　　　　　C. 前鞭毛体
    D. 白蛉　　　　　　　　E. 滋养体

28. 黑热病贫血患者,血检时可发现
    A. 只有血红蛋白减少　　　　　　　B. 只有红细胞减少
    C. 红细胞、白细胞、血小板都减少　　D. 只有血小板减少
    E. 只有红细胞和血小板减少

29. 黑热病患者死亡的原因是
    A. 免疫复合物引起的变态反应
    B. 脾功能亢进
    C. 骨髓造血功能的下降
    D. 由于免疫无应答,机体抵抗力降低,易并发各种感染疾病
    E. 免疫溶血引起的红细胞减少

30. 在临床上常可导致孕妇流产或胎儿畸形的寄生虫是
    A. 疟原虫　　　　　　　B. 弓形虫　　　　　　　C. 卡氏肺孢子虫
    D. 隐孢子虫　　　　　　E. 蓝氏贾第鞭毛虫

B1 型题

(1~5 题共用备选答案)
    A. 十二指肠、胆总管和胆囊内　　B. 巨噬细胞　　　　C. 泌尿生殖道
    D. 有核细胞　　　　　　　　　　E. 红细胞

1. 阴道毛滴虫的寄生部位是
2. 杜氏利什曼无鞭毛体的寄生部位是
3. 疟原虫的寄生部位是
4. 弓形虫的寄生部位是
5. 蓝氏贾第鞭毛虫的寄生部位是

(6~10 题共用备选答案)

    A. 虫体前端有 4 根前鞭毛

    B. 成熟包囊具有 4 个细胞核

    C. 虫体前端腹面有一对吸盘

    D. 细胞质内有一个大核和一个小核(由动基体和基体构成)

    E. 在红细胞内虫体形成环状体

6. 间日疟原虫主要形态学特点为
7. 杜氏利什曼原虫无鞭毛体主要形态学特点为
8. 阴道毛滴虫主要形态学特点为
9. 蓝氏贾第鞭毛虫主要形态学特点为
10. 溶组织内阿米巴主要形态学特点为

(11~15 题共用备选答案)

    A. 开展防蚴灭蚴活动   B. 勿食半生不熟的肉类

    C. 加强粪便管理和个人卫生防护   D. 注意性生活卫生

    E. 避免接触含有尾蚴的疫水

11. 蓝氏贾第鞭毛虫病的防治措施是
12. 日本血吸虫病的防治措施是
13. 牛带绦虫病的防治措施是
14. 滴虫性阴道炎的防治措施是
15. 黑热病的防治措施是

(16~20 题共用备选答案)

    A. 取阴道分泌物检查滋养体   B. 从粪便中检查滋养体或包囊

    C. 从体液或羊水等检查滋养体   D. 外周血涂片检查红细胞内不同发育期虫体

    E. 骨髓穿刺检查巨噬细胞内无鞭毛体

16. 疟原虫感染的病原学诊断方法为
17. 弓形虫感染的病原学诊断方法为
18. 杜氏利什曼原虫感染的病原学诊断方法为
19. 蓝氏贾第鞭毛虫感染的病原学诊断方法为
20. 阴道毛滴虫感染的病原学诊断方法为

(21~24 题共用备选答案)

    A. 虫体直接破坏红细胞、脾功能亢进和引发免疫性溶血等

    B. 贫血原因是虫体吸血,消化道失血,肝脏产生促红细胞生成素减少,门静脉高压造成脾脏功能亢进破坏吞噬血细胞

    C. 虫体吸血、边吃边排泄、引发受损组织渗血

    D. 巨噬细胞破坏导致脾功能亢进、引发免疫性溶血

    E. 虫体寄生导致维生素 B_{12} 严重的缺乏

21. 造成黑热病患者贫血的主要原因是
22. 造成疟疾患者贫血的主要原因是

23. 造成钩虫病患者贫血的原因是

24. 造成血吸虫病患者贫血的原因是

(25~26 题共用备选答案)

  A. 红细胞外期裂体增殖的周期性   B. 红细胞内配子体形成的周期性

  C. 红细胞内期裂体增殖的周期性   D. 迟发型子孢子的存在

  E. 速发型子孢子的存在

25. 引起疟疾周期性发作的原因是

26. 引起疟疾复发的原因是

X 型题

1. 恶性疟疾反复发作后,周围血液中一般可查见

  A. 配子体   B. 晚期滋养体   C. 裂殖体

  D. 环状体   E. 配子

2. 输血可感染的寄生虫病有

  A. 阴道毛滴虫   B. 弓形虫   C. 黑热病原虫

  D. 蓝氏贾第鞭毛虫   E. 疟原虫

3. 骨髓穿刺物涂片可检查的病原体是

  A. 黑热病原虫   B. 弓形虫   C. 卡氏肺孢子虫

  D. 蓝氏贾第鞭毛虫   E. 结肠小袋纤毛虫

4. 感染虫期为包囊的原虫是

  A. 疟原虫   B. 刚地弓形虫   C. 溶组织内阿米巴

  D. 蓝氏贾第鞭毛虫   E. 阴道毛滴虫

5. 甲硝唑可用于治疗的寄生虫病是

  A. 阿米巴痢疾   B. 隐孢子虫病   C. 滴虫性阴道炎

  D. 贾第虫病   E. 黑热病

6. 医学原虫的致病特点是

  A. 增殖作用   B. 播散作用   C. 毒性作用

  D. 机会致病作用   E. 唇瓣损伤

7. 人体感染疟原虫的方式有

  A. 子孢子由雌按蚊叮咬皮肤感染   B. 裂殖体经输血感染

  C. 红内期经胎盘感染胎儿   D. 配子体经输血感染

  E. 裂殖子经伤口感染

8. 弓形虫在动物和人感染都很普遍的原因与下列哪些生物学特性有关

  A. 生活史各期均对人有传染性   B. 对宿主的组织和细胞选择不严格

  C. 在中间宿主之间互相传播   D. 中间宿主和终末宿主之间互相传播

  E. 有性期和无性期均可人体内发育繁殖

9. 粪便碘液涂片法常用来检查

  A. 溶组织内阿米巴滋养体 B. 溶组织内阿米巴包囊 C. 蓝氏贾第鞭毛虫包囊

  D. 阴道毛滴虫   E. 蓝氏贾第鞭毛虫滋养体

10. 下列在生活史过程中**不需要**转换宿主的原虫是

  A. 疟原虫   B. 弓形虫   C. 杜氏利什曼原虫

  D. 阴道毛滴虫   E. 蓝氏贾第鞭毛虫

二、名词解释

1. 肠外阿米巴病: 2. 波动膜: 3. 黑热病:

4. 滋养体：　　　　　　5. 包囊：　　　　　　6. 疟疾再燃：

7. 疟疾复发：　　　　　8. 机会性致病原虫：

三、填空题

1. 溶组织内阿米巴病的原发病灶在_____。

2. 肠外阿米巴病常见的病变部位有_____、_____和_____等。

3. 疟原虫的感染期为_____。中间宿主是_____,终宿主是_____。

4. 典型疟疾发作过程包括_____、_____和_____三个阶段。

5. 恶性疟患者外周血涂片中,可查到虫体的_____和_____两个阶段。

6. 贾第虫病的传染源是粪便中排出_____的人和动物。

7. 蓝氏贾第鞭毛虫生活史中有_____和_____两个阶段。

8. 阴道毛滴虫生活史中仅有_____期。典型虫体呈_____,染色后前端可见_____鞭毛,另有_____鞭毛向后伸展与虫体一侧表膜融合形成波浪状_____。

9. 杜氏利什曼原虫的无鞭毛体又称为_____,通常寄生于人或哺乳动物的_____内;其前鞭毛体寄生于媒介昆虫_____的消化道内。

10. 黑热病患者骨髓穿刺检查可查到的虫体发育阶段为_____。

11. 杜氏利什曼原虫的生活史中有_____和_____两个时期。

12. 杜氏利什曼原虫完成生活史需要两个宿主即_____和_____。

13. 我国利什曼病的特殊临床表现有_____利什曼病和_____利什曼病。

14. 弓形虫的感染期是_____、_____和_____。

四、简答题

1. 试述溶组织内阿米巴腹泻患者的粪便形状、进行粪检时所选择的方法,以及检查的病原体阶段。

2. 溶组织内阿米巴对人体有哪些危害?

3. 在临床上采用什么方法来诊断滴虫性阴道炎?

4. 简述黑热病患者的主要临床症状。

5. 简述杜氏利什曼原虫感染导致贫血的机制。

6. 简述疟疾患者贫血的原因。

7. 造成弓形虫广泛感染的原因是什么?

参 考 答 案

一、选择题

A1 型题

1. C;　2. B;　3. E;　4. B;　5. B;　6. D;　7. D;　8. A;　9. C;　10. D;

11. B;　12. B;　13. E;　14. E;　15. C;　16. B;　17. A;　18. E;　19. B;　20. E;

21. B;　22. B;　23. C;　24. A;　25. C;　26. E;　27. C;　28. C;　29. D;　30. B

B1 型题

1. C;　2. B;　3. E;　4. D;　5. A;　6. E;　7. D;　8. A;　9. C;　10. B;

11. C;　12. E;　13. E;　14. E;　15. A;　16. D;　17. C;　18. E;　19. B;　20. A;

21. D;　22. A;　23. C;　24. B;　25. B;　26. D

X 型题

1. AD;　2. BCE;　3. AB;　4. BCD;　5. ACD;

6. ABCD;　7. ABCE;　8. ABCD;　9. BC;　10. DE

二、名词解释

1. 肠外型阿米巴病:溶组织内阿米巴病的原发病灶在结肠壁组织,由于溶组织内阿米巴滋养体可溶解破坏肠壁组织,并可达到黏膜下层。滋养体可经血流播散到肝、肺、脑及皮肤、生殖器官等部位,产生阿米巴性肝脓肿、肺脓肿、脑脓肿等阿米巴病,称为肠外型阿米巴病。

2. 波动膜:阴道毛滴虫的1根后鞭毛向后伸展与虫体一侧表膜融合形成波浪状波动膜。

3. 黑热病:利什曼病患者临床表现有不规则发热、皮肤上有大量黑色素沉着,故将本病又称为黑热病。

4. 滋养体:具有运动、摄食和生殖能力的原虫生活史时期。

5. 包囊:原虫滋养体遇到不良环境时,可分泌囊壁包裹虫体,形成不运动的包囊期。

6. 疟疾再燃:疟疾初发停止后,患者若无再感染,仅由于体内残存的少量红内期疟原虫在一定条件下重新大量繁殖而引起的疟疾发作,称为疟疾的再燃。

7. 疟疾复发:疟疾初发患者红内期疟原虫已被消灭,未经蚊媒传播感染,经过一段时间后,又出现疟疾发作,称复发。

8. 机会性致病原虫:有些原虫感染免疫功能正常的宿主后,并不产生临床症状,暂时处于隐性感染状态。但当机体因各种原因导致免疫功能不全或抵抗力下降时,如获得性免疫缺陷综合征、长期接受免疫抑制剂治疗或晚期肿瘤患者,这些原虫的繁殖能力和致病能力增强,患者出现临床症状和体征,甚至引起死亡。这些原虫称为机会性致病原虫,如蓝氏贾第毛鞭虫、隐孢子虫等。

三、填空题

1. 结肠壁组织

2. 肝脏;肺部;脑组织

3. 子孢子;人;蚊

4. 寒战;高热;出汗退热

5. 环状体;配子体

6. 包囊

7. 滋养体;包囊

8. 滋养体;梨形或椭圆形;4根前鞭毛;1根后鞭毛;波动膜

9. 利杜体;单核吞噬细胞;白蛉

10. 无鞭毛体

11. 无鞭毛体;前鞭毛体

12. 白蛉;人(哺乳动物)

13. 皮肤型;淋巴结型

14. 成熟卵囊;包囊(缓殖子);速殖子

四、简答题

1. 溶组织内阿米巴急性腹泻患者,典型的阿米巴痢疾粪便为酱红色黏液黏液性,有腥臭味,从中检查活动的滋养体,采取的方法是生理盐水涂片法。慢性阿米巴病患者长期表现为间歇性腹泻,主要为糊状或成形便,检查方法为生理盐水涂片法,可检查滋养体,有时可以检到包囊。若慢性期患者排成形便,检查方法为碘液涂片法,可检查包囊。

2. 溶组织内阿米巴对人体有哪些危害?

溶组织内阿米巴可导致肠阿米巴病和肠外阿米巴病;肠外阿米巴病主要是阿米巴性肝脓肿、阿米巴性脑脓肿、阿米巴性肺脓肿及皮肤阿米巴病。

3. 典型的滴虫性阴道炎患者临床表现是白带增多,白带呈泡沫状有异味,并伴有外阴瘙痒。从阴道、尿道分泌物和前列腺液及尿液沉淀物中查到滋养体作为确诊依据。

常用方法有直接涂片法、涂片染色法、体外培养法。

4. 黑热病患者的主要临床症状包括:①脾、肝、淋巴结肿大;②血浆中白蛋白/球蛋白比例倒置;③全血细胞减少(白细胞、红细胞及血小板均减少);④贫血;⑤出血(鼻出血、齿龈出血);⑥血尿及蛋白尿;⑦易并发多种感染;⑧皮肤病变可与内脏症状并发或单独出现,结节型表现为颜面部及颈部出现肉芽肿结节或色素沉着。

5. 杜氏利什曼原虫贫血的机制有:①脾脏肿大可引起脾功能亢进,血细胞在脾内大量被破坏,血液内红细胞、白细胞及血小板都减少。②骨髓有感染的巨噬细胞浸润,影响骨髓的造血功能。③免疫溶血,患者的红细胞表面附有杜氏利什曼原虫的抗原,虫体代谢产物中有1~2种抗原与人的红细胞抗原相同,因此机体针对杜氏利什曼原虫产生的抗体可与红细胞结合,在补体参与下溶解红细胞。

6. 疟疾患者贫血的原因有4个方面:①疟原虫直接破坏红细胞。②脾功能亢进,吞噬大量正常的红细胞。③免疫病理的损害,疟原虫寄生于红细胞时,使红细胞隐蔽的抗原暴露,刺激机体产生自身抗体,导致红细胞的破坏;此外,宿主产生特异抗体后,与附着在红细胞上的抗原结合,形成抗原抗体复合物,并激活补体,引起红细胞溶解或被巨噬细胞吞噬。④骨髓造血功能受到抑制。

7. 造成弓形虫广泛感染的原因有:①卵囊、包囊内的缓殖子、假包囊内的速殖子都具感染性;②弓形虫的中间宿主广泛;③可在终宿主与中间宿主之间、中间宿主与中间宿主之间相互传播;④包囊抵抗力强;⑤猫的卵囊排放量大,排囊可持续10~20天。

(张　静)

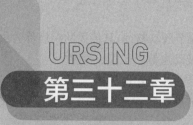

医学节肢动物学

第三十二章

知 识 要 点

第一节　节肢动物学概论

一、主要特征

可危害人类健康的节肢动物称为医学节肢动物。节肢动物的主要特征是身体分节,可分为头、胸、腹3部,或头部与胸部愈合为头胸部,或胸部与腹部愈合为躯干部,每一体节上有一对附肢;体表覆盖几丁质外骨骼;足和触角也分节,可活动;头部有一对触角和一个口器,有的有单眼和复眼,有的只有复眼。生长过程中要定期蜕皮。

二、分类

见表32-1。

表32-1　常见医学节肢动物纲及特点

	昆虫纲	蛛形纲	甲壳纲	唇足纲	倍足纲
成虫虫体	虫体分头、胸、腹三部分	虫体分头胸部及腹部两部分,或头、胸、腹愈合成为颚体和躯体	虫体分头胸部和腹部	虫体窄长,背腹扁平,分头和躯干两部分	虫体呈长管形,由头及若干形状相似的体节组成
肢节	头部具触角1对,胸部具足3对,多数种类有翅1~2对	无翅,无触角。若虫和成虫有足4对,幼虫足3对	头胸部有触角2对,步足5对	头部有触角1对,躯干体节除最后2节外,各具足1对,第1对足变形为毒爪	头部有触角1对,除第一体节外,每节有足2对
常见种类	蚊、蝇、白蛉、蚤、虱、蜚蠊、隐翅虫等	蜱、螨、蝎及某些蜘蛛等	淡水蟹、淡水虾、蝲蛄和剑水蚤等	蜈蚣等	马陆等
其他				蜇人时,毒腺排出有毒物质伤害人体	体节内腺体分泌物常引起皮肤过敏

三、危害

医学节肢动物对人类的危害可分为直接危害和间接危害两类。

1. 直接危害 寄生、骚扰及叮咬吸血、超敏反应等。

2. 间接危害 凡能传播病原体的节肢动物称为病媒节肢动物,由其传播的疾病称为虫媒病。虫媒病的病原体包括病毒、细菌、立克次体、螺旋体、原虫、蠕虫卵及幼虫等。

节肢动物传播疾病方式可概括为两种类型:机械性传播及生物性传播。

(1) 机械性传播:病原体附着在节肢动物体表或被节肢动物吞食,其形态及数量均不改变,且仍具感染力,节肢动物对病原体仅起携带和传递作用。

(2) 生物性传播:病原体必须在病媒节肢动物体内,经过发育和/或繁殖而成为感染阶段,方能随节肢动物吸血、摄食、排泄等活动而传播。生物性传播包括发育式(如蚊传播丝虫病)、繁殖式(如蚤传播鼠疫)、发育繁殖式(如蚊传播疟疾)和经卵传播式(如白蛉传播白蛉热)。

四、发育与变态

1. 全变态 其生活史过程分为卵、幼虫、蛹、成虫4个发育期,各期的形态、生理及生活习性完全不同,如蚊、蝇等。

2. 半变态 其生活史过程分为卵、幼虫、若虫、成虫4个发育期,幼虫、若虫与成虫的形态和生活习性基本相似,如虱、蜚蠊等。

五、防治

医学节肢动物的防治方法有环境治理、化学防治、生物防治、物理防治、遗传防治及法规防治。

第二节 昆 虫 纲

一、蚊

(一) 形态与生活史

主要有按蚊、库蚊和伊蚊三属。

分头、胸、腹三部。头部有喙一根,触角有轮毛,雌蚊短而稀;雄蚊长而密,蚊喙为刺吸式口器。胸分为前胸、中胸和后胸3部分。每胸生足一对,共有足3对。翅一对。蚊足细长,上有黑白斑和环纹。腹部由11节组成。

成蚊、卵、幼虫(孑孓)和蛹。前3期生活在水中,成虫生活于陆上。蚊卵一般产于水中,孵出幼虫,5~8天经蜕皮为蛹,由蛹羽化为成蚊需2~3天。雌蚊吸血后才能产卵繁衍后代。

(二) 生活习性

1. 幼虫孳生地 根据种类不同幼虫的孳生地可大致分为:①清洁大型自然积水;②清洁流动水体;③污水体;④小容器水体。

2. 成蚊

(1) 食性:雄蚊不吸血,雌蚊吸血。吸血活动受环境及宿主行为的影响。

(2) 栖息习性:雌蚊吸血后在阴暗、潮湿和避风的场所栖息。栖息场所因种而异,分为家栖、半家栖、野栖。

(3) 交配产卵:雌蚊一生交配一次,但产卵多次;雌蚊交配吸血后产卵。

(4) 季节消长:与温度有关。

(5) 越冬:伊蚊卵期越冬;微小按蚊幼虫越冬;库蚊成蚊越冬;场所为山洞、草堆、屋内、墙缝、地下室等阴暗、潮湿且空气不流动处。平均气温较高的地区蚊无滞育越冬。

(三) 我国主要传病蚊种及与疾病关系

见表32-2。

表 32-2 我国主要传病蚊种

	分布	形态特点	习性	传播疾病
中华按蚊	除青海和新疆以外各省(区、市),分布最广	成蚊灰褐色	幼虫孳生于面积较大的静水中;成蚊嗜畜血、人血,主要以成蚊越冬	疟疾和马来丝虫病
嗜人按蚊	我国北纬34°以南地区	成蚊似中华按蚊,但个体较小	幼虫孳生于多草遮阴、水质清凉而面积较大的稻田、溪沟等处。成蚊吸人血、畜血	疟疾和马来丝虫
微小按蚊	北纬34°以南地区,主要分布于华南的山区丘陵	棕褐色小型蚊种	孳生于清洁而水流缓慢的山溪、灌溉沟渠等,嗜吸人血、牛血	疟疾
淡色库蚊与致倦库蚊	我国北方地区优势蚊种	体形中等,淡褐色	孳生于轻度污水体,以成蚊越冬	班氏丝虫病
三带喙库蚊	同中华按蚊	棕褐色小型蚊种	幼虫孳生地和成蚊栖息场所同中华按蚊,但在中小型水体和污水中亦可孳生	流行性乙型脑炎
白纹伊蚊	除内蒙古、宁夏、青海和新疆以外各省(区、市)	中小型蚊种,体黑有银白色斑纹	蚊在小型清洁水中如雨后的小容器中产卵,孵出幼虫,以卵越冬	登革热和乙型脑炎

(四)防治

包括环境防治、物理防治、生物防治、化学防治。

二、蝇

(一)形态

蝇体色呈暗灰色、黑色或暗褐色,因种而异。有些种类带有金属光泽。雄性外生殖器是蝇种类鉴定的重要依据。幼虫(蛆)圆柱形,前端尖,后部圆钝,乳白色,无足无眼,后气门形状是分类的依据。

全身被有棕毛。头部2个复眼,口器为舐吸式,末端有唇瓣,粘附病原体,藉此舐吸食物,与传病有关。胸部发达,上有棕毛。足末端有爪和爪垫各1对,密生细毛,可沾染并携带病毒、细菌、寄生虫卵等病原体。

(二)生活史与生活习性

1. 生活史 全变态,生活史分为卵、幼虫、蛹和成蝇4个阶段。夏季卵产出后1天孵化出幼虫。幼虫蜕皮发育为蛹,蛹在夏秋季节经3~5天羽化为成蝇。羽化出以后数日雌蝇产卵。

2. 生活习性

(1)孳生地:分为粪便类、垃圾类、腐败植物类和腐败动物类,因种而异。

(2)食性:杂食性,取食频繁,边食、边吐、边排便的习性,易传播疾病。

(3)栖息与活动:白天活动取食,善飞翔。

(4)季节消长与越冬:夏季型和秋季型的蝇类易传播肠道传染病,一年繁殖数代。各期均可越冬,因种而异。我国南方温度较高,家蝇可终年活动。

(三)蝇传疾病

1. 机械性传播疾病 身体结构和生态习性与传病有关。

2. 生物性传播疾病 某些病原体须经过蝇体内的发育繁殖而传播。

3. 蝇蛆病 眼蝇蛆病、皮肤蝇蛆病、胃肠蝇蛆病、泌尿生殖道蝇蛆病、口腔蝇蛆病、耳鼻咽喉蝇蛆病等。

(四)防治

防蝇灭蝇应采取以消除、控制蝇类孳生环境为主的综合防治措施,包括有环境防治、物理防治、生物防治和化学防治。

三、蚤

（一）形态

体小无翅，足长而强壮，善跳跃。口器呈刺吸式。雄蚤和雌蚤的生殖器官为分类依据。

（二）生活史与生活习性

1. 生活史　蚤为全变态昆虫。生活史中有卵、幼虫、蛹和成虫。完成生活史约需一个月。

2. 生活习性　雌蚤产卵于兽类的洞穴、鸟巢、人类居室、畜圈、宿主体毛、羽毛间。在体表吸血，对宿主无严格的选择性，成虫对温度敏感，易转换宿主，该习性具传病的意义。蚤耐饥，在无血食的情况下可长期存活。

（三）传播疾病

蚤对人类的危害有以下四个方面：①骚扰吸血；②寄生，潜蚤病（我国尚无此病报告）；③传播疾病，如鼠疫、斑疹伤寒；④作为某些绦虫的中间宿主。

（四）防治

搞好环境卫生、清除蚤类孳生地、环保型杀虫剂喷洒灭蚤。

四、虱

（一）形态

人虱呈灰白色，雌虫 4mm 以上，雄虫略小；耻阴虱体形短而宽，形似蟹状。头部一对触角，刺吸式口器，3 对足，末端爪有抓握器能牢固地附着在衣纤维、头发或阴毛上。雌虱末端呈 W 形，雄虱呈 V 形。

（二）生活史

人头虱孳生于头发；人体虱在贴身衣裤的衣缝、皱褶处；耻阴虱多见于阴毛。生活史为渐变态，包括卵、若虫、成虫 3 个时期。卵白色，俗称虮子。若虫体小，经蜕皮后发育为成虫，生活史需 30~40 天。

（三）与疾病的关系

虱嗜吸人血。对温度和湿度敏感，该习性对于传病有重要意义。虱传播流行性斑疹伤寒（病原体为立克次体）；战壕热（病原体为立克次体）；回归热（病原体为螺旋体）。

（四）防治

注意个人卫生；治疗可将衣物高温灭虱；将毛发剃去，药物清洗涂擦皮肤毛发。

五、蜚蠊

（一）形态

俗称蟑螂，椭圆形，触角细长呈丝状。口器为咀嚼式，不叮刺人畜。足 3 对，强壮有力，爬行甚速。

（二）生活史与生活习性

1. 生活史　为不完全变态（无蛹），其过程分为卵、若虫、成虫 3 个阶段。卵储存于卵荚内，粘附于家具缝隙。

2. 生活习性　蜚蠊为室内栖息昆虫（厨房、宾馆、食品加工场等）；成虫昼伏夜出，活动觅食时污染食物。

（三）传播疾病

蜚蠊体表和肠道能携带多种病原体；还可摄取、污染食物，啮蚀衣物、书籍等；蜚蠊可作为致敏原，引起超敏反应。

（四）防治

保持室内清洁；储藏好食物，尤其在夜间；外出旅宿归来时避免携带蟑螂；杀虫可在夜间蜚蠊活动时用菊酯类药物喷杀。

六、白蛉

（一）形态

成虫体小，长 1.5~4.5mm。全身密被灰黄色细毛。胸部多毛，背面隆起呈驼背状。翅 1 对狭长而尖，足细长有毛。腹部 10 节，背面有长毛。

（二）生活史

白蛉生活史属于完全变态，发育过程经历卵、幼虫、蛹和成虫 4 个时期。雄蛉交配后不久死亡，雌蛉可存活 20 天左右。

（三）生态

1. 孳生习性　白蛉发育的早期阶段均在土壤中生活,以地表下 10~12cm 处为多见。

2. 取食习性　白蛉羽化后,雌雄成蛉多在吸血前进行交配,一生交配 1 次。雄蛉不吸血,以植物汁液为食;雌蛉吸血兼吸植物汁液。吸血对象因蛉种而异。

3. 活动与栖息　白蛉的活动时间多在黄昏至次日清晨。白蛉飞行能力较弱,只能做跳跃式飞行,其活动范围一般在 30m 以内。

4. 季节消长与越冬　每年白蛉出现 3~5 个月,大多数蛉种一年繁殖 1 代,白蛉以四龄幼虫潜藏于 2.5~10cm 之内的地表浅土中越冬。

（四）与疾病的关系

白蛉除了叮人吸血外,还能传播多种疾病。在我国可传播黑热病。

（五）防治

采用以药物杀灭成蛉为主,结合环境治理和做好个人防护的综合防治措施。

七、毒隐翅虫

（一）形态

成虫红褐色,有光泽,全身被覆细毛。多数细长,体小,身长 0.6~0.8cm,类似飞蚂蚁。

（二）生活史

毒隐翅虫的发育过程为完全变态,有卵、幼虫（两龄）、蛹和成虫 4 期。以成虫越冬。

（三）致病

隐翅虫的毒液会引起急性皮肤炎症,痊愈后伤口颜色与周围皮肤会有差异。人体皮肤接触少量毒液后（如隐翅虫从皮肤上爬过）,皮肤会出现点状、片状或条索状红斑,随后中央呈灰褐色坏死。若受伤面积不大,会有轻微痒痛感;若受伤面积较大,则会有强烈痒痛感觉,可能伴随淋巴结肿大,发热等。若人体皮肤接触大量毒液,则受伤部位会产生水疱,周围皮肤红肿。

（四）流行与防治

我国感染病例主要分布于南方地区。好发季节为夏秋季。

防护主要包括:保持室内外卫生,做好必要的防护,尽量穿长袖衣裤;隐翅虫在遇到风油精时会立即毙命;若隐翅虫停留在皮肤上,应用嘴吹气将其赶走;务必保持患处清洁,一般可以自动痊愈。

第三节　蛛　形　纲

一、硬蜱

（一）形态

硬蜱呈圆形或长圆形,体长 2~10mm,饱食后可达 30mm,多呈棕黑色或米黄色。表皮革质,背面有甲壳质盾板。颚体位于躯体前端。须肢分 4 节。躯体两侧对称。雄蜱背面的盾板覆盖着整个背面;雌蜱以及幼蜱和若蜱的盾板仅占背面的前部。足部跗节末端具爪 1 对及爪垫 1 个。气门 1 对,位于足基节Ⅳ的后外侧,雄蜱腹面有骨化板,生殖孔位于腹面的前半,肛门位于躯体的后部,常有肛沟。

（二）生活史

硬蜱生活史为不完全变态,有卵、幼虫、若虫和成虫 4 期。雌蜱产卵后 1~2 周内死亡。

（三）生态与生理

1. 栖息地与产卵　硬蜱栖息于森林、草原、灌木丛等处。雌蜱一生产卵一次,饱血后在 4~40 天内全部产出。

2. 吸血习性与宿主　硬蜱的幼虫、若虫、成虫都吸血,饱血后可胀大几倍至几十倍。硬蜱完成一代生活史需要 1 个以上宿主,根据其更换宿主的次数可分为单宿主蜱、二宿主蜱和三宿主蜱。

3. 寻觅宿主　蜱的嗅觉很敏锐,通过感知动物的汗臭和二氧化碳主动寻觅宿主。

4. 季节消长与越冬　在温暖地区多数蜱种在春、夏、秋季活动;在炎热地区有些种类在秋、冬、春季活动。

（四）与疾病的关系

1. 直接危害　硬蜱在叮咬吸血时可造成局部的充血、水肿、急性炎症反应,也可引起继发性感染。某些蜱种可引起瘫痪。

2. 传播疾病　蜱媒病有:森林脑炎、克里米亚-刚果出血热、Q 热、北亚蜱传斑疹伤寒、莱姆病、发热伴血小板减少综合征、人巴贝虫病及细菌性疾病,如鼠疫、布鲁氏菌病、土拉菌病。

（五）防治

包括环境防治、化学防治和个人防护。

二、软蜱

（一）形态

软蜱颚体位于躯体腹面前部,从背面看不见。颚基较小,方形,其上无孔区。口下板的逆齿小而稀疏。须肢各节均为长圆柱形,向下后方弯曲。躯体背面无骨板。体表有乳突、颗粒、皱纹或圆陷窝。气门板小,位于足基节Ⅳ的前外侧。雄蜱生殖孔为半月形,雌蜱呈横沟状。

（二）生活史

软蜱生活史为完全变态,包括卵、幼虫、若虫和成虫 4 期。多数软蜱完成生活史需 1 个月至 1 年。软蜱成虫一般可活 5~6 年。

（三）生态与生理

软蜱幼虫和各龄若虫均吸血 1 次,而成虫多次吸血,多在夜间侵袭宿主,吸血时间较短,一般数分钟到 1 小时,吸血量是其体重的几倍至十几倍。软蜱属于多宿主蜱,幼虫和各龄若虫寄生在不同宿主体上,而成虫需多次更换宿主吸血。

（四）与疾病的关系

传播的主要疾病有:蜱传回归热(tick-borne relapsing fever)、土拉菌病、北亚蜱媒斑疹热和 Q 热。

（五）防治

定期清理和喷洒杀虫剂。进入有蜱地区应做好个人防护,皮肤外露部位可涂驱避剂,尽量避免长时间停留。

三、疥螨

（一）形态

虫体微小,长 0.2~0.5mm。成虫卵圆形,浅黄或乳白色。螯肢呈钳形。躯体背面有波浪状横纹、刚毛和皮刺。腹面有足 4 对,粗而短。

（二）生活史

疥螨分为卵、幼虫、若虫和成虫 4 个阶段。成虫寄生于在宿主皮肤表层挖掘的隧道内。雌虫在隧道内产卵,孵化为幼虫,幼虫发育为成虫。生活史约需 15 天。疥螨交配是夜晚在人的皮肤上进行的。此时疥螨行动活跃,极易传播,感染新宿主。雌虫交配后异常活跃,可很快钻入宿主皮内,挖掘隧道并在其中产卵。

（三）致病与诊断

疥螨寄生于人体皮肤引起的疾病称为疥疮。疥疮见于皮肤较柔软嫩薄处。致病原因是疥螨的机械性刺激及其排泄物、分泌物以及死亡虫体的崩解物引起的超敏反应。寄生部位的皮损为小丘疹、小疱及隧道。剧烈瘙痒是疥疮最突出的症状,夜间尤甚。可引起继发性感染,发生脓疮。针尖挑拨隧道盲端呈针尖大小的灰白小点或刀片刮螨,体视镜镜检。

（四）流行与防治

疥疮流行广泛,通过直接接触和间接接触传播。疥疮多发生在学龄前儿童及集体生活青少年中。注意个人卫生,避免与患者接触及使用患者的衣被。患者的衣被应煮沸或蒸气处理。及时治疗患者,治疗常用药物有外用硫黄软膏等。

四、蠕形螨

(一) 形态

分毛囊蠕形螨和皮脂蠕形螨,蠕虫状,乳白半透明。毛囊蠕形螨较长(0.1~0.4mm),末端钝圆;皮脂蠕形螨较短(0.1~0.2mm),末端略尖。身体分颚体和躯体。颚体有螯肢一对;躯体有 4 对粗短的足,体表有明显的横纹。

(二) 生活史

蠕形螨生活史为不完全变态,各期在皮肤内进行。寄生部位为额、鼻、鼻沟、头皮、颏部、颧部和外耳道的毛囊或皮脂腺内等。卵呈蘑菇状,幼虫经蜕皮发育为若虫,再发育为成虫。完成一代生活史约需 15 天。

(三) 致病与诊断

机械刺激和其分泌物、排泄物的化学刺激引起炎症。毛囊扩张,上皮变性,并发细菌感染。皮肤弥漫性潮红、充血、散在的针尖至粟粒大的红色丘疹、肉芽肿、皮脂异常渗出、毛囊口显著扩大,表面粗糙等,引起酒渣鼻、毛囊炎、痤疮、脂溢性皮炎和睑缘炎等。检查方法为透明胶纸粘贴法、挤压涂片法。

(四) 流行与防治

蠕形螨呈世界性分布,感染率可达 80% 左右。通过直接或间接接触传播。注意个人卫生,避免与患者直接接触及合用脸盆、毛巾、衣被等生活用品。治疗药物有甲硝唑及维生素 B_2,兼外用 2% 甲硝唑。外用药物还有 10% 硫黄软膏,苯甲酸苄酯乳剂,二氯苯醚菊酯霜剂等。

五、恙螨

(一) 形态

恙螨幼虫为寄生阶段。虫体大多椭圆形,体长约 0.2mm,饱食后体长达 0.5~1.0mm 以上,体色为橘红、淡黄或乳白色。螯肢的基节呈三角形。须肢圆锥形,分 5 节。颚基在腹面向前延伸。躯体背面的前部有盾板。有 2 对眼,少数种类 1 对或无眼。盾板后方的躯体上有横列的背毛。足分为 6 或 7 节,足上多羽状毛。

(二) 生活史

恙螨生活史过程有卵、前幼虫、幼虫、若蛹、若虫、成蛹和成虫等 7 期。雌螨一生可产卵数百粒,产卵后可活 1 个月左右。少数恙螨能兼孤雌生殖。成虫寿命一般为 3 个月至 2 年。

(三) 生态

1. 活动 恙螨幼虫常聚集在一起呈点状分布,形成螨岛。

2. 分布与孳生地 恙螨分布于世界各地温暖潮湿的地区,尤其热带雨林中更多。

3. 宿主与食性 幼虫在宿主皮肤叮刺吸吮时,其螯肢刺入皮肤,分泌含多种溶组织酶的唾液,溶解皮下组织,使宿主组织出现凝固性坏死,并形成一条小吸管(称为"茎口")通到幼虫口中,被分解的组织和淋巴液,通过茎口进入幼虫消化道。幼虫只饱食 1 次,在刺吸过程中,一般不更换部位或转换宿主。

4. 季节消长 恙螨季节消长可受其本身的生物学特点、温度、湿度、雨量等因素影响,一般分为夏季型、春秋型和秋冬型三型。

(四) 与疾病的关系

传播恙螨皮炎、恙虫病和肾综合征出血热。

(五) 防治

包括环境防治、化学防治和个人防护。

六、尘螨

(一) 形态

成虫长椭卵圆形,乳黄色,体长 0.17~0.50mm。螯肢钳状。躯体背面前端有狭长的前盾板。雄螨背面后部有一块后盾板,其两侧有一对臀盾。外生殖器位于腹面正中,雌螨为产卵孔,雄螨为阳茎,其两侧有两对生殖乳突,雌螨具交合囊位于躯体后端。肛门靠近后端。足 4 对。

(二) 生活史

发育过程有卵、幼虫、第一若虫、第三若虫和成虫 5 期,无第二若虫。在适宜条件下完成一代生活史需

20~30 天。雌螨存活 100~150 天,雄螨存活 60~80 天。

(三) 生态

尘螨分布广泛,营自生生活。以人和动物皮屑、面粉、棉籽饼、霉菌等粉末性食物为食。尘螨生长繁殖的适宜温度为 17~30℃,主要通过携带散布。

(四) 与疾病的关系

尘螨的代谢产物和死亡虫体的分解产物等是过敏原,引起人体超敏反应。临床表现有螨性哮喘、过敏性鼻炎、特应性皮炎和慢性荨麻疹。

(五) 实验诊断

实验诊断常用的免疫诊断方法有皮内试验、黏膜激发试验、皮肤挑刺试验、酶联免疫吸附试验等。

(六) 流行与防治

尘螨呈世界性分布,在国内分布极为广泛,以温暖潮湿的地区为多。儿童发病高于成人。防治原则主要是注意清洁卫生,也可使用杀螨剂灭螨。治疗主要用尘螨浸液的脱敏疗法。发作时也可用抗过敏药物及其他药物进行对症治疗。

练 习 题

一、选择题

A1 型题

1. 疥螨寄生于人体的部位是

    A. 皮内   B. 皮肤表面   C. 皮下脂肪

    D. 肌细胞   E. 皮脂腺内

2. 疥螨对人体的危害主要是

    A. 其变应原成分被吸入后引起超敏反应   B. 直接致病引起皮肤炎症

    C. 误食后引起肠炎   D. 作为媒介生物传播疾病

    E. 引起肺部炎症

3. 实验诊断疥疮的常用操作方法是

    A. 以消毒针头挑破局部皮肤检查   B. 留取患者粪便直接涂片检查

    C. 采外周血涂片检查   D. 刮取局部标本培养

    E. 免疫学检查

4. 蠕形螨感染最常见的部位是

    A. 四肢皮肤   B. 胸部皮肤   C. 会阴部皮肤

    D. 颜面部皮肤   E. 指间、趾间皮肤

5. 蠕形螨的感染方式主要为

    A. 食用被虫卵污染的食物和水而感染   B. 皮肤直接或间接接触感染

    C. 经污染的注射器或者输血感染   D. 经媒介昆虫叮咬感染

    E. 经呼吸道感染

6. 引起酒渣鼻和痤疮的病原体可能是

    A. 革螨   B. 疥螨   C. 体虱

    D. 蠕形螨   E. 恙螨

7. 下列关于虱的吸血习性的描述属于正确的是

    A. 仅雄虫吸血   B. 仅雌虫吸血   C. 仅若虫吸血

    D. 雌虫及若虫吸血,雄虫不吸血   E. 雌虫、雄虫、若虫均吸血

8. 下列与人体虱的形态特征与生活习性描述，**不符合**的是
   A. 成虫分为头、胸、腹三部分
   B. 身体狭长，背腹扁平
   C. 头部菱形，口器为刺吸式
   D. 生活史为全变态
   E. 雌雄成及若虫均吸血

9. 能够传播鼠疫的媒介节肢动物是
   A. 虱
   B. 蚤
   C. 疥螨
   D. 蝇蛆
   E. 蚊

10. 中华按蚊可传播的疾病是
   A. 森林脑炎
   B. 流行性斑疹伤寒
   C. 丝虫病
   D. 野兔热
   E. 黑热病

11. 我国平原地区、长江流域和丘陵地区疟疾的主要传播媒介是
   A. 中华按蚊、嗜人按蚊
   B. 淡色库蚊、致倦库蚊
   C. 淡色库蚊、微小按蚊
   D. 中华按蚊、淡色库蚊
   E. 微小按蚊、致倦库蚊

12. 常于白天吸血的蚊种是
   A. 中华按蚊
   B. 淡色库蚊
   C. 微小按蚊
   D. 白纹伊蚊
   E. 三带喙库蚊

13. 下列疾病中**不是**经蚊传播的是
   A. 流行性乙型脑炎
   B. 登革热
   C. 黑热病
   D. 丝虫病
   E. 疟疾

14. 传播流行性乙型脑炎的主要媒介是
   A. 家蝇
   B. 蚤
   C. 库蚊
   D. 虱
   E. 蟑螂

15. 蚊的主要防治措施是
   A. 化学防治
   B. 环境防治
   C. 生物防治
   D. 遗传防治
   E. 其他防治

16. 下列各阶段中可引起蝇蛆病的虫期是
   A. 幼虫期
   B. 成虫期
   C. 若虫期
   D. 虫卵期
   E. 蛹期

17. 口器为舐吸式的昆虫是
   A. 蝇
   B. 蟑螂
   C. 蚊
   D. 白蛉
   E. 蚤

18. 消灭蝇的主要措施是
   A. 疏通沟渠
   B. 铲除杂草
   C. 做好纱门纱窗
   D. 电子诱蚊灯
   E. 严管人畜粪便、垃圾污物及特殊行业，控制蝇类孳生地

19. 蚤传播地方性斑疹伤寒的方式或途径是
   A. 带有病原体的蚤粪污染了伤口
   B. 经卵传播
   C. 压碎蚤体污染伤口
   D. 蚤吸血时传播病原体
   E. 蚤前胃形成菌栓

20. 常见的机械性传播疾病的昆虫是
   A. 虱
   B. 蝇
   C. 蚤
   D. 蠕形螨
   E. 疥螨

21. 下列哪项**不是**医学节肢动物对人的直接危害
    A. 吸血骚扰　　　　　　　B. 毒害作用　　　　　　　C. 致敏作用
    D. 寄生　　　　　　　　　E. 传播疾病

22. 在下列表述中**不正确**的是
    A. 节肢动物对人体健康最大的危害是传播疾病
    B. 由节肢动物传播的疾病,其分布与节肢动物的分布相一致
    C. 有的虫媒病也可不经节肢动物传播
    D. 由节肢动物传播的疾病有季节消长现象
    E. 凡有季节分布现象的疾病都是由节肢动物传播的

23. 通常软蜱属于
    A. 单宿主蜱　　　　　　　B. 二宿主蜱　　　　　　　C. 三宿主蜱
    D. 多宿主蜱　　　　　　　E. 以上均不对

24. 关于全沟硬蜱,哪一项是**错误**的
    A. 颚体在躯体前端,从背面能见到
    B. 雌雄蜱背面的盾板大小区别明显
    C. 生活史可分为卵、幼虫、若虫及成虫四个阶段
    D. 仅成虫吸血
    E. 可传播森林脑炎

25. 硬蜱吸血产卵的特点为
    A. 雌蜱吸血后将卵一次产完　　　　　B. 雌蜱吸血前将卵多次产完
    C. 雌蜱吸血后将卵多次产完　　　　　D. 雌蜱吸血前将卵一次产完
    E. 以上情况均可能发生

26. 尘螨生活史中营寄生生活的是
    A. 仅第一、二期若虫　　　B. 仅幼虫　　　　　　　　C. 仅雌虫
    D. 仅雄虫　　　　　　　　E. 以上各期均不能

27. 恙螨幼虫在自然界的主要宿主是
    A. 人类　　　　　　　　　B. 爬行类动物　　　　　　C. 鼠类
    D. 家禽　　　　　　　　　E. 家畜

B1 型题
(1~3 题共用备选答案)
    A. 可传播登革热　　　　　　　　　B. 可传播流行性斑疹伤寒
    C. 可作为结膜吸吮线虫的中间宿主　D. 可传播森林脑炎
    E. 可引起颜面部皮肤炎症

1. 蠕形螨
2. 虱
3. 蝇
(4~6 题共用备选答案)
    A. 经卵传递式　　　　　　B. 发育式　　　　　　　　C. 繁殖式
    D. 机械性携带　　　　　　E. 发育繁殖式
4. 按蚊传播疟疾的方式为
5. 虱传流行性斑疹伤寒的方式为
6. 蝇传播阿米巴包囊的方式为

（7~9 题共用备选答案）

　　A. 蚤　　　　　　B. 蝇　　　　　　C. 虱　　　　　　D. 蟑螂　　　　　E. 蚊

7. 传播流行性斑疹伤寒的昆虫是

8. 传播鼠疫的昆虫是

9. 传播结膜吸吮线虫病的昆虫是

X 型题

1. 蝇对人类的危害有

　　A. 机械性传播疾病　　　　　　　　　　　　B. 幼虫寄生于人体组织器官

　　C. 叮刺吸血　　　　　　　　　　　　　　　D. 传播地方性斑疹伤寒

　　E. 传播睡眠病

2. 人体虱的形态特征与生活习性有

　　A. 身体狭长,背腹扁平　　　　　　　　　　B. 头部菱形,口器刺吸式

　　C. 有一对膜质翅　　　　　　　　　　　　　D. 生活史为全变态

　　E. 雌雄成虫及若虫均吸血

3. 蚊属于

　　A. 专性寄生虫　　　　　　B. 兼性寄生虫　　　　　　C. 暂时寄生虫

　　D. 偶然寄生虫　　　　　　E. 体外寄生虫

4. 蝇能传播的寄生虫有

　　A. 肝吸虫病　　　　　　　B. 蛔虫病　　　　　　　　C. 钩虫病

　　D. 牛带绦虫病　　　　　　E. 贾第虫病

5. 恙螨传播的疾病有

　　A. 恙螨皮炎　　　　　　　B. 恙虫病　　　　　　　　C. 肾综合征出血热

　　D. 黑死病　　　　　　　　E. 短膜壳绦虫病

二、名词解释

1. 变态：　　　　　　　　　2. 全变态：　　　　　　　　3. 半变态：

4. 蝇蛆病：　　　　　　　　5. 医学节肢动物：　　　　　6. 机械性传播：

7. 生物性传播：　　　　　　8. 虫媒病：　　　　　　　　9. 单宿主蜱：

10. 二宿主蜱：　　　　　　 11. 三宿主蜱：　　　　　　 12. 茎口：

13. 螨岛：

三、填空题

1. 寄生于人体的虱有两种,分别是_____和_____。

2. 虱可引起性传播疾病,其主要虫种为_____。

3. 虱可传播的疾病主要有_____、_____。

4. 疥螨引起的疥疮主要表现为_____;主要发生在_____部位;有效的治疗药物是_____。

5. 寄生于人体的蠕形螨种类包括_____和_____两种。常用的检查蠕形螨的方法是_____、_____。

6. 按蚊成虫的停息状态时体与停落面成_____;而库蚊和伊蚊成虫的停息状态时体和停落面成_____。

7. 蚊口器为_____式,而家蝇口器则是_____。

8. 蝇类传病与其取食习性和体表结构有关,主要包括:_____、_____和_____。

9. 蚤是犬复孔绦虫、微小膜壳绦虫和缩小膜壳绦虫的_____宿主。

10. 医学节肢动物对人的危害分为_____和_____,医学节肢动物对人类最重要的危害是_____。

11. 蜚蠊生活史可分为卵、_____和成虫三个阶段。

12. 硬蜱生活史为_____变态,有_____、_____、_____和_____4期。

四、简答题

1. 疥螨和蠕形螨所引起的疾病有哪些不同?
2. 蚊、蝇、蚤的生物习性中哪些与传病有关,请举例说明。
3. 医学节肢动物对人的直接危害包括哪些方面?
4. 医学节肢动物的生物性传播方式有几种?
5. 主要的蜱媒病有哪些?

参 考 答 案

一、选择题

A1 型题

1. A; 2. B; 3. A; 4. D; 5. B; 6. D; 7. E; 8. D; 9. B; 10. C;
11. A; 12. D; 13. C; 14. C; 15. B; 16. A; 17. A; 18. E; 19. A; 20. B;
21. E; 22. E; 23. D; 24. D; 25. A; 26. E; 27. C

B1 型题

1. E; 2. B; 3. C; 4. E; 5. C; 6. D; 7. C; 8. A; 9. B

X 型题

1. ABCE; 2. ABE; 3. CE; 4. BE; 5. ABC

二、名词解释

1. 变态:是指从幼虫变为成虫要经历过外部形态、内部结构、生理功能、生活习性、行为本能上的一系列变化。

2. 全变态:指昆虫在生活史中包括卵-幼虫-蛹-成虫四个期。其特点是要经历蛹期,在各期之间的外部形态、生活习性差别显著,如蚊、蝇等。

3. 半变态:指昆虫没有蛹期,其生活史只有卵-若虫-成虫期,如虱。

4. 蝇蛆病:指蝇幼虫寄生于人体和动物的组织或器官而引起的疾病。

5. 医学节肢动物:凡通过骚扰、刺螫、吸血、寄生及传播病原体等方式危害人类健康的节肢动物均称为医学节肢动物。例如:蚊在夜间吸血,同时还传播疟疾、丝虫病和流行性乙型脑炎,所以蚊为医学节肢动物之一。

6. 机械性传播:病原体在医学节肢动物体内、体表时,无形态和数量的变化,但保持活力,节肢动物对病原体只起携带、传递作用。例如:蝇传播痢疾、伤寒和霍乱等。

7. 生物性传播:病原体必须在节肢动物体内进行发育、繁殖或完成生活史中某一个环节后才具感染性,通过各种途径传播给人。例如:蜱传播森林脑炎。

8. 虫媒病:传播疾病的节肢动物称为传播媒介或病媒节肢动物,由病媒节肢动物传播的疾病称为虫媒病。例如:蚊传播的流行性乙型脑炎。

9. 单宿主蜱:各活动期都寄生在同一宿主体上,雌蜱饱血后落地产卵,如微小牛蜱。

10. 二宿主蜱:幼虫与若虫寄生于同一宿主,而成虫寄生另一宿主,如残缘璃眼蜱。

11. 三宿主蜱:幼虫、若虫、成虫分别寄生于3个宿主体上,如全沟硬蜱、草原革蜱,90%以上的硬蜱为三宿主蜱。蜱媒疾病的重要媒介大多也是三宿主蜱。

12. 茎口:恙螨幼虫在宿主皮肤叮刺吸吮时,其螯肢刺入皮肤,分泌含多种溶组织酶的唾液,溶解皮下组织,使宿主组织出现凝固性坏死,并形成一条小吸管,通到幼虫口中,改吸管即为茎口;被分解的组织和淋巴液,通过茎口进入幼虫消化道。

13. 螨岛:恙螨幼虫活动范围很小,其半径一般不超过 3m,垂直距离 10~20cm,常聚集在一起呈点状分布,称为螨岛。

三、填空题

1. 人虱;耻阴虱

2. 耻阴虱

3. 流行性斑疹伤寒;虱传回归热

4. 皮肤的奇痒;皮肤薄嫩部位;硫黄软膏等

5. 毛囊蠕形螨;皮脂蠕形螨;透明胶纸粘贴法;挤刮涂片法

6. 角度;平行

7. 刺吸式;舐吸式口器

8. 取食频繁以及边食边排泄;体表有棕毛;大的唇瓣;分泌黏液的爪垫

9. 中间

10. 直接危害;间接危害;传播疾病

11. 若虫

12. 不完全;卵;幼虫;若虫;成虫

四、简答题

1. 疥螨和蠕形螨都是皮肤永久性寄生螨。疥螨在人间的传播较快,所致的疥疮主要表现为皮肤的剧烈瘙痒,夜间尤甚。感染皮肤出现丘疹、水疱和显微镜下的隧道,丘疹稀疏分布,中间皮肤正常。治疗可用有效的药物。

蠕形螨为条件致病螨。感染率高,感染后发病缓慢,可引起颜面等皮肤丘疹、脓疱、毛囊炎、疖痈、痤疮、脂溢性皮炎、睑缘炎、酒渣鼻等。患者常无明显的皮肤瘙痒或疼痛。治疗尚无特效药物。

2. 蚊、蝇、蚤成虫的食性、活动性、排泄习性与疾病传播都有密切关系。如蚊的吸血习性可传播疟疾、淋巴丝虫病、乙型脑炎、登革热、黄热病等。蝇杂食性,喜人和动物的排泄物、分泌物以及腐烂瓜果等均可为食,取食时边食、边吐、边排粪的习性使蝇类成为病原的携带者与传播者。蚤耐饥,由于频繁吸血,因而更多地感染宿主动物,该习性在鼠疫及流行性斑疹伤寒的传播上具有重要意义。蚤在吸血过程中都有排粪的习性,蚤粪污染伤口,可传播地方性斑疹伤寒。蚤成虫对宿主体温敏感,当宿主因发病而致体温升高或死亡后体温下降时,蚤都会很快离开寻找新的宿主,以上习性在蚤的分布和疾病的传播上都有重要的意义。

3. 医学节肢动物对人的直接危害包括 4 个方面。

(1) 吸血和骚扰。例如蚊和臭虫在夜间吸血使人不安。

(2) 毒害作用。蜱吸血时将毒液注入人体引起蜱瘫痪。

(3) 致敏作用。节肢动物的唾液、分泌物、排泄物、皮壳等异性蛋白均可成为致敏原,引起宿主过敏反应。例如:疥螨寄生于人体可引起皮疹和瘙痒等过敏反应。

(4) 寄生。某些节肢动物本身可作为病原体寄生于人体。例如:蝇蛆、疥螨和蠕形螨均可寄生于人体,引起寄生虫病。

4. 医学节肢动物的生物性传播方式有 4 种。

(1) 发育式:即病原体在节肢动物体内只有形态变化,无数量改变。例如:丝虫幼虫在蚊体内的发育。

(2) 繁殖式:即病原体在节肢动物体内无形态变化,只有数量的增加。例如:鼠疫杆菌在蚤体内的增殖。

(3) 发育繁殖式:病原体在节肢动物体内既有形态变化,又有数量的增加。例如:疟原虫在蚊体内的发育。

(4) 经卵传播式:如白蛉传播白蛉热。

5. 蜱传播的主要疾病有:森林脑炎、克里米亚-刚果出血热、Q 热、北亚蜱传斑疹伤寒、莱姆病、发热伴血小板减少综合征、人巴贝虫病、细菌性疾病。

(刘　彦)

参考文献

［1］黄敏,吴松泉.医学微生物学与寄生虫学［M］.4版.北京:人民卫生出版社,2017.

［2］吴松泉.医学微生物学与寄生虫学学习指导及习题集［M］.北京:人民卫生出版社,2012.

［3］诸欣平,苏川.人体寄生虫学［M］.9版.北京:人民卫生出版社,2018.

［4］诸欣平,苏川.人体寄生虫学学习指导及习题集［M］.2版.北京:人民卫生出版社,2018.

［5］李凡,徐志凯.医学微生物学［M］.9版.北京:人民卫生出版社,2018.

［6］李凡,徐志凯.医学微生物学学习指导与习题集［M］.2版.北京:人民卫生出版社,2018.

［7］刘彦,木兰.人体寄生虫学［M］.武汉:华中科技大学出版社,2020.

［8］张瑞琳.人体寄生虫学实验技术指南及彩色图谱［M］.广州:中山大学出版社,2013.

［9］郭晓奎.医学微生物实验技术［M］.北京:人民卫生出版社,2010.

［10］BURTON J B,CLINT E C,THOMAS N O. Human parasitology［M］. 5th ed. New York:Academic Press,2018.

［11］CK J P,SOUGATA G. Paniker's textbook of medical parasitology［M］. 7th ed. New Delhi:Jaypee Brothers Medical Publishers,2013.

［12］MURRAY P R,ROSENTHAL K S,PFALLER M A. Medical microbiology［M］.8th ed. Amsterdam:Elsevier,2016.

［13］CARROLL K C,MORSE S A,MIETZNER T,et al. Medical microbiology［M］. 27th ed. New York:McGraw-Hill Edication,2016.